必携 児童精神医学
はじめて学ぶ子どものこころの診療ハンドブック

R.グッドマン, S.スコット 著　氏家武, 原田謙, 吉田敬子 監訳

岩崎学術出版社

translated from CHILD PSYCHIATRY, 2nd Edition
by Robert Goodman and Stephen Scott
Copyright © 2005 by Blackwell Publishing Ltd
This edition is published by arrangement with Blackwell Publishing Ltd, Oxford.
through Tuttle-Mori Agency, Inc., Tokyo

Translated by Iwasaki Gakujutsu Shuppansha from the original English language version.
Responsibility of the accuracy of the translation rests solely with Iwasaki Gakujutsu Shuppansha
and is not the responsibility of Blackwell Publishing Ltd

日本語版に寄せて

　本書に寄せたラター Rutter, M. の文章にも明らかなように本書は英国児童精神医学とその実践のための最善かつ基本的な教科書である。なぜ最善かというと，ラターらの巨大な教科書（日本語版は明石書店より 2006 年に出版）がそうであるように，個人的な考えは排除し，諸研究の膨大な成果を吟味した結果としての根拠ある事項だけを記載するという意味での実際的で実践的な客観性・中立性を本書も貫いているからである。

　本書は，研修医をはじめとしたこの分野の専門的医師たらんと希望している英国の初心者を主たる対象として出版されたものである。しかし，児童精神医学とその医療にようやく国民的な注目が集まる時代を迎えているわが国においては，本書の読者はより広範となるべきであるだろう。これまでわが国でも「第三者に保障されていない著者の独断的態度という欠点（ラターによる本書序文）」をもった児童精神医学に関する解説書は多く世に出てきた。しかし，児童精神科医と自らを規定する医師にとって，座右に置いて圧倒されすぎず，しかも児童精神医学とその医療にとって必要にして十分な標準的データとそれに基づく思考や技法を簡潔に提供してくれる，本書のような比較的コンパクトなテキストはこれまでほとんどなかったといってよいだろう。おそらく本書は，わが国の児童精神科医にとって当分の間，国際的なスタンダードを意識しながら臨床に取り組む醍醐味を経験させてくれる導きの書となるように思われる。

　児童精神科医がこのような経験を経た後に，自らの言葉で，「独断的」ではなくしかも十分にオリジナルな児童精神医学の思想を語り始めるとき，この国の児童精神医学の新しい文化が幕をあけるという予感が私にはある。

齊藤　万比古

国立国際医療研究センター 国府台病院 児童精神科

初版に寄せて

　本書はまさに珠玉の一冊である。今までに書かれた最高の児童精神医学入門書である。概念的な事柄，診断や治療に関して，簡潔に，とても読みやすく書かれている，非常に実践的なガイダンスである。これまでの多くの入門的教科書は，科学的な正確さや質問項目を欠くという犠牲を払って，初学者の受け入れやすさを求めてきた。本書は，そうした犠牲を払う必要がないことをよく示している。本書は，研究成果の抽出において徹底的に今日的であり，興味深さと明快さを伴って，いかに現代の臨床が科学的探求の産物によって形作られているかを示している。研究の詳細は描かれていないものの，科学的研究の精神が本書のすべてに行きわたっていることは，とても理に適っている。章ごとに，十分吟味された引用文献や，鍵となる総論と章の，簡潔なリストが載せられており，読者は，自身で理解を拡げエビデンスを評価することができる。しかし，この本に書かれている内容は，膨大な数の文献のなかから，今日，最も臨床に関連の深い研究結果が選ばれており，非常に秀でている。もし，この本を読んで，さらに勉強したいと思わない人がいたら驚きである。同様に，読者は，この本に書かれていない重要な事柄がいかに少ないかを発見して驚くだろう。何という離れ業であろうか！

　著者の2人は，経験豊かな臨床家である。そして，臨床的事柄と患者のニーズに対する感性を伴った，価値ある実践的知識がすべての頁に貫かれている。すべての主要な精神障害が網羅されており，そのアプローチは以下の3つの点で卓越している。はじめに，本書は，必要とされることをいかにして行なうかについて，詳細で非常に役立つガイダンスを与えてくれている。このことは，アセスメントに関する第1章から明らかであり，さまざまな種類の治療を扱う章においても同様である。臨床家が評価するための質問をいかに考えるべきかについての描写は，その簡潔さにもかかわらず（あるいはその簡潔さゆえに）見事である。第二に，さまざまな種類のリスクファクターや保護因子，あるいはそれらがいかに作用するかについての，非常に洞察に満ちた描写がなされている。第三に，臨床的事柄に関する考察は，明快に発達に焦点づけられている。これには，明らかな障害がいかに正常発達のバリエーションに関連しているかに関する考察が含まれている。最後に，注目すべきことに，本書は，第三者に保証されていない著者の独断的態度（これが多くの入門書を台なしにしている）という欠点なしに，この構成を達成している。

　私の唯一の後悔は，私がこのすばらしい本を書かなかったことである！

マイケル・ラター　Michael Rutter

第2版に寄せて

　この第2版は，初版の優れた特徴をすべて継承しながら，きわめて今日的であり，頁数がそれほど増えていないにもかかわらず，カバーしている範囲が拡大している。本書はいくつかの優れた特徴がある。とても良くまとまっているし良く書かれている。だから，読み進めやすく，とても面白い。著者らは研究成果に精通しているが，それらは簡潔なスタイルで提示され，鍵となるポイントと臨床に適応すべき要点を的確に見出すことができる。そのアプローチは徹底的かつ実践的であるが，それにもかかわらず，研究におけるさまざまな方法が生き生きと記述され，基本事項をよりよく理解することができる。本書は，難しい事柄をどのように考えるべきかを見事に示している。これは，（診断的アセスメントをいかに下すか，どの治療法が適用かをいかにして決めるかといった）実践面の考察においても，（脳機能と行動の関連，素因と養育の相互作用，予防的アプローチなどの）研究的概念の考察においても明らかである。結果として本書は，児童精神医学が，今日いかに実践されるべきかを描き出すと同時に，科学の進歩から大きな恩恵を得ている臨床分野の感動をも示している。

マイケル・ラター Michael Rutter

まえがき

　われわれは，本書を**私の最初の児童精神医学書** My First Book of Child Psychiatry と名づけた。われわれは，本書が読者にとって唯一の児童青年期精神医学書となるべく，その核心を捉えることを目的とした。われわれの目標は，簡潔で，明快で，実践的で，思慮深く，今日的で，科学的に正確で，臨床的であり，試験の準備にも適っていることである。初版は，さまざまな分野の研修生や上級医から予想外に高い評価を得ることができ，われわれはとても勇気づけられた。この新しい版においては，すべての章を徹底的に見直すとともに，保護因子，予防，里親と養子縁組，睡眠関連障害，福祉サービスに関する，新たな項と章を加えた。

　各章は4部に分かれている。第1部は，アセスメント，診断分類と疫学に関する導入部である。第2部は，主要な精神障害と臨床的諸問題を網羅している。第3部は，子どもの精神障害をもたらすリスクファクターに関する部で，最後は主要な治療法に関する部である。各章は鍵となる事実，概念と，その領域において発展しつつある事柄を提示した。そこには，臨床経験と最新の研究による知見も載せている。

　われわれにとって，世界をリードする児童精神医学センターにおいて，さまざまな，そして才能に満ちた臨床家や研究者とともに仕事ができたことは，とても幸運であった。われわれは，発達心理学，神経生理学，遺伝学，社会人類学，言語学，行動学などさまざまな分野における進歩から，ますます恩恵を受けている児童精神医学の「最先端」にいる興奮を伝えたいと願っている。実践的な臨床家として，われわれはこの本を，理論同様，子どもや家族とともに作り上げる本にしたいと願っている。臨床医が成功するためには概念だけでなく，技術を会得する必要があるので，われわれは，アセスメントと治療に関して，たくさんの「どうすべきか」のためのヒントを載せた。

　できる限りやさしく本書が読めるように，われわれは本文を引用文献で中断しないようにした。その代わりに，各章の終わりに，さらに読み進めるために便利な，最近の導入的な文献を提示した。

　本書は，いくつかの読者層を想定して書かれている。精神科，小児科，そして一般臨床の研修医は，問題を抱えた子どもに初めて向き合う時に受け入れやすい入門書として，また，見慣れない障害をもつ子どもを評価し治療する時の実践的，概念的なガイダンスの継続的な情報源として，さらには専門的な試験に備える時の理解しやすい教科書として，本書が有益であることに気づくだろう。他の分野（心理学，看護，ソーシャルワーク，教育）の研修生は，問題を抱えた子どもに向き合う時に，本書が彼らの必要に応えてくれることに気づくだろう。そして，分野間の協働を必要とする問題において，精神医学的展望を理解する手助けになってくれることに気づくだろう。最後に，多くのフィールドにおける熟練した専門家は，本書を読むことで容易に今日的考え方についていくことができ，授業の準備として，また引用文献として，便利な情報源となるだろう。

本書は，幅広い分野の沢山の仲間や研修生の意見や示唆によって大いに強化されてきた。われわれはそれらすべてにとても感謝している。われわれはこの本を改訂し続けたいし，その助けとしてあなたがた読者に頼りたい。どうぞ，あなたが何を好み，どこを変える必要があるかを教えていただきたい。何を削り，どこを広げればいいのか？　あなたにとって，より役立つようにするにはどうしたらいいのか？　あなたのアドバイスが未来の読者と，彼らを通して問題を抱えた子どもやその家族に恩恵をもたらすことを願っています。

ロバート・グッドマン Robert Goodman
ステファン・スコット Stephen Scott

目　次

日本語版に寄せて　iii
初版に寄せて　v
第2版に寄せて　vi
まえがき　vii

第Ⅰ部　アセスメント・診断分類・疫学

第1章　アセスメント　3
第2章　診断分類　21
第3章　疫　学　29

第Ⅱ部　特定の障害と臨床的諸問題

第4章　自閉症スペクトラム障害　41
第5章　多　動　50
第6章　素行障害　57
第7章　少年非行　67
第8章　不登校　74
第9章　不安障害　79
第10章　うつ病と躁病　85
第11章　自殺と意図的な自傷　91
第12章　ストレス障害　97
第13章　強迫性障害　103
第14章　トゥレット症候群とその他のチック障害　107
第15章　選択性緘黙　111
第16章　愛着障害　115
第17章　遺尿症　120
第18章　便もらし　126
第19章　睡眠関連障害　130
第20章　心身症　137
第21章　就学前に起こる問題　147
第22章　青年期の障害　151
第23章　子どものマルトリートメント　160

第Ⅲ部　リスクファクター

- 第24章　知的障害　*179*
- 第25章　脳障害　*188*
- 第26章　言語障害　*193*
- 第27章　読字障害　*198*
- 第28章　不安定なアタッチメントパターン　*205*
- 第29章　生まれと育ち　*215*
- 第30章　逆境を乗り越える　*225*
- 第31章　学校と仲間の要因　*234*

第Ⅳ部　治療とサービス

- 第32章　介　入：最初の原則　*241*
- 第33章　予　防　*248*
- 第34章　薬物療法と食事療法　*255*
- 第35章　行動理論を用いた治療　*263*
- 第36章　認知療法と対人関係療法　*271*
- 第37章　システムズ・アプローチと家族療法　*279*
- 第38章　里親養育と養子縁組　*294*
- 第39章　各種サービスの構成　*301*

監訳者あとがき　*309*
索　引　*311*

第Ⅰ部

アセスメント・診断分類・疫学
assessment, classification and epidemiology

第1章

アセスメント
assessment

詳細な児童精神医学的アセスメントを行なう場合，えてして，取り上げ，観察しなければならない事柄をだらだらと羅列することになりがちである。それは当事者全員にとって苦痛な体験である。それよりは，はっきりとした最終目的のイメージをもつところから始めて，それを柔軟に追い求めるほうがはるかによい。目的と手段は異なるのである。本章の前半部分は目的を取扱い，後半部分は手段を取扱う。それによって，どんな順番で質問をしていくのか示唆すると同時に，その方法に関していくつかの提案をしたい。

5つの重要な質問

アセスメントの間，下記の5つの質問に焦点を合わせながら，家族を巻き込んで治療の基盤を据える必要がある。語呂あわせとして「SIRSE」で覚える。初診時に包括的なアセスメントを行なうことには多くの利点があるが，プレッシャーを与えるような面接となってしまい，家族が再受診を嫌がるようでは元も子もない。家族を惹きつけることさえできれば，初診でのアセスメントが不完全であってもそれほど大きな問題ではない。ただし，何が足りないかを認識して，その後の診察で不足を補うことが必要である。すべてのアセスメントは暫定的なものとしてみるべきであり，家族と接している期間中は作業仮説を立て，それを更新・修正していく。十分なアセスメントをせずに治療に入るのは誤りであり，同様に，治療の過程でアセスメントを見直していかなければならないことを忘れてしまうのも誤りである。とりわけ，治療がうまくいかないときは再度アセスメントを行なう必要がある。

- 症状（Symptoms）：どのような問題なのか。
- 影響（Impact）：どの程度の苦悩と障害をきたしているのか。
- リスクファクター（Risks）：どの因子が問題を起こし，また問題を持続させているのか。
- 長所（Strengths）：働きかけていくうえで，どのような長所があるか。
- 説明モデル（Explanatory model）：家族はどのような信念や期待を抱いてきているか。

児童精神科医やコメディカルは，さまざまな種類のアセスメントに携わっているが，これらの

5つの質問は，強調部分やアプローチに差があるにしても，ほとんどすべてのケースで必要となる。本章では，子どもが1つ以上の障害をもっているという観点で，できるだけ現在の症状を説明しようとするアプローチを採用している。それが，病因，予後，治療を含む，より包括的なフォーミュレーション（後述）に発展していく。しかし，一部の患者に対しては，子どもの問題よりも，親の養育の困難さや家族システム全体の問題に焦点を当てたほうが適切なこともある。

症状 symptoms

ほとんどの児童精神医学上の症候群は4つのおもな領域からの症状（あるいは徴候）の組み合わせからなる。それは，情緒，行為，発達，社会的関係である。

他の経験則と同様，例外はあり，とくに統合失調症と神経性無食欲症は例外である。

(1) 情緒的な症状
(2) 行為の問題
(3) 発達の遅れ
(4) 社会的関係の困難さ

児童精神科医が注目する**情緒的な症状**は，多くの精神科研修生にはおなじみのものである。成人と同様に，不安と恐怖について（そしてその結果としての回避について）質問するのは適切である。みじめさについても質問し，さらに，可能性があるならば，関連するうつ病の特徴，たとえば無価値感，絶望感，自傷，アンヘドニア（無快感症），食欲低下，睡眠関連障害，倦怠感についても質問するとよい。強迫性障害の古典的症状が，就学前の小さな子どもでさえ出現しうる。成人の精神科と強調する部分が異なるのは，情緒的な症状の「身体化症状（心身症）」についてかなり注意深く質問しなければならないことである。たとえば，潜在的な学校への不安あるいは分離不安は「月曜日の朝の腹痛」として表現されることがある。

年少の子どもの情緒的な症状については，親の報告がおもな情報源となり，年長の子どもや十代になってくると，本人からの情報がより重要となってくる。意外なことに，情緒的な症状に関する親と子どもの報告が異なることがしばしばある。異なる報告をされたとき，どちらを信じるべきかが容易にわかることもある。子どもの犬に対する恐怖のために生じたパニックや外出の中止に関する一連の出来事について，親が語る詳細は説得力がある一方で，子ども自身は，強がりとできるだけ早く面接を終えたいという気持ちの両方から「何も怖くない」と訴えるかもしれない。あるいは，十代の子ども自身からの話で，睡眠や集中力を妨げるような不安を経験していることが明らかになる一方で，彼女は親に打ち明けることがなく，ほとんどの時間を自室で過ごすがゆえに，両親はその事実を知らないということがあるかもしれない。もちろん，どちらを信じればよいのかを見分けることがもっと難しいときもある。この場合は，ひとつの真実よりもさまざまな見方があるということを受け入れるほうが賢明であろう。

児童精神科診療の大部分を占める**行為の問題**は，多くの精神科研修生にはあまり馴染みのない領域である。なぜなら，同様の症状を示す成人の場合は，外来ではなく法廷で採り上げられることが

多いからである。質問は行動の3つの領域に焦点を当てるべきである。①いらだちや感情の爆発に関連することが多い挑戦的な行動，②攻撃性と破壊性，③窃盗や放火や物質乱用のような反社会的行動，である。行為の問題のおもな情報源は親や教師からの報告である。しかし，親や教師が知らない悪事について子どもが自ら話すこともある。子どもに挑戦的な行動について質問することは効果が限られている。なぜなら，子どもは（大人と同様に），他の人が理不尽で破壊的で怒りっぽくなっているのを認識することはできても，自分自身がいつそうなっているのかを認識するのは苦手であるからである。

　自身に子どもがいなかったり，小児保健の基礎知識をもたない新人の研修生にとって，**発達の遅れ**をアセスメントすることはとくに難しい。成人では単純なアセスメントになりうるものも，発達の問題がからむと複雑になる。身体的にたとえてみよう。成人の身長が1メートルというのは低いが，子どもでは1メートルは低いか，平均か，高いかのどれかになる。もちろんそれは子どもの年齢によるのであり，成長曲線が手元にないと，年齢のわりには身長が異常に低いまたは高い子どもを容易に見逃してしまうかもしれない。同様の問題が心理学的領域においてはより顕著になる。異なる年齢での5分間の注意持続時間をどう考えるか。年齢にしては言葉が未熟であったり，極端に発達していたりする子どもを見逃していないか。5歳児がもじもじしないでじっと座り続けられるのはどれくらいの時間なのか。これらについての体系的な教科書はないため，自分で「見慣れてくる」までは，経験のある同僚に頼らざるをえないかもしれない。経験のある親や教師が心配しているときは，それ相応の理由があるということも覚えておいたほうがよい。

　児童精神医学にとくに関連のある発達の領域は，①注意と活動の調整，②言語，③遊び，④運動スキル，⑤排泄コントロール，⑥学業成績（とくに読み，書き，算数），である。発達の節目について親に聞くことで，今までの発達の軌跡がわかる。現在の機能レベルを判断するには，親や教師からの報告だけではなく，直接の観察にも頼ることができる。

　子どもの**社会的関係の困難さ**をアセスメントすることも，また難しい課題である。なぜなら，子どもの関係というのは発達とともに変化するからである。さらに，他の人とうまくやっていけない場合に，問題が子どもにあるのか他の人にあるのかが明らかでないこともある。たとえば，脳性麻痺の子どもが友達を作ったり，関係を保つことができない場合，どの程度がソーシャルスキルの不足によるもので，どの程度が他の子どもの偏見によるものだろうか。

　関係性で最も障害が目立つのは自閉性障害であり，一般的に次の3つの形式のどれかをとる。①他人への超然とした無関心さ，②他者が主導権をもって指示をした場合の受動的な受け入れ，③ぎこちなさ gaucheness のために他人を寄せつけないような奇妙であったり共感しがたい社会的興味，である。脱抑制と他人への遠慮なさは，一部の自閉性障害，多動性障害，愛着障害で目立ち，躁病や重篤な両側性頭部外傷でもみられることがある。脱抑制はしつこくうるさい態度を伴うことがある。多少であれば，このような性格も魅力的に思えるかもしれない。数分間の出会いでは，子どもがとても素直，あるいは開放的，あるいはユニークにみえるかもしれない。しかし，よく知るにつれて魅力は衰えていき，病歴を聞くと，その子どもの振る舞いが，日常的に接している大人や他の子どもたちを容易に疲弊させてしまうことが明らかになる場合が多い。

　大人，子ども，他人，友人にかかわらず，ほとんどの社会的パートナーと関係を保つことが難しい子どもがいる。また，特定の社会的関係，たとえばアタッチメントや友人関係に問題がある子ど

もいる。この問題は，ひとりの重要な社会的パートナーに特異的であることさえもある。ほとんどの子どもは比較的少数の人ととくに強く結びついており，そのなかの誰を対象とするかで，子どものアタッチメントの質（安定型，抵抗型，回避型，無秩序型）も変わってくる。たとえば，おもに世話をしてくれる人に対しては不安定でも，他の世話をしてくれる人（保育士など）には安定しているかもしれない（**第28章**参照）。同様の特異性がきょうだい関係でもみられることがある。

　いくつかの情報源から，子どもの社会的関係の情報を集めることができる。待合室や診察室での家族のやりとりを観察するのはとても役立つ。身体的・精神的状態について診察している間，子どもがあなたと，どのようにかかわりをもつかを観察してみよう。もし，どの子どもに対しても比較的同じパターンでアセスメントをしていれば，恥ずかしがっていつまでも素っ気ないような子どもや，あなたを一番大切な友達として挨拶し，膝の上に乗りたがったりする子どもが，非常に印象的に思えるであろう。また別の場面では，逆転移とよばれかねないことにも留意する。たとえば，子どもに対して，いらいらした，あるいは面接をしてとても疲れたなどといったことである。これらは，その子どもが他の多くの人たちに引き起こす感情についての貴重な手がかりとなる。直接の観察は病歴によって補足される。両親はしばしば幼少時の頃からの子どもの人間関係について詳細に話す。同年代との関係については教師の報告を得るのがよいが，教師は必ずしも同年代との問題を把握しているとは限らないということも覚えておく必要がある。教師はいつも校庭を監視しているわけではないので，比較的大きな問題でも気づかないことがある。

ほとんどの患者は複数の領域の症状がみられる

　1つの領域のみに症状が限定されている患者は少数であるが，そういう子どもも存在する。たとえば，**全般性不安障害**の子どもは純粋に情緒的な症状がみられたり，**社会化型素行障害**の子どもは純粋な行為の問題をもち，**脱抑制性愛着障害**の子どもは純粋に人間関係の困難をもっている。原発性遺尿症，受動性言語障害，特異的読字障害のように，多くの子どもに純粋な発達の遅れがみられる。これらの子どもは他に症状がなければ児童精神科にかかることはあまりない。児童精神科にかかる多動のみられる子どもの一部は，ほぼ純粋な注意と活動性制御の発達の遅れがみられる。

　児童精神科を受診する子どものほとんどは2つ以上の領域にわたる症状をもつ。たとえば，素行障害のある子どもには情緒的な症状，友人関係の問題，特異的読字障害や多動などの発達の遅れもみられることが多い（**図1.1**参照）。

　自閉症もまた，複数の領域の症状を呈す例である。自閉症の中核的な症状は2つ以上の領域にわたる。それは，関係性の問題の特徴的なパターンと発達の遅れ（さらに発達の逸脱と硬直）である。それに加えて，自閉症の子どもは，激しいかんしゃくのような行為の問題と，独特の恐怖症のような情緒的な症状を呈することが多い。

影響 impact

　ほとんどすべての子どもには，恐怖心や心配事を抱いたり，悲哀の時期や不作法な振る舞いをしたり，そわそわしたり集中できない時期が認められる。このような症状が正常範囲内の変化ではな

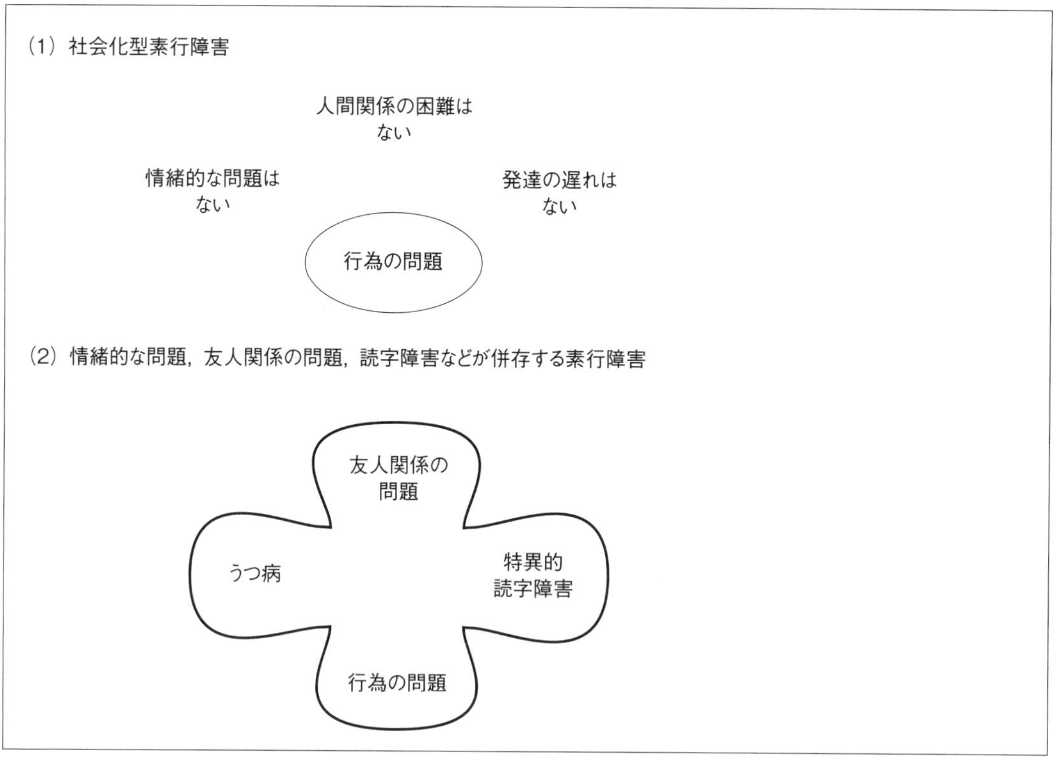

(1) 社会化型素行障害

　　　　　　　　　人間関係の困難は
　　　　　　　　　ない

　情緒的な問題は　　　　　　発達の遅れは
　ない　　　　　　　　　　　ない

　　　　　　　　　行為の問題

(2) 情緒的な問題，友人関係の問題，読字障害などが併存する素行障害

　　　　　　　　　友人関係の
　　　　　　　　　問題

　　うつ病　　　　　　　　特異的
　　　　　　　　　　　　　読字障害

　　　　　　　　　行為の問題

図 1.1　症候群は 1 つまたは複数の症状領域を含んでいる

く障害と判断されるのはどのような場合であろうか。一般的に，症状が相当の影響をきたしているときのみに障害と診断するべきである。DSM-III の精神障害の基準では，影響についての判断が含まれていなかった。その結果，プエルトリコの子どもを代表する大きなサンプルの半数で精神障害が認められるという結果になった。この数字はあまりにも高い率である。そして実際，これらのほとんどの子どもたちは臨床的には「症例」とみなされるものではなかったのである。そのため，修正が行なわれ，DSM-IV と ICD-10 の研究用診断基準では，一般的に影響の基準が含まれている。影響は以下のことから判断される。

(1) 社会的障害
　(a) 家族生活
　(b) 学業
　(c) 友人関係
　(d) 余暇活動
(2) 子どもにとっての苦痛
(3) 他者に与える迷惑

　影響のおもな尺度は，症状が大きな**社会性の障害**を引き起こし，日常生活の上で子どもが期待される正常な役割を果たせなくなっているかどうかである。日常の生活のおもな領域として考えられ

るのは，家族生活，学業，友人関係，余暇活動である。賃金労働や体の健康についても考慮すべきである。2つの従属的な尺度――子どもにとっての苦痛と，他者に与える迷惑――も重要である。成人の場合と同様に，不安や抑うつ的な子どもは期待される毎日の役割を果たしつつも，かなり精神的な苦痛を感じていることがある。同様に，本人にとっては苦痛でも社会的な障害でもなくても，行為の問題が他者への迷惑を生じていることもある。たとえば，重度の身体的または知的な問題のある子どもの親やきょうだいが，激しい反抗，かんしゃく，破壊的行動に対して非常に我慢していて，その子に「罰を与え」ないようにしていることがある。このような場合，その子どもは症状によって社会的に障害されてはいないものの，臨床的には，障害が存在すると診断して治療することは理に適っている。これは，すべての「逸脱」を精神障害と名づけてしまうような危険な考え方であろうか。そうではないことを願う。

リスクファクター risk factors

　アセスメントを受けている子どもが，さまざまな精神医学的な問題をもっているのはなぜなのだろうか。世の中には，特定の子どもの精神障害の原因が何であるのか（たとえば食物アレルギー，不十分なしつけ，遺伝子の問題，教育の問題，視床下部の損傷，未解決な乳児期の葛藤）が明らかになっていると思っている人がたくさんいるが，子どもの精神障害の単一の原因を特定することは科学的にはほとんど正当でない。むろん例外はある。たとえば，レッシュ・ナイハン Lesch-Nyhan 症候群における強迫的に自身を噛む行為（罹患している子どもは自分の指を切断したり唇や舌を激しく傷めたりする）は，特定の遺伝子欠損によってプリン代謝に関係する酵素の１つが完全に欠如していることが原因である。他の遺伝的要因や環境的要因にかかわらず，先天的なその代謝異常によって特徴的な行動が，必ず出現するとされている。

　それに対し，児童精神医学上のほとんどの「原因」は，特定の障害を生じやすくするが，必ず罹患させるわけではない。したがって，リスクファクターとして考えるのが適切であろう。たとえば，親の強い葛藤に曝されることは素行障害のリスクファクターではあるが，曝された子どもの多くは素行障害にはならない。おそらく，われわれは児童精神医学的疾患を特定のリスクファクターの組み合わせやつながりで説明する必要がある。そのような考え方のひとつとして，リスクファクターを，①素因，②誘発因子，③永続因子，の３つに分けることができる。したがって，障害は以下の点で説明できる。

- 素因 predisposing factor
- 誘発因子 precipitating factor
- 永続因子 perpetuating factor

さらに，
- 保護因子 protective factor，の欠如による。

　たとえば，窓に穴が開いているのは，ガラスがとくに薄くて割れやすく（素因），小石が窓に当たり（誘発因子），割れた窓ガラスを誰も取り替えなかったから（永続因子）である。あるいは，

いつも依存的であり，友達が多くない（素因）子どもが，友達と口論したうえに風邪で数日間休んだ（誘発因子）後に，学校に戻ることを拒否する。両親は子どもの苦痛を心配し，学校に無理矢理行かせることはよくないと考えた。しかし，休めば休むほど学業は遅れるし今までの友達は他の人と遊ぶようになってしまう（永続因子）ために，ますます学校に戻ることが難しくなる，というのもその一例である。

　相互に作用するさまざまな原因に関して，検討するトレーニングを積んだとしても，今日のわれわれの知識がいかに不完全であるかは覚えておく必要がある。病因についての現在のわれわれの理解は，100年後（あるいはもっと早く）にはおそらく，驚くほど単純，または見当違いに思われるであろう。親に対してこのことを認めるのも役立つことがある。原因について，真実をすべてわかっていると独断的に宣言するよりも，治療について役立つ助言を与えることができる程度だけわかっているというような，より正当化できる主張のほうが受け入れられやすいであろう。

　リスクファクターを探したり，それについて尋ねたりするためのアセスメントを行なっていくには，さまざまな領域をカバーしなければならない。家族は遺伝的要因および環境的要因の重要な部分を占めるため，従来のように家族因子に焦点を合わせることは理に適っている。たとえば，トゥレット症候群の家族歴は遺伝的要因となりうるし，両親の不和は環境的要因となりうる。両親の精神障害の既往は遺伝的または環境的要因となりうる。しかし，ほとんどの子どもは，家族，学校，仲間の文化という，3つの異なる社会に属しているのだから，家族のみに関心を限定しないようにすべきである。たとえば教師によってスケープゴート（いけにえ）にされるといった学校因子や，いじめのような仲間因子も，同じくらい重要であろう。また，好ましくないライフイベントや，慢性的な社会的逆境についても質問すべきである。身体的検査と心理検査により，今まで認識されていなかった精神医学上の問題のリスクファクターが明らかになるかもしれない。たとえば，十分な病歴と身体的検査により，子どもが知的障害，軽度の脳性麻痺，複雑発作，または胎児アルコール症候群があることが示唆され，専門家による確定診断が必要となるかもしれない。心理検査によるアセスメントによってIQ（知能指数）の低さや特定の学習の問題が明らかになる場合もある。さまざまな精神医学上の問題のリスクファクターは，残念ながら学校では気づかれずにいることがある。

長所 strengths

　症状，影響，リスクファクターだけについて尋ねると，アセスメントはもっぱら否定的となり，子どもと家族の何がわるいのかについてばかり考えることになる。子どもと家族の何がよいかについても明らかにすることも重要である。保護因子を同定することで，どうして子どもが重篤な障害ではなく軽症ですんでいるかが明らかになるかもしれない。本人ではなく，きょうだいに対して作用している保護因子の同定ができることもあり，それは，なぜ家族のなかで1人の子どもだけが障害を生じているかを説明するのに役立つ。関連する保護因子としては，得意なことをもっていることで生まれる自己肯定感，大人との親密で支持的な関係，穏やかな気質などがある。

　治療計画は，子どもと家族の（さらに子どもの学校やさらに広い社会的ネットワークの）長所の上に組み立てていかなければならない。**治療の目的**は何がわるいのかによって決定されるが，**治療**

法の選択は何がよいのかによって決定される．たとえば，友達を作る能力や称賛に対する反応のような子どもの長所や，新しいアプローチを取り入れようとする率直さのような家族の長所を生かすように，治療を考えるべきである．

　もし子どもの生活のマイナス面にばかり注目すると，アセスメントを終えた子どもと家族は心が打ちのめされているかもしれず，その分だけ再受診を望まなくなるかもしれない．われわれの社会では，一般的に子どもの問題については親が責められる．スーパーマーケットで子どもがかんしゃくを起こすと，近くにいるほとんどの人が，同情というよりは非難のまなざしで一緒にいる親を見るであろう．親は非難されて立ちつくし，親自身も自分が正しいのかどうかがわからなくなることが多い．ほとんどの親は社会の見方にならって，子どもの問題は親が原因になっていると考えているので，自分自身の子育てが完璧でない点をいくつも挙げつらうことになる．しかし一方で，診療所で会う親の多くは，自身のやり方が，子どもに問題がない他の親と比べて，とくによかったりわるかったりするわけではないとも思っている．多くの親が，あなたに「告発どおりに有罪」と判決を言い渡されることを恐れていて，それを予期して防衛的で神経質になっている．親のことを根本的に不完全な人間であるという見方をしているのではなく，誰しも同じだが，長所もあれば短所もある人間としてみているのだということを伝えるのは，大切な仕事である．面接では，押しつけがましくなるのを避けながら，親や子どものよい点を呈示していくのがよい．あなたが親に敵対しているのではないとわかると，彼らがあなたの勧める治療を受け入れる可能性は高くなり，彼らに変化を求めるというような提案でも受け入れられやすくなる．もしあなたが子どもの味方をして親に敵対すると（初学者ではこうしたくなることが多いが），子どもに対する親の批判を倍加させることになり，家族は二度と受診しなくなるだろう．

　とくに目立った短所をもつ親に出会ったときは，彼らの長所をみつけることにより一層の労力を注ぐことが欠かせない．これは決して親の養育上の難点（これが治療の焦点となるかもしれないし，受診に至った理由でさえもあるかもしれない）について目をつむるということではない．そのような親はしばしば自分自身の背景が悲惨なものであるが，それでも彼らにもそれぞれ長所があることは覚えておく必要がある（それは彼らのためでもあるが，あなたのためでもある）．両親は，たいてい養育に莫大な労力を注いでいる．成功している親はより多くの労力を注いでいるかもしれないが，そのぶん子どもからの見返りも多い．だから，失敗している親が注いでいる労力は，子どもからの見返りの少なさを考慮すると，成功している親よりも相対的に大きいかもしれない！

　生じている問題と，価値のある長所を，それぞれコインの両側にたとえることができる．たとえば，家や学校で挑戦的で破壊的な行動をとるために診療所を受診した意志の強い子どもの場合，困難に出会ったときには，みごとな決意をもって立ち向かい成功を収めるかもしれない．同様に，さまざまな不安にとらわれている感受性の高い子どもは，他者に対しては立派な共感や配慮を示すことができるかもしれない．いずれのケースでも，特性によいところとわるいところ両方があると捉えるほうが，すべてわるいと捉えるよりも，その特性をもって生きることが容易である．さらに，そうした捉え方によって，治療課題も再定義される．すなわち，特性をなくそうとすることではなく（もともとそれは不可能であることが多い），特性が及ぼすやっかいな影響を減らすことが課題となる．

家族の説明モデル family's explanatory model

　子どもの情緒的な困難と行動面での困難に対する解釈の仕方は，われわれの文化的背景と学問的背景による。本書は，経験に基づく児童精神医学から生まれた**説明モデル**に基づいて書かれている。他職種，たとえばソーシャルワーカー，教育心理学者，心理療法家などは，異なる説明モデルを適用するかもしれない。そのため，同じ子どもと家族に対してであっても根本的に異なるフォーミュレーションが作られるかもしれない。他職種の同僚たちが異なる説明モデルをもっていることは忘れてしまいがちであり，その見落としによってコミュニケーションが著しく妨げられることがある。同様のことが専門家と家族との間のコミュニケーションにおいていえる。なぜなら，家族も独自の説明モデルをもっていることに専門家が気づいていないことが多く，正しい考えをする人はみな専門家と同じような見方（専門家ほど詳細な見方ではないが）をしていると思い込んでしまうからである。

　異なる社会的背景や文化的背景をもつ家族の，子どもの情緒的な困難や行動面での困難に対する思考パターンに影響を及ぼす説明モデルについては，あまりよくわかっていない。しかし，一般の人びとは，医師やその他の専門家とは大きく異なる複雑な説明モデル（病因，現象，病態生理，自然経過，治療に関して）をもっていることが多い。言い換えれば，家族はあなた自身とは根本的に異なる期待をもって診察に来ているかもしれないということである。あなたの固定観念で，家族の社会経済的階層や文化から，家族の見方を想像してはならない。彼らが何を信じているかを分別よく調べる方法としては，自由回答的質問を用いて返答を注意深く聞くしかない。

　家族からの訴えを聞いてからであれば，彼らが問題から何を思うか，原因はなんだと思うか，どうやって調べたり治療をしたりできると考えているかと問うのが自然な流れである。不思議そうな顔をして，わからないと答える家族もいるだろう。その場合はあなたが彼らに教えればよい。けれども，多くの家族は，あなたが簡単には想像できなかったようなことを答えるであろう。たとえば，集中力の低い子どもの両親が，脳腫瘍なのではないかと心配していたり，あるいは脳スキャンが必要だと思っていたり，あなたが「催眠」でその症状を治してくれると信じているかもしれない。もしあなたが尋ねなかったら彼らからそのことは言わないかもしれない。がっかりして診察を終えて二度と再受診しないかもしれない。祖父母，友人，近所の人，教師など，他の重要な人物から，原因，検査，治療について何か強い意見を言われていないかを親に問うのも役に立つ。たとえば，母親は，自分がいつも働いていて子どもと十分に時間を過ごしていないから子どもに問題が生じてきたのだと義母にしつこく言われている，と述べるかもしれない。

　家族の説明モデルを知ることで，アセスメントの最後に，彼らの見方に最も相応しい方法で自分の見方を説明することができる。たとえば，脳腫瘍のような症状とはまったく異なっている，あるいは，脳スキャンを行なっても治療方針には影響を与えない，あるいは，「催眠」のトレーニングは受けていないが，仮に「催眠」の専門家であったとしてもこの場合は役には立たないだろう，というように説明できる。子どものために手配したベビーシッターの質のことで心配することはなく，代わりにきちんと面倒をみてもらっているなら，母親が働いているせいで子どもが多動になるという科学的根拠はないと伝えることもできる。また，もし家族が望むなら，子どもの祖母と話し合いをすることも喜んで行なうと伝えてもよい。自分たちの説明モデルに頑なに固執する家族もいるが，

あなたが時間をかけて事実を伝えればほとんどの家族は自分たちの説明モデルを新しいものに変えていくだろう。家族が期待を注いでいるなか，注意深いアセスメントを終えたにもかかわらず，あなたが家族の説明モデルについて考えなかったために，あなたと家族が誤解したまま双方に不満を残してしまったら，それは残念なことである。

「役立つ」ヒント

どんな方法を用いて5つの重要な問いに答えてもらい家族を引きつければよいだろうか。すべての外来，すべての医師，すべての家族とすべての訴えに当てはまるような決まった方法はない。こういう場合は，臨床でのスーパービジョンがとくに役に立つ。さまざまな上級医らのアセスメントを傍聴するのは非常にためになる。本章の残りでは，決まった方法というよりはガイドになるような，さまざまな「役立つ」ヒントについて述べる。

親から病歴を聴取する方法

訓練を受けた面接者としては，ただの「話す質問票」にはならないようにしなければならない。もしあらかじめ決まっている一連の質問に対して親に答えてほしいのであれば，質問票をわたして書いてもらうほうが早くて簡単である。「完全構造化面接」あるいは「回答者に基づく面接」として知られる面接方法も，自己記入式の質問票とたいして変わらない。これらは，質問の言葉があらかじめ決まっていて，質問の形式は閉じている（クローズド）。すなわち，限られた範囲の返答しかできず，多くの場合は，「はい」か「いいえ」，あるいは頻度，持続時間，重症度などがその答えである。質問票や完全構造化面接は，迅速かつコストも低い標準化された方法で，簡単に行なえるため，研究や臨床的な手段として多く用いられている。おもな限界は，子どもについてというよりも，親の考え（あるいは用いられた言葉に対する誤解）について述べられる場合があるということである。

「半構造化面接」または「面接者に基づく面接」と呼ばれる別の面接方法では，親がどういう**見方**をしているかというのを超えて，親が何を**観察**してそういう見方をしたのかというところまで理解するのに役立つ。面接者は，特定の症状（あるいは障害もしくはリスクファクター）があるかどうかの判断に必要な情報を親から引き出すために，どんな質問をしてもよいことになっている。これをするためには，面接者は多くの場合，「自由回答式」の質問を使い，親がさまざまな返答をできるような機会を提供しなければならない。問われている行動で最近のものについて詳しく聞くことは役に立つことが多い。

例を挙げてみよう。質問票または完全構造化面接の質問のひとつが「あなたの子どもは集中力の問題がありますか」だったとしよう。もし親が「はい」と答えたとしても，子どもの集中力が親からみて低い理由は，親が非現実的に高い要求をしている（あるいは質問の意味を取り違えている）のかもしれない。半構造化面接では，閉じている質問や自由回答式の質問を混ぜて用い，最近の例を用いて，たとえば，1人で遊んでいるとき，友達と遊んでいるとき，テレビを見ているとき，本を読んでいるとき，などについて，どのくらいの時間，子どもが特定の活動を他の活動に乗り換え

ずに続けていられるかについて親に説明させる。この事実に基づいて，家での子どもの集中力が年齢相応かどうかについて判断することができる。

同様の方法を使って，易刺激性，恐怖，その他のあらゆる問題領域についても調べることができる。ときには親がなぜ心配していないかを調べることもできる。たとえば，もし教師が集中力について大きな問題があると報告しているのに，両親がそう報告していない場合は，子どもが本当に学校の外では十分に集中できているのか，それとも単に親の期待が低すぎるのかについて調べることが重要である。

半構造化面接は役立つ方法であるが，やりすぎないように注意しないと，面接が何時間もかかってしまう！ ひとつの方法としては，質問票や完全構造化面接を用いて全体像をつかみ，それから半構造化面接を用いて症例に最も関連する側面についての詳細を得ればよい。時間をとって親に子どもの典型的な一日，たとえば昨日の様子を説明してもらうことで，とくに役立つ見方を得られるかもしれない。症状やその結果生じる障害についてのみではなく，家族の生活，子育ての方針，家族の感情表出についてわかることもある。

以下に両親から病歴をとる手順の例を記す。

(1) 主訴

いつ始まったか。最後にまったく問題なかった時期はいつか。それはどのように表れるのか。どのくらいの頻度か。いつ生じるのか。抽象的な言い方ではなく必ず具体的な例を挙げてもらう。それが起こる直前には何が起こっているのか。直後には何が起こっているのか。あなたはどのように反応するのか。その結果どうなのか。家族の他の人にはどのような影響を与えているのか。なぜ，今回それについて来院したのか。

- 他症状の見直し：情緒，行為，注意と活動性，身体面（睡眠，食事，排泄，痛み，チック）。

(2) 現在の機能

- 典型的な一日の活動：着替えと食事，遊びと余暇，就寝，睡眠。これらの活動は，週末は大きく異なるのか。親は子どもにどれだけかかわっているのか。
- 社会的関係

友人と：友人がいるのか。具体的には一緒に何をするのか。お互いの家に行き来するか。どのくらい行き来しているのか。内気か。順番を守ることができるのか。リードするほうなのか付いていくほうなのか。性的関心はどうか。

大人と：両親とうまくやれているのか。世話をしてくれる他の人とはどうか。彼らはその子をどう思っているのか。楽しいときはあるか。それはどんなときか。

きょうだいと：誰と一緒に時間を過ごすのか。好きか嫌いか。嫉妬しているか。

(3) 家族歴

- 構成：家系図（ジェノグラム）を描く。それぞれの親族について医学的問題や精神医学的問題について詳細を尋ねる。直近の家族メンバーについては年齢，職業，好みについて記録する。
- 関係：両親の仲はどうか。互いに支え合っているのか。子どもに何を期待しているのか。彼ら自身の子ども時代はどんな様子であったか。規律やどのようなしつけがあるべきかについ

て意見は一致しているのか。口論するのか。子どもたちはどのようにして仲良くしているのか。誰と誰が親しいのか。誰が一番問題を起こすのか。誰が一番問題を起こしにくいのか。どのような扱われ方の違いがあるのか。
- 環境：住環境や借金の有無など。最近環境の変化はあったか。社会福祉サービス（児童相談所等）のモニターや介入対象となっているか。

(4) 生活歴
- 出生と幼少期：計画出産か。望まれた出産か。どんな赤ちゃんであったか。発達の節目は、きょうだいや友人の赤ちゃんと比べて早かったのか遅かったのか。
- 学校：学校名と学年。教室，校庭，小グループ内で問題があったか。
  学力：クラスでの順位，成績不振であったか，特別な支援を受けていたか，あるいは受けるべきであったか。
  社会機能：友人，遊びの種類はどうか。
- 身体的健康：ひきつけや失神，病気，病院や精神科の受診をしているか。

子ども単独の診察方法

まず，慌てて難しい話題に入らないようにする。最初は，楽しくて当たり障りのない話題や活動に焦点を当てて，子どもとかかわるのが最もよい。同様に，面接を楽しくすることに焦点を当てすぎて，難しい話題を完全に避けてしまうこともないようにする（が，いくつかの難しい話題は，2回目の面接まで先送りにするほうがよいかもしれない）。

- 5歳以上の子ども：両者が座るべきである。子どもに絵を描くように頼むのが役立つことがある。おしゃべりをして，方向づけした質問をする。
- 5歳未満の子ども：遊びを観察する，一緒に遊ぶ，おしゃべりをする，方向づけした質問は少なくする。

──何を扱うか
(1) 以下のことを観察する。
  (a) 活動と注意：子どもはもじもじして落ち着きないか。その子どもは椅子から立ち上がり歩き回っているか。ひとつの課題を持続させるのが難しいか。外からの刺激ですぐ注意がそらされるか。
  (b) 社会的相互作用の質：あなたと初めて会うときの不安が大きすぎたり小さすぎたりしないか。子どもは社会的相互作用に興味をもっているか。視線は合うか。子どもはあなたと一緒に話をするのか，それともあなたに一方的に話をするのか。不適切に人懐っこかったり，なれなれしかったり，ずうずうしかったりしないか。相互的な関係はどんな気持ちをあなたに引き起こすか。
  (c) 発達のレベル：言葉，思考，絵画，遊びの複雑度を考察する。
(2) 子どもが何をするのが好きかを尋ね，それについて話し合う。たとえば，スポーツをす

る，スポーツを見る，友達と話す，テレビゲームをする，料理するなど。そうすることによって，子どもの気を惹くことができ，あなたも人間であることを子どもに示すことができる！
(3) 情緒的な症状について質問する。年長の子どもたちが，親の気づかないところでかなりの不安やみじめさを経験しているのは珍しいことではない。直接的に質問されないと，子どもが強迫観念や強迫行為について自ら情報を提供することはまれである。多くの場合，子どもはそのような「おかしな」症状を認めることを恥じている。これは，心的外傷後ストレス障害（PTSD）の症状についても同様に当てはまる。
(4) 友人，からかい，いじめについて尋ねる。子どもの説明は，親や教師の説明と大きく異なることがある。
(5) 明かされていない虐待やトラウマについて，一般的な質問をすることが役に立つことがある。「ときどき，子どもには嫌な怖いことが起こるときがある。そして，それを誰にも伝えられないときがある。そういうことがあなたに起こったことがありますか」。ときには，虐待についてもっと直接的に質問する必要があることもある。
(6) 子どもは自分の経歴や現在の生活状況についてどう思っているのか。受診に至った問題について子どもはどのような説明をするか。最初の面接ではいくつかの主題しか追求できないだろうが，それで子どもに関する感覚がよく摑めるようになることが多い。典型的な一日の詳しい様子や，前回の「問題行動」についての詳しい説明を子どもから聞くのが有効な場合がある。「言うことを聞かないとどうなる？」，「あなたがそうするとお母さんはどう反応する？」。大きな意味をもつ可能性のあるライフイベント，たとえば叔父や祖父の死，についての子どもの見方を尋ねることでわかってくることも多い（たとえ，子どもは影響を受けていないと親が述べていたとしても）。
(7) アセスメントは子どもとの直接の話し合いに発展する。これは子どもを惹きつける最初の機会である。最低限，専門家と会うのは絶対的に不快だという子どもの恐怖を，面接で和らげるようにするべきである。多くの子どもはさまざまな恐ろしい予想を抱いて外来に来る。ときには，親が，病院を受診することを脅しとして用いていることもある。たとえば，叱りつけられる，入所させられる，入院させられる，苦痛を負わされるなどを恐れているかもしれない。できる限り，何が起こるのかを説明して恐れを和らげることを忘れないようにする。

家族全体を観察する方法

両親は子どもを監督し，必要に応じて制約を設けているか。子どもが不安や苦痛を示すとき，両親はどの程度それを感じ取り支持的であるか。子どもに関してどれくらい温かみと叱責を表わすか（温かみと叱責は，コインの裏表にあたるのではなく独立したものであることに注意する）。

両親の間に明らかな不和があるか。相手の言うことを否定し合うのか，支持し合うのか。誰が話すのか。意見が合わないときにそれに気づくのか。もしそうであれば，同意にたどりつくのか。

きょうだいはお互いにどのようにかかわっているか。両親はそれぞれの子どもに対しどのように異なる扱いをするか。家族内に特定の連帯があるか。たとえば，母の子ども，父の子ども，あるい

は父と息子が「団結して」母に「対立する」など。

両親との関係で，子どもはどのように振る舞うか。可能性として考えられるのは，安全な基地から探索する，会話を中断する，頼まれたことに異議を唱えたり無視したりする，距離をおいてみるなどである。

おもちゃを使ってどのように遊ぶのか？　遊びの形式について気づくことがあるか。空想的な遊びか。どの発達段階を示唆するか。遊びの内容に特記すべき主題があるか（例：性的な人形遊び）。ただし，短い遊びのエピソードから軽率な解釈をしないように注意する。

教師から情報を得る方法

学校での子どもの行動は，しばしば家にいるときとは大きく異なる。教師が子どもに対する苦情や懸念を親に伝えてあれば，親からそれを説明してもらえばよい。けれども，もし可能であれば直接学校から情報を得られると一番よい。ただし，あなたが学校に連絡をとることには親が同意する必要がある。

誰と連絡をとるべきかがわかったら，手紙を書いて最近の成績表の写しとコメントをお願いする。教師に「長所と短所評価尺度 Strengths and Difficulties Questionnaire（http://www.sdquinfo.com）」のような簡単な行動スクリーニング質問票を完成させてもらうのは役に立つ。ある年齢に対して何が期待できるかについて，教師は相当な経験をもっているので，一般的に彼らの見方は正確である。質問票への両親の答えは，半構造化面接で追及する必要があるが，教師の答えは記載どおりに受け取ってよいことが多い。しかし，1つか2つの特定の問題について深く掘り下げるためには，教師に電話で尋ねるのが役立つこともある。教師は一般的には優れた観察者であるが，いくつかの症状を見逃したり誤って解釈したりすることもある。忙しい教室では，情緒的な問題よりも破壊的行動のほうがはるかに目立つことが多い。その結果，不安や抑うつが生じても，学業の質や量が極端に低下しない限り，教師がそのような症状を見逃してしまうことがある。気分の沈んだ子どもは，以前と比べて態度がよくみえることさえある。一例として，標準化された質問票で教師が報告する問題の割合は，大災害の直後に減少するという報告がある。

子どもに学習困難があったり学業を嫌ったりする場合は，教室での多動を判断することに慎重でなければならない。もし子どもの成績がわるかったり，勉強に対する興味がなかったりすると，彼らは授業中しばしば不注意で気が散っているようにみえる。理解できない言語で行なわれている授業に出席した場合，子どもがどのように振る舞うかを想像してみよう。どんな子どもであっても，十分に注意散漫にみえたり，ちょっとした理由で教室内を歩き回ったりするだろう。多動を診断するために本当に知りたいのは，子どもの能力の範囲内であり，興味がもてる課題に取り組んでいるときでも，じっとしていられず注意力散漫であるかどうかである。残念なことに，学校でそのような課題に取り組む機会がまったくない子どもたちもいる。最後に，教室内では同級生のなかで平均的な人気があるようにみえる子どもが，校庭では孤立していたり，いじめを受けていても，教師はそれを目撃していない場合もある。仲間関係の問題について教師が把握していないときがあることを覚えておきたい。

もし学校で子どもに目立った問題があると報告された場合，学校に行って教室と校庭の両方の様

子を観察することは役に立つ。たとえば，外来であなたや他の大人といると比較的落ち着いていたとしても，教室や校庭ではそのまま落ち着きがなく不注意で衝動的であるのかを見定めたり，管理能力が低く非常に批判的な教師に常に叱りつけられていることを発見したりするなど，多くのことを知ることができる。

身体的検査を行なう方法

包括的な児童精神医学的アセスメントにおいて，子どもの身体的特徴や技能についての系統的な観察は欠かせない部分である。おもに注目するのは以下の点である。

(1) 脳に影響を与えるような，あるいは与えると思われるような身体的疾患の徴候がないか。「ハードウェアの問題」を認識することは重要である。子どもが専門家に紹介される予定であれば，疾患の種類を特定することはそれほど重要ではない。関係する徴候として，神経学的異常徴候，身体の小奇形，神経皮膚症候群の皮膚徴候が含まれる。

(2) ネグレクトや虐待のサインがないか。観察を行ない，体重や身長の測定をして，成長曲線に値を描き入れることで，負傷や成長不全の証拠が得られる。

研修医は苦労して獲得した医療技能を捨て去らないようにするべきである。もし子どもがアセスメントの場にいるのであれば，必ず「医者として」しばし子どもを観察する時間を取るべきである。たとえ，子どもに直接は触れないとしても（あるいは腱反射を見るハンマーや聴診器も使わないとしても）子どもの顔，手，歩行，遊びを見るだけでわかることがたくさんある。したがって，（待合室，家族面接，個別面接で）子どもを見ている間，家族関係や精神科的症状を考えることから少し離れる時間を作り，意識的に子どもの身体的状態に集中すべきである。奇形症候群はあるか（もし最初に見てすぐに気づかなければ，見た目に慣れてしまい，いつまでも気づかないであろう）。神経学的症候群はあるか。何かをじっと見つめたり，音に緊張したりはしないか。はっきり見えるようなあざ，火傷，咬傷など，虐待のサインの可能性がないか。

——どの子どもに神経学的検査が必要であるか

診察技術を訓練し正常の範囲を学ぶためには，理想的にはすべての子どもに対して検査をするべきである。もし時間的に許されないのであれば，少なくとも以下の徴候が1つでもある子どもは検査するべきである。

(1) けいれん，または退行の病歴
(2) 発達の遅れ，または知的障害
(3) 歩行異常
(4) 上手に両方の手を使えない（たとえば，遊びのとき）
(5) 身体小奇形
(6) 神経皮膚疾患の皮膚徴候
(7) 他の疑わしい徴候，たとえば構音障害

──基本的神経学的検査

小さな子どもでは難しい項目もあるが，神経学的検査のさいには，以下のものを含むようにする。
(1) 頭囲の測定と表への記入
(2) 子どもの歩行，走り，「つぎ足歩行」，跳躍の観察
(3) 足をそろえて，両手を広げて，閉眼での立位の観察
(4) 眼球，顔面，舌運動の観察
(5) 筋緊張を調べるために，(ゲームの一部として)四肢を動かしてブラブラさせる。
(6) 筋力を調べる：錐体路障害による低下は，肩関節での外転，手関節の伸展，手指の外転，足関節と足趾の背屈を調べることで最も明らかになる。
(7) 反射を調べる
(8) 協調運動を調べる：指－鼻，指－親指，素早い指叩きまたは「ピアノ弾き」，ペンに蓋をするかビーズに糸を通す。

もし，異常がみつかれば(両側の変化よりも非対称性のほうが発見しやすい)，さらに小児科医か小児神経科医による精査が必要となるであろう。同様に，視覚または聴覚の異常が考えられる場合は，適切な診療科に確実に紹介することが必要である。

──先天性症候群

これには何百もの種類があり，染色体，遺伝，環境の原因が明らかになっているのは一部でしかない。どのようなときにこれを疑うべきか。一番手がかりになるのは，身体の小奇形，たとえば，顔の形や指に異常があったり，身長，体重，頭囲の値が極端であること(3%未満または97%以上)である。知的障害がある場合は，身体奇形の徴候に注意する。おもな3つの例をあげる。

(1) **脆弱X染色体症候群**：遺伝的な知的障害の原因としてはおそらく最も多いであろう。かつては1,000人に1人が罹患するといわれていたが，より最近のDNA解析による推定では，5,000人に1人程度であろうとされている。男女ともにみられるが，知的障害は男性のほうが重度な傾向がある。身体的特徴は非常に多彩であるが，長い顔，突き出た耳，幅広い顎，関節の過進展，思春期以降の巨大精巣を伴う。また一方で身体的外見が正常なこともある。脆弱X染色体症候群は，視線回避／社会不安と多動に関連するが，自閉症との関連については意見が分かれている。原因はX染色体長腕の特定の座位における過剰のトリヌクレオチド反復であり，直接的なDNA解析で見つけることができる。

(2) **胎児アルコール症候群**：300人に1人が罹患する。軽度知的障害の10％までの原因となっていると考えられる。低身長，低体重，小さい頭囲を出生時より認める。眼瞼裂が短く，人中が低形成。多動と関連がある。

(3) **ソトスSotos症候群**(脳性巨人症)：孤発性。とくに若年時に，高身長，大きな頭囲，高い骨年齢。前頭隆起のある広い前額部，突出した顎，両眼隔離，垂れ目。不器用。多くは軽度から境界域の知的障害である。多動と自閉症的な問題と関連がある。

──神経皮膚疾患

これらの疾患は脳と皮膚の異常が組み合わさっている特徴をもつ(両者が外胚葉起源であること

を反映する)。皮膚徴候を認識することは「ハードウェア」の欠陥を推測することにつながる。最も多くみられる神経皮膚症候群は以下の3つである。

(1) **結節性硬化症**：常染色体優性の疾患であり，さまざまな浸透度や表現形を有する。多くは新しい突然変異である。皮膚病変には以下のものが含まれる。①出生時からみられる低色素性の葉状白斑で，紫外線（ウッド光線）をあてるとよく見える，②2歳まではほとんどわからない顔面の脂腺腫蝶形紅斑，これは5歳までに半数に現れる，③腰部に荒い不規則な「サメ皮（シェーグレン）」斑，④手足の爪の中または爪周囲にできるこぶ（爪周囲線維腫），などである。重度の知的障害，点頭てんかん，その他のけいれんがみられる率が高い。罹患児には自閉的な特徴や多動の特徴がみられやすく，とくに点頭てんかんがみられる場合はその傾向が強い。

(2) **神経線維腫Ⅰ型**：常染色体優性遺伝であり，さまざまな表現形を有する。以下のような皮膚病変がある。①年齢とともに大きさや個数が増加するカフェオレ斑（成人期までに直径1.5cm以上の斑が5つ以上認められると疾患が疑われる），②腋窩雀卵斑，③小児期後期に出現する皮下神経に沿った皮膚または皮下の結節。さまざまな神経精神学的な症状が報告されているが，確定的ではない。

(3) **スタージ・ウェーバー Sturge-Weber 症候群**：通常は孤発性である。出生時よりポートワイン母斑があり，前額部と，顔面部のさまざまな部位を占める。通常片側性であるが両側性のこともある。同側の大脳半球が冒されており，その結果，けいれん，片麻痺，知的障害，さらにはさまざまな神経精神学的な特徴がみられる。

全体をまとめる：フォーミュレーション formulation

アセスメントを全部やり終えると，状況についての見解を結晶化し，フィードバックを家族や紹介元に報告し，その後の治療のガイドとなるフォーミュレーションを（必要に応じて他のチームメンバーからアドバイスをもらいながら）作ることが可能となる。フォーミュレーションの要素には以下のものが含まれる。

(1) **社会人口学的要約**：（例）エイミーは7歳の女児で，母，義父，異父弟と，ニュータウンにある，寝室が1つの賃貸アパートに住んでいる。
(2) **臨床所見**：（例）ジョンはいつも過活動，不注意，衝動的で，学校が始まってからこれらの症状がより明らかとなり，生活に変化が生じた。
(3) **診断**：単純なときもある。たとえば，ジョンが注意欠如・多動（性）障害（ADHD）の診断基準を完全に満たす場合や，あるいは ADHD と反抗挑戦性障害の両方の規準を満たす場合などである。問題がもっと複雑な場合もある。たとえば，ジョンの症状はいくつかの他の診断で説明ができるかもしれない。そうなると，可能性が高い診断にたどり着き，状態像を明確にするようなさらなるアセスメントや検査を提案するためには，それぞれの可能性を証拠づけるエビデンスや否定するエビデンスを見直す必要がある。あるいは，ジョンはいくつかの異な

る疾患の要素をもっていたが，どれも診断基準を完全には満たさなかったのかもしれない。この場合，現在の診断システムではジョンが診断の対象から外れてしまうのだということを認識する必要がある。あるいは，学校でからかわれたことや，家が狭いことや，母と義父の口論についてエイミーが苦痛を感じているとすれば，それを認識して助けを差し伸べることが必要だが，必ずしも診断がつくわけではない。

(4) **原因**：(例) アランは溶連菌感染の後に，おそらく自己免疫性の反応を介して，強迫性障害とチックが出現した。ジェーンはベビーシッターからの性的虐待により心的外傷後ストレス障害になった。マイケルの破壊性行動は，胎児アルコール症候群に関連する生来の脆弱性と，母の継続的な飲酒とうつ病に関連する不十分な養育との両方を反映しているかもしれない。

(5) **治療計画**には，子ども，家族，学校との心理教育的なかかわりや，他の特定の心理療法や薬物療法の必要性が含まれる。子どもと家族の長所を足場として計画を立て，さらに長所を強化する。

(6) **予想される予後**：(例) サラの歯医者に対する恐怖症は短期間の行動療法で改善し，再発は起こらないだろうと考えられる。ロジャーの素行障害は持続すると考えられ，マルチシステミック療法のような適切な集中的な治療を受けないと，社会と彼自身が長期的な大きな代償を抱えることになるだろう。

正確で簡潔で有用なフォーミュレーションを作ることは簡単ではない。それを学ぶ一番よい方法は，より経験のある指導医から建設的なフィードバックを得て，技術を磨くことである。

参考文献

Angold, A. (2002) Diagnostic interviews with parents and children. *In*: Rutter, M. and Taylor, E. (eds) *Child and Adolescent Psychiatry*. 4th edition. Blackwell Science, Oxford, pp. 32-51.

Rutter, M. and Taylor, E. (2002) Clinical assessment and diagnostic formulation. *In*: Rutter, M. and Taylor, E. (eds) *Child and Adolescent Psychiatry*. 4th edition. Blackwell Science, Oxford, pp. 18-31.

さらに理解を深めるための文献

Jones, D.P.H. (2003) *Communicating with Vulnerable Children: a Guide for Practitioners*. Gaskel, London.

第2章

診断分類
classification

診断分類：その原則

有用性について

　分類するということは，分類のための分類ではなく，臨床家と研究者との間での意見交換をやりやすくするためのものである。子どもの病気を分類することは，単なる「名前づけ」以上の意味がなくてはならない。すなわち，分類することで，疫学，（調査研究・報告から示される）付随する問題点，治療の選択肢，予後・見通しを示してくれるものでなければならない。一般的には，これらの目的のために，同じ分類方法を使用しなければならない。しかし，ときには異なる目的のために異なった分類方法を使用することも必要である。たとえば，臨床家は，その治療法や予後に大きな違いがあると仮定したうえで，統合失調症とシゾイドパーソナリティ障害を区別して分類したいと考えるだろう。しかし研究者は，「統合失調症スペクトラムの障害」という1つのカテゴリーにまとめたいと考えるかもしれない。

　ある診断体系が，自然な形に沿っているのか，独断的な分類を押し付けるものなのか，すなわち，自然本来の分節にしたがって分割している carving nature at the joints のか，やみくもに骨ごと切り刻んでいるようなものなのかを，どのように評価すればよいだろうか。まずはじめに，診断上のカテゴリーは，ある診断の患者が別の診断の患者とはっきりと区別できなければ，有用とはいえない。この区別は，その診断群の定義上の特徴のすべてに当てはまらなければならない。たとえば，素行障害の症例では，素行障害の子どもは，他の精神障害の子どもより単に行為上の問題が多いということだけではなく，別の点で，たとえば，性差，発症年齢，社会経済的状況，学校上の問題においても区別できるものでなければならない。さらに，別の診断で子どもを区別するためには，少なくともいくつかの確実なエビデンスが臨床的に必要である。もし2つの診断が，その性差と社会経済上の背景でのみ区別されているのであれば，分けたままにしておくよりも1つにまとめたほうがよい。確かに，性差と社会経済上の背景などの人口統計学上の変数は調査には有用だが，診断分類の違いは，疫学，関連する問題，治療に対する反応，予後に直接関係するものでなければならない。

詳細な分類よりも，診断カテゴリーを用いるほうが有用なことが多い。すなわち，詳細な分類にこだわると，あまりに多くの患者がどの診断基準にも当てはまらない，またはことごとく「非典型的」，「十把ひとからげ」な診断を下されることになりかねない。理想的な診断分類とは，可能な限り，妥当性と包括性とを併せもつものであるが，この2つの狙いは，ときに正反対の方向を向いていることがある。

診断名について

子どもと成人の両方において，精神医学の分類方法は，推定される原因や病因によって分類するのではなく，それぞれの疾患の現症に基づいて分類する傾向にある。このような方法で疾患を定義すると，その疫学や病因を，広い視野で研究することが可能である。診断上のカテゴリーがたとえば「微細脳障害」や「心因反応」のように病因に基づいて分類されると，臨床上も研究上も進歩は促進されるよりも妨げられてしまうものである。同じ理由で近年のてんかんの分類も，推定される器質的な問題よりもむしろ現症を反映したものとなっている。たとえば「側頭葉てんかん」ではなく「複雑部分発作」というようにである。子どもの精神医学的な問題は，現在，ほぼ現症のみに基づいて定義されている。「反応性愛着障害」や「心的外傷後ストレス障害」のようなごく一部の疾患においてのみ，現症と，推定される原因の二方向から定義づけがされている。

次元か，カテゴリーか？

精神症状学の諸側面は，正常域まで広がる連続体上の極値を反映しているように思われる。そしてその連続体は，同じ徴候であっても比較的弱い徴候をもつ多くの（あるいはすべての）子どもたちも含むものである。健常と異常との境界を区切るという行為は，単に，次元をカテゴリーに転換する，独断的で手軽な方法に過ぎないのではないだろうか。むろん，時としてそういうこともあるだろうが，（連続体上の）極値にある子どもを典型例として識別するものでもある。健常とその対極との間に，非連続性が認められる場合には3つの意味が考えられる。①二峰性に分布している場合である。たとえば，重症の知的障害のように，おもな分布のピークの終わりかけに2つ目のピークがある場合である。②閾値効果である。たとえば，内気な行動の子どもでは，幼児期の極端な内向性はその後も内気な状態が続くことを予測させるが，軽い内向性ではそのような予測はしないだろう。③ある特定の尺度において，連続体上の極値にある子どもと極値以下の子どもが，別の重要な観点では，質的にまったく異なっているかもしれない。たとえば，軽度の知的障害は社会的な困難さと関連しているが，神経学的異常とはあまり関連がない。しかし重度の知的障害では社会的な困難さよりも，神経学的異常のほうが関連深いのである。

さらに別な見方をすると，同じ現象を表すのに次元的あるいはカテゴリー的な分類の両方ともが，それぞれ別の目的のために有用であることがある。血中のコレステロールがよい例である。血中コレステロール値と虚血性心疾患の危険度との間には，濃度に比例した関連がある。極端にコレステロール値の高い少人数の人びとよりも，「正常上限」にある大勢の人びとのほうが，人口における寄与危険度が高い。この観点から考えると，高いコレステロール値はカテゴリー的疾患よりも，次

元的疾患として治療するのが最善である．同時に，極端にコレステロール値の高い人は，病因論的な観点からは多要因で多遺伝子な疾患ではなく，単一遺伝子疾患であるため，明確なカテゴリー的疾患である．

次元とカテゴリーの同定

多変量解析は，疾患の次元とカテゴリーを同定するのに役立つ．詳細は複雑だが，因子分析とクラスター分析の根底にある原則は，統計学を究めなくても比較的容易に理解できる（**図 2.1 と 2.2**を参照）．因子分析は次元を，クラスター分析はカテゴリーを同定する．因子分析は個人の**特性**を分類し，クラスター分析は個人**そのもの**を分類する．

広汎性か状況依存性か？

多動の問題においても，また他の問題においても，診断のスキームは，広汎な障害か状況依存性の障害かを明確に区別しようとする傾向にある．広汎な障害では，日常生活の幅広い時間帯（たとえば家でも学校でも）に症状がみられ，状況依存性の障害では決まった状況（たとえば家では見られるが学校ではみられない）でのみ症状を呈する．広汎性に症状がみられる場合はその子どもの生まれつきの要因が示唆されるが，状況依存的にみられる症状からは，特定の環境（あるいは特定の陳述者）に特別な何か要因があることが示唆される．

注意すべきは，「広汎性の」という単語は子どもの精神医学上の議論において，2つの異なる使われ方をしていることである．1つには，広汎性の過活動あるいは広汎性の苦痛という場合には，異なる状況においても症状がみられるということを表している．しかし，「広汎性発達障害」における「広汎性」という単語は，（たとえば，読字障害のように1つの領域に関連した発達障害を

質問：成人で測定可能な変数のリストを以下に挙げています．これらを2つの次元に分類して下さい．

- 身長
- 靴のサイズ
- 語彙数
- パズルの完成力
- 上腕の長さ
- 暗算能力

答え：これらのうち，身長，靴のサイズ，上腕の長さは，成長曲線にプロットできるという共通の次元における測定値として，容易に分類できるでしょう．残りの3つの測定値も互いに関連し合っており，「知能」といわれる次元として分類できます．2つの次元はそれぞれほぼ独立しており，2つのグループの変数間で（たとえば身長と語彙数の間で）相関関係は期待しないでしょう．——おめでとうございます！　あなたはこれらの変数の背後にある次元を同定し，関連するまたは関連しない測定値を直観力を使い，因子分析しました．

図 2.1　自分で行なう因子分析

> **質問**：さまざまな動物のリストを以下に挙げています。これらを分類してみて下さい。
>
> - 亀
> - かものはし
> - 猫
> - カタツムリ
> - イルカ
> - ワニ
> - ねずみ
> - 巨大イカ
>
> **答え**：分類しようとすると，おそらくクラスター分析の特徴と限界について気づくことでしょう。まず第1に，動物のどの特徴に注目して分類するのか考えるでしょう。もし，動物の大きさや生息地の変数に着目して分類するならば，イルカとワニと巨大イカを大きな水中動物として1グループとし，カタツムリとねずみを陸生の小さな動物として1グループとするでしょう。しかし，もし形態学的，生理学的に分類しようとするならば，動物分類学的な観点で，たとえば，カタツムリと巨大イカを軟体動物として分類するでしょう。
>
> 　クラスター分析の2番目の特徴は，何個のグループに分けるのか自由であるということです。たとえば，2つのグループ（軟体動物と脊椎動物）に分類することもできるし，3つのグループ（軟体動物と爬虫類と哺乳類）に分類することもできます。分けるのかまとめるのか，（分類する目的にとって）どの程度にするのがふさわしいのか，自分自身で決めなければなりません。
>
> 　最後に，爬虫類の特徴も哺乳類の特徴も持ち合わせているカモノハシの場合を考えてみましょう。これは，2つのカテゴリーのちょうど境界線にあたり，従来のカテゴリーのどちらかに分類するのか，新しいカテゴリーを作るのかは，任意に決めることとなります。

図2.2　自分で行なうクラスター分析

「特異的」というように）自閉症スペクトラム障害によって，さまざまな領域が障害される，ということを意味している。（広汎性でも特異的でも）どちらの発達障害も，異なる状況においても症状を呈するという意味においては「広汎性」であるという点が，混乱しやすいところである。

個人レベルの問題か，家族レベルの問題か？

「個人」の診断では，間違った系統レベルに注意を向けてしまうことがある。たとえば，全体としての家族システムよりも，1人の家族のメンバーというところに焦点をあててしまいやすい。逆に，家族療法では，病理のフォーミュレーションのさいに反対の間違いを犯すかもしれない。多軸診断システムが，個人レベルの問題も家族レベルの問題も記録することができ，どちらのレベルにおいても最適な方法である。残念なことに，家族病理を分類するための，広く普及し，妥当性が認められている系統的な診断システムはない。

診断分類：最近の動向

ICD-10 と DSM-IV

　現在はおもに 2 つの診断分類が頻繁に用いられている。世界保健機関 WHO から発表されている ICD（International Classification of Diseases）と，米国精神医学会から発表されている DSM（the Diagnostic and Statistical Manual）である。以前は，この 2 つの分類構成には相違点が多かったが，最新版（ICD-10 と DSM-IV）ではかなり似通った分類に収束してきている。注目すべきは，ICD-10 が臨床版と調査研究版とに分けられていることである。臨床版では，それぞれの障害に対して臨床症状の記述とわかりやすい**診断ガイドライン**が記載されている。調査研究版にはより明確に定義された，DSM-IV と同様の**診断クライテリア**が記載されている。この 2 つの診断分類が一致したことで，少なくとも国際間の合同調査・研究がやりやすくなり，科学的知見もより得やすくなった。分類が重要であるという風潮は今後も続き，何年にもわたって大小の改訂が行なわれるだろう。われわれの現時点での意見としては，未開拓地の先導地図のようなもので，ないよりはよいが，詳細についてはまだあまり気をとられすぎないほうがよいと思われる。

操作的診断：その長所と短所

　DSM-IV と ICD-10 の調査研究版では，多くの障害で操作的診断クライテリアを採用している。それぞれの障害に対して，診断を下すにあたって満足のいく明快なクライテリアがある。この診断過程における一番の長所は，異なった臨床医や研究者が特定の診断基準を用い，診断や症状について同じ表現をしやすくなったという点である。しかし短所もある。DSM も ICD もどちらのクライテリアも「聖書」のようになりうるということである。なぜなら，そのクライテリアがしばしば非常に不確実な基盤のうえに築き上げられているという事実を忘れてしまうからである。診断のクライテリアは臨床医や研究者にとって手助けになると同時に制約を課すことにもなる。さらに，明らかな精神障害（根本的な困難，破壊，社会的障害を引き起こすような症状）をもっている多くの子どもたちが，操作的診断において，すべてのクライテリアを満たさず，「特定不能（NOS）群」の診断になってしまうことである。このような子どもたちの多くは，部分的で非特異的な症候群を呈する。部分的な症候群を呈する子どもたちには，操作的診断上の障害の一部の徴候が認められるが，診断に至る程度の徴候が認められない。たとえば，自閉症の典型的な徴候が認められる子どもの多くは，自閉症と診断しうるクライテリアを満たさない。診断分類不能の子どもたちには異なった障害の症状が混在しているが，操作的な診断方法ではそのうちのどの障害の診断にもたどり着かない。たとえば，不安，恐怖，苦痛，身体症状が混在して認められるような子どもたちである。他にも，現行の診断スキームではまだ認知されていないような問題を抱えているため，診断からもれてしまう子どももいる。まだ，児童精神医学の全容を網羅できるようなクライテリア作りには長い道のりが待っている。

表 2.1　3つの主要な診断グループ

情緒障害	破壊的行動障害	発達障害
不安障害	素行障害	発達性言語障害
恐怖症	反抗挑戦性障害	読字障害
うつ病	多動性障害	自閉性障害
強迫性障害		知的障害
身体化障害		遺尿症と遺糞症

三大診断グループ main diagnostic groupings

　児童精神科医にとってなじみのある，3つの大きな診断分類を**表2.1**に示す。**情緒障害**は，「ストレス」が内側に向かう（内向する）という概念に基づいて，内在化障害ともいわれ，不安，恐怖，苦痛，身体症状などが表われる。同様に**破壊的行動障害**は「ストレス」が外側に向かう（外向する）外在化障害ともいわれ，周囲から破壊的，挑戦的，攻撃的，反社会的とみなされる行為が表われる。**発達障害**は，生物学的な成熟に向けて期待される機能の発達が遅れていたり異常を呈したりする，先天的な障害の一群である。異なる学派によって，歴史上また便宜上，発達障害はさらに区分されてきた。慣例的に，発達障害とりわけ自閉性障害は，一次的精神障害であるとみなされている。遺尿症は児童精神医学的問題だといわれているが，その根拠はない。多くの発達障害は，それ自体は精神障害ではないと考えられるが，本書では扱っている。それは，発達障害が子どもの精神障害の重要なリスクファクターだからである。

　この3つのグループの間に明確な境界線を引けないこともある。たとえば，多動性障害は破壊的行動障害に分類されているが，同時に注意や行動をコントロールする能力の発達障害でもある。同様にうつ病は情緒障害に分類されるが，通常破壊的行動障害に分類されてしまう過敏さが，子どもや十代の若者におけるうつ病の主要な症状として表れることがある。

　この3大診断分類をどこまで細分化するのが有用か，という点については，議論の分かれるところである。たとえば20年ほど前までは，多くの臨床家は情緒障害を下位群に細分化することのメリットを感じていなかった。ICD-9においても細分化されていなかった。しかし最近では，統合よりも分割する傾向に大きく傾いており，ICD-10にもDSM-IVにも情緒障害に多くの下位分類が記載されている。この細分化への傾向は行き過ぎているようで，このままでは新しい診断基準で，純粋に診断できるような子どもはまずいなくなるだろう。

　診断に関する限り子どもを「成人の小型」であるとみなそうとすると，この細分化の傾向はさらに明白になる。子どもについては対極する2つの考えがある。一つは，子どもと大人はオタマジャクシとカエルのように根本的に異なった存在であるという考えで，もう一つは子どもと大人は基本的に同じであるという考えである。精神医学における分類では，以前は前者の「オタマジャクシとカエル」の考えが優勢であったが，後者の考えに置き換わりつつある。情緒障害については，分離不安障害のような子ども特有の診断もあるけれども，気分変調症，全般性不安障害といった大人における診断名も使われている。発達障害や破壊的行動障害においては子どもの特異性を色濃く残している。

表 2.2　ICD-10 と DSM-IV の多軸構造の概要

ICD-10	DSM-IV	子どもの状態
1	I	精神障害（例：分離不安障害）
2	I	特異的発達障害（例：読字障害）
3	II	知的水準（例：知的障害）
4	III	一般身体疾患（例：てんかん）
5	IV	心理社会的および環境的問題（例：公共機関における教育）
6	V	適応機能の全体的評定（例：重度の社会障害）

　最後に，子どもの心の問題には，3つのグループに入りきらない問題がある，と心に留めておくことが大切である。すっきりとこの3つのグループに分類できない問題が必ずある。たとえば，若年発症の統合失調症，神経性無食欲症，反応性愛着障害，トゥレット症候群，その他多数である。加えて，最近の子どもの心の専門家の多くは，定型的精神障害を抱える子どもの診療に必ずしも関係のない職務に長い時間を拘束される傾向にある。たとえば，家族機能障害，非行・犯罪，虐待サバイバーなどのアセスメントにおいて，たびたびこういったことが起きているのが現状である。

多軸診断 multiaxial diagnosis

　共通の診断名をつけるということは，同じような症状を呈する症例を同じグループにするということで，臨床においても調査研究においても便利である。しかし，ただ1つの診断名を下すということが，制約が大きすぎる場合もある。ある子どもに，自閉症と診断すべきか，それとも知的障害と診断すべきか迷うことがあるが，おそらく多くの場合はどちらも記録しておくことが必要不可欠だろう。この考えは，DSM-IV の追加の多軸アセスメントおよび ICD-10 の多軸アセスメント版に採用されている。これらの多軸アセスメントでは，それぞれの軸が1人の子どもの症状の重要な側面を反映している（**表 2.2** 参照）。

　1人の子どもについて5つや6つの軸は多すぎると考える人は多いかもしれないが，多軸アセスメントは非常に有益である。素行障害，特異的読字障害，知的障害の症状を有している子どもに対して，いずれかの1つの診断を決める必要はなく，それぞれの診断を記録することができる。同時に，これらの問題のうちの1つ，あるいはそれ以上が，小児てんかんによるものか，あるいは教育環境によるものか，それを結論づける必要もない。これらの問題が症状の原因と思われるかどうかを記録するだけでよい（こうすることにより，集まったデータから社会的因子の分析調査が可能となる）。最後の軸は，その子どもの精神障害や発達障害が，日常生活にどれほど影響しているかについての記録である。DSM-IV の I 軸においては精神障害と特異的発達障害の両方を含み，複数の診断づけが可能なため，DSM-IV の5つの軸は ICD-10 の6つの軸と同じ役割を果たしている。

参考文献

Taylor, E. and Rutter, M. (2002) Classification: conceptual issues and substantive findings. *In*: Rutter, M. and Taylor, E. (eds) *Child and Adolescent Psychiatry*. 4th edition. Blackwell Science, Oxford, pp. 3-17.

さらに理解を深めるための文献

American psychiatric Association (2000) *Diagnostic and Statistical Manual of Mental Disorders*. 4th edition, text revision; DSM-IV-TR. American psychiatric Association, Washington, DC.

Taylor, E. *et al*. (1986) Conduct disorder and hyperactivity: I and II. *British Journal of Psychiatry*, **149**, 760-777.

World Health Organisation (1993) *The ICD-10 Classification of Mental and Behavioural Disorders: Diagnostic Criteria for Research*. World Health Organisation, Geneva.

第3章

疫　学
epidemiology

　疫学は，定義された集団における障害や関連する要因の分布に関する学問である。定義された集団とは，地域サンプルの代表であることもあるし，たとえば，ロンドンにおける片麻痺の子ども全員，または鉛公害の高い地域に住んでいる子ども全員などのように，ハイリスク，あるいは，とくに情報の多いサンプルでもあるかもしれない。

疫学的アプローチの利点

（1）発症率と有病率を予測するために重要である──人口全体に向けたサービスの供給を計画する上で適切である。
（2）紹介によって生じるバイアスがない（あるいはより少ない）ので，疫学的研究は臨床に基づいた研究より，人口統計学的特徴や，関連する問題，自然経過について，より正確な情報をもたらす。これらの利点はすべて，分類を改善するための研究において重要である。それらはまた，提唱されている因果関係──社会経済的指標などの「交絡因子」を統制したうえでも，①強く，②容量依存性で，③一貫して疫学的に関連している──による病因論，すなわち実証されていないものの，おそらくそれが原因として関連しているだろうと示唆されるような病因論の推定に適した方法である。原因となる関連性と原因ではない関連性とを区別するための疫学的研究は，研究が縦断的であったり，養子縁組，双生児または移民などの「自然実験」に乗ずる場合に，検出力が増す。
（3）保護因子を調べるのに有用である。たとえば，辛辣な夫婦間の争いに曝されているにもかかわらず，いくらかの子どもたちはよく適応し続けているのはなぜなのか？　外来に基づく研究は，保護因子に守られて多くの恩恵を受けている子どもを，見落としていることがほとんどである。

疫学的研究は必ずしも最善のアプローチではない

(1) 少数の症例（代表的ではない）での詳細な研究は，代表人口の大規模な浅い研究より，より示唆的であるかもしれない。疫学的アプローチは，フェニルケトン尿症や心神喪失の全麻痺を理解するためには，必要ではなかった。
(2) 疫学的研究が，病因を明らかにすることはまれである——関与する過程を明らかにするうえで，異なるアプローチが必要である。
(3) 実際には，疫学的研究が介入の評価を含んでいることはまれである。

疫学的研究の段階

(1) 調査する集団，地域，組み入れ基準（全員，無作為サンプル，層化無作為サンプル）を**定義**する。ロンドンに住んでいる3歳の子ども4人のなかから無作為に1人について選ぶ，イングランド南東部の，初発の重症頭部外傷の子ども全員について，などが例である。
(2) 基準に合う個人を**同定**する。地域サンプルでは，同定はある種類の住民登録（例：学校や予防接種のための）を通じてよくなされる。まれな障害やリスクの同定は，たとえば，医師，養護学校，自助グループなどのような，ある特定の個人とコンタクトがよくとれている仲介者を通してなされることが多い。（複数認証として知られているように）複数の情報源を利用すると，どれか一つの情報源を使うより，より適切に個人を同定できるだろう。しかし，複数の認証をしたとしても，同定対象であるけれども，今まで一度も診断されたことがなかったり，養護学校に入学していないような，対象を見逃すリスクが依然ある。この問題の大きさを単刀直入に予測する方法はない。
(3) 同定された個人を**リクルート**する。同定の問題よりも，リクルートの問題のほうが，はるかに難しい——リクルート，つまり研究参加の問題は参加率が低いことで示される。理想的には，研究は可能な限り，参加者と非参加者の間で，全情報において比較をすべきである。
(4) 対象を**評価**する。すべての対象者の完全なアセスメント（「1段階法」として知られているように），または2段階法の評価の，おもに2つの可能性がある。

　1段階：対象者を「スクリーニング陽性」と「陰性」のサンプルに分けるため，1つのまたは複数のスクリーニングテストを使用する（例：親，教師，自己報告の質問票）。
　2段階：「スクリーニング陽性」と「陰性」の者の混和を，前者をより多く不均衡にして完全に評価する（例：100％の「スクリーニング陽性」者と「スクリーニング陰性」者のうち無作為に選ばれた20％）。「スクリーニング陰性」者の無作為なサンプルを含むことで，スクリーニング手法が，どのぐらいの頻度で偽陰性を生じさせているかを確定できる。

児童精神医学における疫学的所見

マイケル・ラター Rutter, M. らによって40年前にワイト島で行なわれた研究が，子どもの精神医学的障害についての初めての代表的な疫学的研究である。この研究は，科学的な児童精神医学の始まりだといっても過言ではない。その所見は，時代の変化に非常によく耐え，その後の疫学研究でも主要所見が確認され，さまざまな方向性に拡張している。**図3.1** は，過去40年以上にわたり多くの国ぐにの疫学的調査から明らかになった所見を，いくつかの最近の英国における全国的調査を用いて示した。

比較可能な疫学的調査が，世界中で行なわれた。それぞれの調査は，その地域での関心に基づいたものではあった，いくつかの研究は国際的に注目された。たとえば，オンタリオ（カナダ），ダニーディン（ニュージーランド），クライストチャーチ（ニュージーランド），グレートスモーキー山脈（米国），プエルトリコで行なわれた研究は，サービス供給論や病因論に，広い含蓄があった。世界中の国際的な一連の研究は，英国調査（**図3.1**参照）で使われたのと同じ，精神症状の測定法を用いている。それゆえ，対照的な地域での調査がどんどん増え，知見が利用できるようになるにつれて，国際間比較が促進され，さらに情報が豊かになるに違いない。**図3.2** は，先進国（英国），開発途上国（ブラジル），再構築中の国（ロシア）の同等とみなされる調査を比較した一例である。どの研究も，ICD-10 の障害を少なくとも1つもつ，7～14歳の割合についてのものである。ここから，①国の間に有意差がある，②社会経済状況を部分的に反映している，という結論が確かめられている。これらの有意差は，大きいものではなく中等度である。

疫学的調査は，地理的位置だけではなく焦点の当て方によってもさまざまである。ある疫学的調査は，年齢の範囲が広いのに対して（**図3.1** の英国の研究），別の調査では狭い年齢層に焦点を当てている。たとえば，最初のワイト島研究では，10歳と11歳が対象であり，「就学前から就学後までの追跡調査 Preschool to School Study（**図21.1**参照）」では幼少期であり，思春期のワイト島研究では，14歳と15歳である（**図22.1**参照）。広い範囲の精神障害をカバーしている調査もあれば，うつ病，不安，多動，強迫性障害，チック障害，自閉性障害，摂食障害などの特定の障害に焦点を当てている調査もある。頭部外傷，結婚不和または離婚，低レベルの鉛曝露，災害，または学校の影響などの，特定のリスクファクターに焦点を当てている疫学研究もある。

最後に，遺伝的要因と環境的要因の相対的な病因論的な重要性を調べるために，双生児と養子縁組の疫学研究がますます用いられるようになっている。疫学研究から明らかになった結論のおもなものを以下に論ずる。

全体の有病率 overall prevalence

最近の調査では，全般的に子どものおよそ10～25％に精神医学的障害があると報告されているが，50％までの子どもが，なんらかの障害をもったことがあると推定している過去の調査もある。これはおそらく，DSM-III や DSM-III-R の診断基準の不十分さを反映しているのだろう。最新の改訂版までは，症状がその子どもの生活に明らかな影響（苦痛または社会的機能障害の意味で）を

英国政府統計局は，1999年から，子どもと青年の精神保健について，広範囲に横断的，縦断的研究を施行している。ここでは，方法と所見についてのいくつかの要点をまとめる。

デザイン
精神症状のおもな測定は，「長所と短所評価尺度 Strength and Difficulties Questionnaire（http://www.sdqinfo.com）」でスコアを生成し，「発達とウェルビーイングについての評価 Development and Well-Being Assessment（http://www.dawba.com）」で診断を下した。個々のリスクファクター，家庭の逆境，学校要因，不利益な近隣の環境について，追加の測定を行なった。測定は，1段階デザインのなかで，複数の情報提供者（親，教師，子ども）から得た。つまり，すべての参加者にすべての関連する測定を行なった。

1999年の調査：5歳から15歳を対象
個人が所有している家屋に住んでいる子どもたちを政府の登録を用いて抽出した。10,000人を超える子どもから情報が集められた（抽出枠組みにより定義された子どもの73％）。

3年間の追跡調査
1999年に障害をもっていた子どもの2/3と，障害をもっていなかった子どもの1/5を含む追跡サンプルであるように層化抽出をし，1999年の調査から2,500人超の子どもを対象に，3年後に再評価を行なった。

- ICD-10に基づく障害の有病率
  素行障害　　　5.3%
  不安障害　　　3.8%
  多動性障害　　1.4%
  うつ病　　　　0.9%
  その他の障害　0.5%
  いずれかの障害* 9.5%
  *併存症のため，個々の診断の合計より少ない。

- 併存症
  子どもの多くは，複数の診断をもつ。これらはよくある重複である。

（図：不安障害 ↔ うつ病，多動性障害 ↔ 素行障害，うつ病 ↔ 素行障害，不安障害 → 素行障害）

（棒グラフ）
- 年齢と性別：男女（5-10），男女（11-15）
- 家庭の収入
- 母親のストレスレベル（GHQ-12）
- 言語能力：-1SD，平均，+1SD
- 特定の学習障害：なし，あり
- 神経発達学的障害：なし，あり

％：ICD-10診断内の％

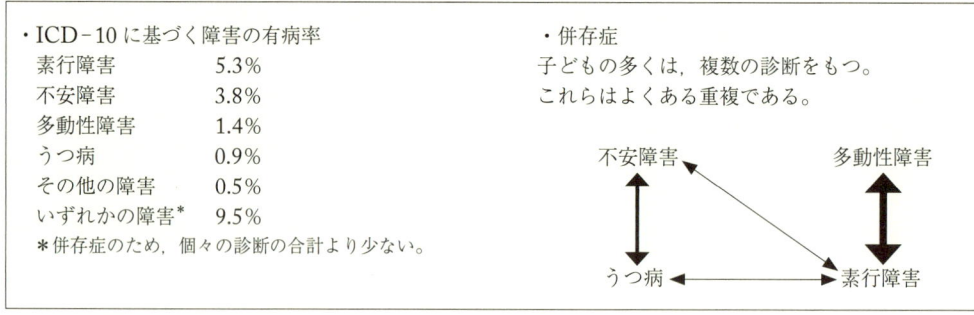

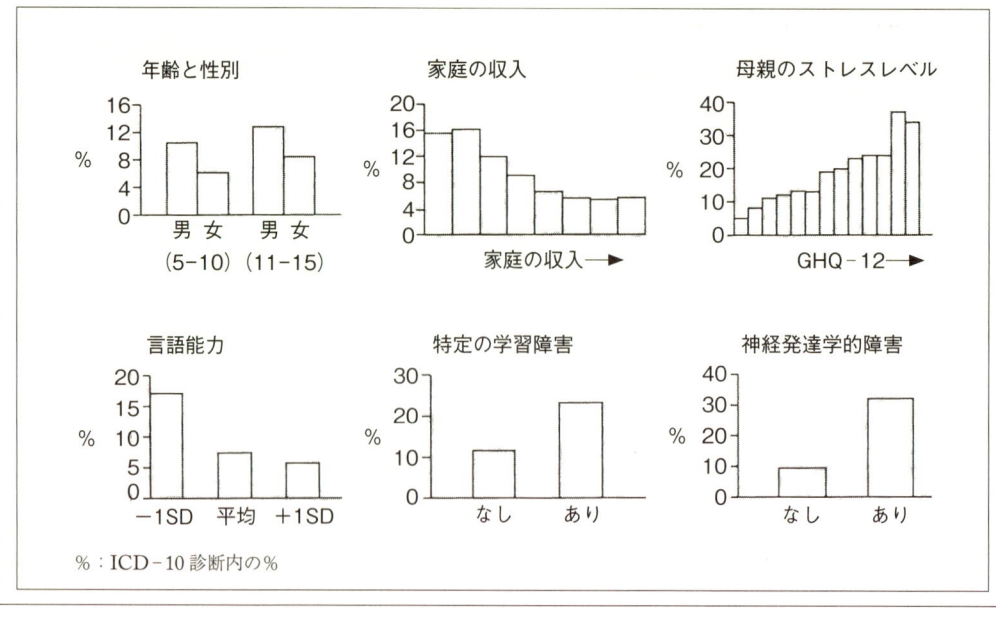

図 3.1　英国における子どもと青年の精神保健の全国調査

持続性
- 初めに情緒障害をもっていた子どもの1/4は，追跡調査時でもまだ情緒障害をもっており持続性が高かった。親に持続的にストレスがかかっていた場合に顕著だった。
- 初めに素行障害があった子どものおよそ半分は，追跡調査時でもまだ素行障害があった。持続性は親がストレスを受けている場合や，子どもが特別支援教育を受けている場合に高かった。

障害の初発
- 情緒障害の初発は，十代によくみられ，身体疾患やストレスの多いライフイベントと関係していた。
- 素行障害の初発は，男児によくみられ，特別支援教育や，継親と暮らしていること，親のストレスレベルが高いことに関連していた。

サービスの利用
1999年に障害をもっていた子どものなかで，その後の3年間で精神医学的な問題のために専門家のサービスを利用したのは，半分以下だった。何人かは，複数のサービスを利用していた。そのサービスの詳細は，25％が精神保健サービスでの診察で，25％は特別支援教育，14％は社会福祉サービス，14％は小児科医だった。

社会的養護を受けている子どもと青年
およそ0.5％の英国の子どもと青年は地域の公的機関（地方自治体）から社会的養護を受けており，里親と暮らしているか，養護施設に住んでいる。英国で，1,000人超の社会的養護を受けている全国的サンプルが，以前に個人が所有している家屋の世帯に住んでいる子どもを対象とした調査で用いられた方法と同じ方法で2002～2003年に評価された。

障害の有病率

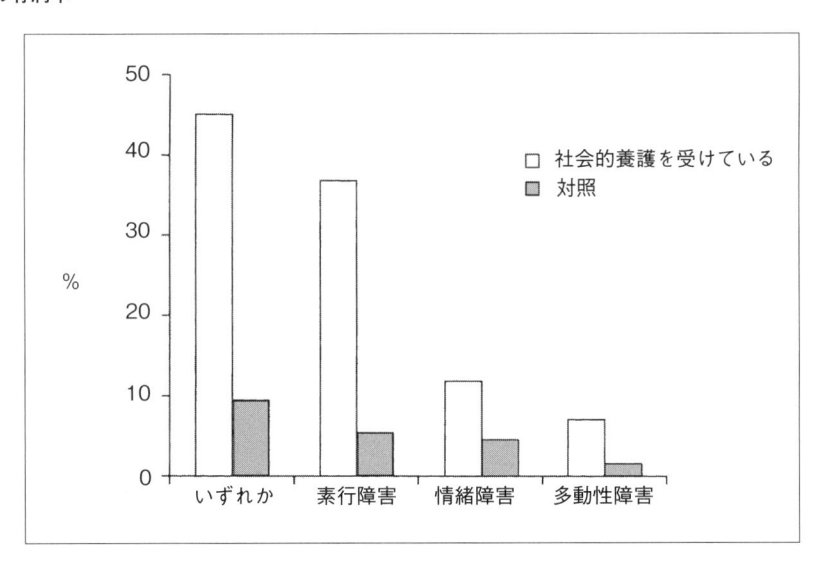

全体として，精神医学的障害の割合は，対照群と比べて5倍高かった。割合は，とくに青年が里親とではなく施設に住んでいる場合や，繰り返し施設が変わっている場合に高かった。何が原因で，何が影響されているのかは明らかではない。

図3.1　つづき

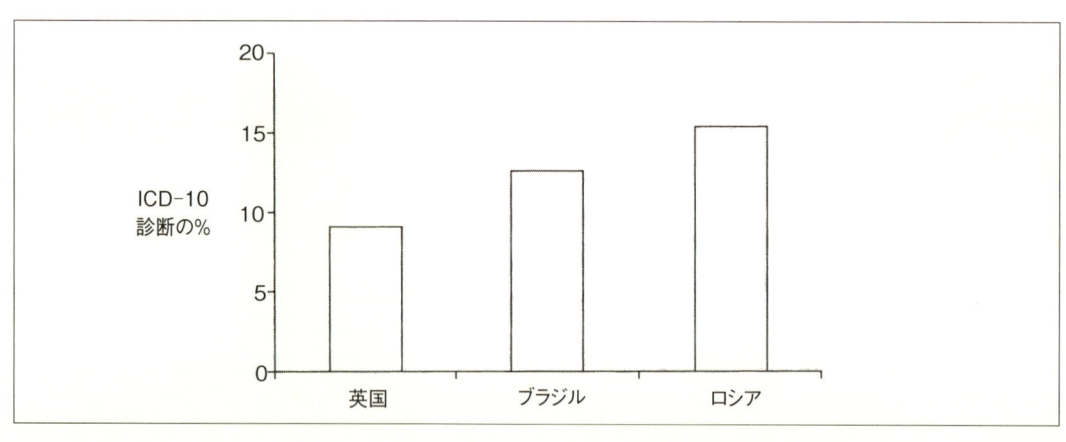

図3.2　異なる3カ国における7〜14歳の精神医学的障害の有病率

及ぼしているかどうかにかかわらず，子どもが特定の症状の一群をもっている場合に，DSM診断基準は満たされていた。結果として，DSM-III と DSM-III-R の症状のチェックリストに合った子どもたちの多くは，治療を必要としておらず，臨床家が「症例」として認識するものとは，一致していなかった。このように，改訂前の DSM-III または DSM-III-R 基準を用いた疫学研究で精神障害として同定された子どもたちの多くは，どんな意味においても「臨床的に意味のある」症例ではなかっただろう。現在は，DSM-IV と ICD-10 は，症状の基準と同様に，それらの症状があるために，生活機能への影響がみられるかどうかについても考慮に入れているので，有病率はより慎重に推定されている（**図3.1** 参照）。同時に，治療を必要とする重篤な精神保健の問題をもっているが，現行の診断システムには必ずしも合致しない子どもたちもいるということが以前に増して認識されてきている。これらは典型的には，用いている診断基準に精神症状の数やパターンが一致しないにもかかわらず，症状により，かなりのストレス，あるいは社会的障害が起こっている子どもたちである。疫学調査で用いた診断基準に合致し，精神保健サービスを受けるべき問題があるが，現行の診断基準には合致しないという子どもが，およそ3人に1人いる。用いている診断基準の挟間で，抜け落ちてしまう子どもたちを見つけ出すために，臨床的な判断の要素が，疫学調査には必要である。

何が普通か？

疫学研究では，行動障害（反抗挑戦性障害や素行障害）が，最もよくある障害のグループであり，一般人口の約5〜10%にみられるとするものがほとんどである。これに近接して，一般人口の4〜6%にみられる不安障害が続く。うつ病は，青年期においてはよくみられるものであり，一般人口の約2%にみられる。過去には，多動性障害がよくあるものかどうかについて意見が分かれていた。英国の研究者や臨床家のほとんどは，多動はまれな疾患であり，0.1%以下の子どもに影響しているとみなし，北米の研究者や臨床家の多くは，注意欠如・多動（性）障害（ADHD）は，とてもよくある障害で10%までの子どもにみられるとみなしていた。エビデンスは，中立の立場である。現在では，ICD-10 の多動の基準はよりゆるやかに，DSM-IV の ADHD への基準はより

厳しく作られており，どちらかの理論体系を用いた有病率の集約では，1〜5％の間だろうと推定されている。

併存症 comorbidity

　精神医学的障害をもつ子どもたちの多くは，1つ以上の精神科診断基準に合致する。たとえば，全般性不安障害の基準に合致する子どもたちはまた，特定の恐怖症，社会恐怖や分離不安障害を含むその他の不安障害の基準にも合致することが多い。同様に，ADHDの基準に合致する子どもたちはまた，反抗挑戦性障害または素行障害の基準を満たすことが多い。たとえば，うつ病は通常，不安障害や行動障害を随伴している。併存症については，いくつかの説明が可能である。まず第一に，現行の精神医学的分類は，統合するよりも区分するという方向性に誤っていきすぎたかもしれない。もし，「のどの痛み」と「鼻水」を別の障害としてラベルをしたなら，多くの人びとは2つの併存症をもつだろう。第二に，ある障害は別の障害のリスクファクターかもしれない。たとえば，素行障害はうつ病のリスクファクターかもしれない。なぜなら，素行障害の結果として，子どもたちはおそらく，孤立したり批判されるからである。最後に，子どもたちのある障害の要因となる，生物－心理－社会的要因は，同時に，その他の障害の要因となるかもしれない。

ほとんどの障害は，治療されない

　子どもたちが，精神症状をもち，かなりの社会的機能障害や苦痛があるときでさえ，ごく少数の子どもたちしか，専門家による精神保健サービスにかからない。子どもたちは，問題が親にとってかなりの負担になっているときに，専門家の助けを求めて紹介されることが多い。逆にいえば，親が負担に感じていない子どもたちは，専門家による治療を受けにくいだろう。精神的な問題をもっているが，専門家による精神保健サービスにかかっていない子どものいくらかは，他の保健部門，あるいは教育または社会福祉サービスから助けを得るが，およそ半数はまったく専門家の助けを得ない。

持続性 persistence

　個人が，2つの異なった年齢で障害をもった場合は，連続性は，もし障害が両方の年齢で似ていたら**同型** homotypicとされ，障害の型が年齢とともに変わったならば，**異型** heterotypicとされる。たとえば，素行障害の子どもたちの成人までの追跡研究では，破壊的で反社会的な問題（同型連続性 homotypic contituity）を持ち続けるものもいれば，抑うつ的な成人になるものもいる（異型連続性 heterotypic continuity）。この例では，同型連続性は，男性にありがちで，異型連続性は女性に多い。

　多くの研究は，素行障害は情緒の問題よりも，いくぶんか持続しやすいことを示している（**図3.1**参照）。小児期と十代から成人期への持続性はかなりのものでありうる。たとえば，ダニーディン縦断研究では，精神科的診断を受けた21歳の人すべてのうち3／4が，11〜18歳の間に調

査した時に，精神障害をもっていた。

性比と発症年齢 sex ratio and age of onset

子どもの精神保健サービスでは，女児よりも男児のほうを診ることが多い傾向があるが，疫学研究では精神医学的障害の全般的な割合においては著明な性差はない。男性は女性よりも思春期前に障害をもつこと多いが，思春期後は逆となる。性比は，問題の種類によって著明に異なる（**図3.3** 参照）。通常の発症の年齢は，問題によってまた非常にさまざまである。ある問題は小児期早期に始まることを特徴とし，別の成人型の問題は，小児期の早い時期よりは，十代により多くみられる（**図3.4** 参照）。これらの性比や発症年齢の際立った相違は，その根底にある病因論または病理学の重要な手がかりであると推定されるが，残念なことにそれらはほとんど解明されていないままである。

病因論 aetiology

疫学研究は心理社会的，遺伝的，神経学的要因についての病因論的な重要性についてのエビデンスを提供した。心理社会的要因に関して，とくに影響力のある研究に，ロンドン市内のスラム街の

とくに男性優位	男性＝女性	とくに女性優位
自閉性障害	うつ病（前思春期）	特定の恐怖症（例：昆虫）
多動性障害	選択性緘黙	昼間遺尿
素行／反抗性障害	不登校	意図的な自傷（後思春期）
若年非行		うつ病（後思春期）
自殺遂行		神経性無食欲症
チック障害（例：トゥレット症候群）		神経性大食症
年長児の夜間遺尿		
特定の発達障害（例：言語，読字障害）		

図3.3　障害の性比

早期発症が特徴的	たいてい十代発症
自閉性障害	うつ病
多動性障害	躁病
愛着障害	精神病
選択性緘黙	自殺と意図的な自傷
反抗挑戦性障害	神経性無食欲症と神経性大食症
分離不安	パニック発作と広場恐怖
特定の恐怖症（例：昆虫）	薬物乱用
遺尿	若年非行
知的障害	
特定の発達障害（例：言語，読み障害）	

図3.4　障害の発症年齢

子どもたちと，ワイト島の小さな町と地方部からの子どもたちを直接比較した研究がある。両方の地域からの10歳の子どもたちの代表サンプルに，同じ精神症状の2段階法が使われた。ワイト島の子どもたちとの比較において，市内部の子どもたちは，素行障害，情緒障害，読字障害がおよそ2倍であった。これらの違いは，結婚崩壊，親の疾患や犯罪，社会的逆境，生徒や教師の入れ替わりの多い学校などの心理社会的問題が，市内部ではより高い率であるということに，まずは帰すると思われた。

双生児や養子縁組の疫学研究では，子どもの精神医学的障害の多くに，かなりの遺伝的な寄与があることが指摘された。自閉症ではたとえば，自閉症やより軽度の異型を含む「広い表現型」の遺伝性が非常に高いことが指摘された。遺伝的要因は，双極性障害，統合失調症，チック障害，広汎性の多動に顕著な役割を担っているようである。そして通常の小児期の素行障害や情緒障害においては，いくぶん遺伝的要因が関与する率は少ないようである。

子どもの精神医学的障害は，低い知能，あるいは特定の学習障害としばしば関連がある。これらの関連はよく確立されているが，根底にある原因の機序は，いまだ不確かである。多動などの精神的な問題は，学習を妨げているのかもしれない。学習の問題によって起きた挫折やストレスが，精神的な問題へとつながる例もある。別の例としては，学習と行動の問題の両方は，心理社会的，遺伝的，または神経学的というような，ある「第三の要因」の作用を反映しているかもしれない。

先天性，または後天性の脳障害をもつ子どもたちの疫学研究では，精神医学的障害に関連した割合が，とくに高いということが明らかになった。これは，慢性的な脳障害ではない子どもたちの間で見つかったよりも，はるかに高い割合で精神障害を発症しており，障害やスティグマに匹敵する結果であった。この直接的な脳と行動の関連性は，説得力があるエビデンスであり，おそらく心の座であろう脳の主要な役割を踏まえると驚きではない。

異文化間の相違 cross-cultural differences

多文化社会では，コミュニティが違えば，子どもたちの精神科的プロフィールも異なるのかどうかという疫学研究に，関心が高まっており，重要性が高い。どのようにすれば，少数派の集団が，適切に取り扱われているかどうかについて，確かめることができるだろうか？　さらには，われわれの近年の児童精神医学の知識は，ほとんどすべてといってよいほど白人の子どもたちの研究に基づいている。分類や，病因論，予後，治療，予防についてのわれわれの現在の考えが，すべての背景をもつ子どもたちに同等に適用できるかどうかについて，異文化研究は示す必要がある。

子どもの精神保健の異文化間での相違は，育児の実践での文化的違い，移住による身体的，社会的な影響，人種差別や貧困などの異なる経験，あるいは生物学的違いなど，多くの要因から生じるということを覚えておくことが重要である。疫学研究から，この分野におけるいくつかの興味深い知見が見出された。たとえば，あるロンドンの研究では，インド亜大陸で生まれた親の子どもたちの，活動性と注意力を客観的測定法で判断すると，対照群の子どもたちより多動性が少なかったが，教師の評価による判断では同等か，より多動であった。このことから，評価における人種間でのバイアスの可能性が考えられる。別のロンドンの研究では，白人の子どもたちとの比較を行なっているが，アフリカ－カリブ系の子どもたちは，学校では素行障害が多いようだが，家庭ではその

ようなことはなかった。これは，黒人の子どもたちが学校で破壊的行動を起こすのは，しばしば学校環境で人種差別を経験し，それに対して反応を起こしていたと解釈することも可能である。異なる国からのいくつかの研究では，移民の子どもたちには，自閉症の割合がより高くなると報告されている。証明はされてはいないが，このように自閉症の割合が高くなるのは，移民の母親が，子どもを出産する前に出身国ではかかったことがないウィルスに感染したことによると考えることも可能である。これらの数少ない例からも分かるように，異文化間で相違がみつかった場合の解釈には，多くの可能性が考えられるので，それらを考慮する必要がある。

時代の動向 time trend

経験的には，物事は年々わるくなっているという悲観的な見解を支持するエビデンスが増えてきている。診断基準と研究手段は時代を経て変化してきているので，ある特定の問題が本当により増えているのか，今日われわれは診断する閾値を低く設定しているのか，あるいはそのような種類の問題を認識しやすくなってきているのかどうかということについて確定することは明らかに困難である。これらの方法論的問題を考慮に入れてもまだ，過去50年間以上にわたり，若者は，問題行動，犯罪，薬物乱用，うつ病，自殺などの，心理社会的状況を反映すると考えられている問題に，ますます陥りやすくなっているようにみえる。摂食障害では，有病率は実際，上昇しているという根拠が示唆されているが，結論には至っていない。

参考文献

Roberts, E.R. *et al.* (1998) Prevalence of psychopathology among children and adolescents. *American Journal of Psychiatry*, **155**, 715-725.

さらに理解を深めるための文献

Collishaw, S. *et al.* (2004) Time trends in adolescent mental health. *Journal of Child Psychology and Psychiatry*, **45**, 1350-1362.
Fleitlich-Bilyk, B. and Goodman, R. (2004) The prevalence of child psychiatric disorders in south east Brazil. *Journal of the American Academy of Child and Adolescent Psychiatry*, **43**, 727-734.
Meltzer, H. *et al.* (2000) *Mental Health of Children and Adolescents in Great Britain*. The Stationery Office, London.
Prince, M. *et al.* (2003) *Practical Psychiatric Epidemiology*. Oxford University Press, Oxford.
Rutter, M. (1976) Isle of Wight studies, 1964-1974. *Psychological Medicine*, **6**, 313-332.

第Ⅱ部

特定の障害と臨床的諸問題
specific disorders and presentation

第4章

自閉症スペクトラム障害
autistic spectrum disorders

　小児自閉症は「幼児自閉症」または単に「自閉症」とも呼ばれ，**自閉症スペクトラム障害や広汎性発達障害**と，さまざまに呼ばれる一群の障害のなかで，最もよく知られ研究されている。この群内のその他の障害は，小児自閉症の診断基準のいくつかを満たし，中核症状においては大きな違いがない亜系と考えることができるだろう。これが自閉症スペクトラムという概念が生じたゆえんで，スペクトラムは一極の「典型的」自閉症から対極の正常範囲内の子どもにまたがっていると考えられる。自閉症スペクトラム障害は必ず小児期に発症し，しばしば成人期までも持続する。

疫学 epidemiology

　自閉症スペクトラム障害の認識が高まったため，報告される割合は増加している。その割合はおよそ1,000人に2人といわれているが，いくつかの最近の研究は1,000人に8人と高い割合を報告している。「典型的 classical」自閉症はすべての自閉性障害の25〜60%を占めており，最近では典型的自閉症の有病率は1,000人に0.6〜15人と推定される。男女比はおよそ3：1である。社会経済的地位とは明らかな関連はない。初期の研究では高い社会経済的地位との関連が報告されたが，それはおそらく症例の集め方にバイアス ascertainment bias があったものと思われる。

特　徴 characteristic features

小児自閉症は3つの領域における症状の早期発症によって定義される。
- 社会性の障害
- コミュニケーションの障害
- 限定的で反復的な行動や関心

社会性の障害 social impairment

　これは他者との相互作用の質に関するものである。幼い自閉症の子どもは一人を好み，視線が合いにくく，（くすぐってくれる機械，ビスケット供給機などとしては人に興味を抱くかもしれない

が）人としての人に関心がなく，傷ついたときに慰めを求めない。もし後に社会的関心が発達するとしても，これは自閉的な子どもの50％強にみられるが，社会的反応，相互作用，共感能力において問題は持続する。自閉症の子どもは社会的文脈に応じて自分の行動を調整することが困難で，他者の感情を察して適切に反応することが苦手である。両親へのアタッチメントがないというわけではない。自閉症の子どもは親になつくだろう（あるいはなつき過ぎることもある）が，その子どもは両親から抱かれるよりも自分から抱きつくだろう。社会的相互作用が問題となるのは子ども同士の場合である――相手が成人やより小さい子どもたちであれば同年代の子どもたちとよりもうまく相手に合わせることができるのが特徴である。通常，同年齢の仲間との相互作用が非常に限定される。より年長の高機能自閉症者においてさえ，親密な友情関係（興味，活動，感情を相互に分かち合うことを含む）を築き上げる力が限定されていることが，社会性の障害が残遺していることを示す最も敏感な指標であろう。

コミュニケーションの障害

これは言語表出にも言語理解にも，そして話し言葉にもジェスチャーにも影響を及ぼす。喃語も少ないだろう。約30％の自閉症者は有意味語を獲得しない。残りの者も通常，言語発達は著しく遅れる（少数は標準的な発達段階に単語や文章を獲得し，後に再びそのスキルを失ってしまうことがある）。もし話せるようになったとしても，遅れと偏りが認められるのが典型的である。即時または遅延性の単語や語句のオウム返し（反響言語：エコラリア），代名詞の逆転（たとえば「私」のかわりに「あなた」），単語や語句の独特な用い方，言葉の創作（造語：言語新作），決まった語句ばかり使うことや反復的な質問などの異常が起こりうる。自閉症の子どもの会話は**他者とやりとりする**形ではなく，**他者に一方的に話す**ことが特徴である。たとえば，自閉症のなかには，おもに物を要求するためにしか言葉を使わない子どももいる。今，自分が夢中になっていることについて，相手がその話題に関心がないことを示す素振りに気づかずに長々と話し続ける子もいる。言葉の抑揚や声の調子にもしばしば異常がある。たとえば一本調子な抑揚や単調な低音である。同様に，ジェスチャーも少なく意図がはっきりしない（たとえば異常な指さし）。

限定的で反復的な行動や関心

これには，変化に対する抵抗，たとえば家具のわずかな配置換えがひどいかんしゃくを引き起こすこと，ルーチンや儀式へのこだわり，手をぱたぱたさせたりくるくる回転するなどの常同症，配列遊び（たとえば物を一列に並べる），特異なものへの愛着（たとえばゴミ箱），物事の特異な側面に魅了されること（たとえばチャックや人間の髪の感覚），限られたテーマ（たとえば列車の時刻表や車の価格）に没頭することが含まれる。年長の高機能自閉症の子どもを除いて，一般的にごっこ遊びはしない。もしごっこ遊びがみられたとしても，その遊びは，好きな物語やテレビ番組の出来事の1つ2つを単に繰り返して演じる，ふり遊びにすぎないことがしばしばである。

早期発症

生後1年以内に障害が認められることはまれだが，親の回顧によると症例の約70％は，初期の頃から発達になんらかの異常が認められることが判明している。たとえば，赤ちゃんのときでさ

え抱かれることを好まなかったり，言語発達が著しく遅れていたりすることなどである。一方，症例の約30％では，正常またはほぼ正常発達の時期の後に，2,3歳頃に明確な「折れ線」が認められる。これらの子どもたちは，正常またはほぼ正常発達の時期を経た後，社会的相互作用，コミュニケーション，遊びの領域でそれまでに獲得したスキルを失う退行期に入る。ICD-10でもDSM-IVでも，少なくともいくつかの兆候は36ヵ月までに出現していなければならないと明記されているが，これは恣意的なカットオフで，親の回顧的な話から発症時期を正確に特定することは困難なことがあり，とくに子どもが比較的軽症の自閉性障害の場合にはそうである。

4つすべての診断基準を満たして小児自閉症の診断が確定するケースもあるが，その他はいくつかの診断基準しか満たさないために**非定型自閉症**（ICD-10）または**特定不能の広汎性発達障害**（DSM-IV）と診断されるだろう。

関連した特徴 associated features

知的障害

自閉症の大半には知的障害が認められる。大まかにいうと，最も重症の自閉症においては，50％がIQ50未満，70％がIQ70未満，ほぼ100％がIQ100未満と考えるとよいだろう。正常知能（平均以上を含む）の子どもたちにもアスペルガー症候群や他の自閉症スペクトラム障害が認められることが多くなっているが，このようなより軽症の自閉症スペクトラム障害もまた知的障害を併発することが一般的である。自閉症のIQは，一般的に非言語性検査で最もよく評価できる。重度の自閉症では，併発する言語障害のため言語性IQはたいていの場合非言語性IQより低い。その逆の，言語性IQより非言語性IQが低いパターンは，アスペルガー症候群や高機能自閉症ではよくみられる。

てんかん発作

てんかん発作は知的障害を伴う自閉症の約1／4，正常知能の自閉症の約5％に起こる。てんかん発作はしばしば青年期に始まる。対照的に，自閉症状のない知的障害がてんかん発作を起こす場合，発症は通常青年期ではなく小児期早期である。

他の精神医学的問題

すでに述べた特徴に加え，多くの自閉症の子どもは多動やさまざまな情緒・行動障害をもっている。親や教師は多動や集中力がないことについて不満を言うことが多い。注意深く病歴を聴取すると，明らかな多動は大人に課された勉強のようなタスクのときに明白となるが，おもちゃの車を並べるとか同じビデオを何度も繰り返し見るというような自分で選んだタスクにはよく集中できる。しかしそれ以外の場合，自閉症の子どもの集中力はあらゆる活動で乏しくなる。激しく攻撃的なかんしゃくが頻回にみられることが多く，自分の欲求を伝えることができないことや，儀式やルーチンを邪魔されることによって引き起こされる場合がある。自閉症スペクトラム障害に知的障害を併発する子どもは，とくに，頭を打ちつける，目を突く，手を噛むといったような自傷行為をする傾向がある。極端な偏食が，ある特殊な型の儀式行為として現れることがある。激しい恐怖感が恐怖

症的な回避を引き起こすかもしれない。これらの恐怖症は通常の小児期の恐怖（たとえば大きい犬を恐れる）の誇張されたものもあるが，風変わりなものもある（たとえばガソリンポンプを恐れる）。幻覚や妄想は自閉症とは関連していない。

鑑別診断 differential diagnosis

発達性または後天性言語障害

「純粋な」音韻論的−統語論的言語障害（第26章参照）の子どもでは，ジェスチャーで伝えようとする欲求や社会的相互作用の能力は障害されない。しかし，重度の音韻論的−統語論的な言語障害と軽度の自閉症状が混在する「重複例」が存在する。さらに，意味論的−語用論的な言語障害（第26章参照）が明確に独立した障害なのか，または軽度自閉症の言語学上の要素を表しているのかどうかについては議論が続いている。

アスペルガー症候群

アスペルガー症候群を自閉症の軽症型とみなす者がいるが，アスペルガー症候群はいくつかの面で典型的な自閉症とは異なっている。

第一に，語彙や文法の発達に遅れがほとんどまたはまったくないことである。しかし，言語のその他の面では自閉症と同様の徴候がみられる。話し方はしばしば堅苦しく学者ぶっており，特異な抑揚で，ジェスチャーは少ないかまたは大げさで，好きな話題についてはすぐに長話になり，なかなか止まらない。

第二に，自閉症にみられるような乳幼児期早期の孤立はあまり認められない。アスペルガー症候群の子どもは他人によく関心をもっているが，社会的相互作用は未熟で，共感性と社会的応答性の障害を反映している。これらの面でアスペルガー症候群は，成長して孤立がみられなくなった高機能自閉症に似ている。

第三に，限定的で反復的な行動は，常同行動ではなく，おもに物事への没頭や限定された関心（飛行機の番号識別や地図のような）において明らかである。

最後に，著しい不器用さはおそらく自閉症よりもアスペルガー症候群に多くみられるだろう。

自閉症状を伴わない知的障害

精神年齢が12カ月未満であれば，言葉やふり遊びは発現しないだろう。単純な常同症はよく起こる。これらの子どもは，精神年齢に一致する社会的反応がよく認められる。

自閉症状を伴う知的障害

知的障害の子どもの多くは，①社会的相互作用，②コミュニケーション，③さまざまな程度の反復的で限局的な行動と遊び，に関する障害の「トリアス（三徴候）」をもっている。これらの子どものうち少数は幼児自閉症のすべての診断基準を満たすが，多数は非定型自閉症と診断されるだろう（しかしこうすることが役立つとすべての臨床医が考えているわけではない）。

レット Rett 症候群

このX染色体に関連した障害は女児のみに起こり，自閉症と混同されることがある。1歳頃に，それまでに獲得した能力の喪失を伴う全体的な発達の退行が生じ，頭部拡大の減速，特徴的な「手洗い」の常同症と手の使用の制限，挿話的な過呼吸や突然の笑い，進行性の移動困難が起こる。レット症候群の子どもの多くは，いったんIQが低いことや身体障害に見合った対応がなされれば，適切な社会的反応が認められる。この病気は進行性で，患児は普通十代後半までに車椅子が必要となり30歳までに死亡する。

進行性認知症を伴う神経変性性障害

正常またはほぼ正常発達の期間を経た後に退行と自閉症状が出現する場合に，この障害を考慮しなければならない。やがて明らかな神経学的障害が生じ，最終的に患児は死亡する。このような遺伝子疾患はたくさんあるが，幸運にもそれらの疾患はすべてまれである。例としては副腎白質ジストロフィー，若年性ハンチントン病，バッテン病 Batten disease がある。おそらく HIV 脳症は世界的に小児期認知症の最大要因である。

崩壊性障害

これは崩壊性精神病，ヘラー Heller 症候群としても知られており，この非常にまれな疾患は2～6年間の完全に正常な発達の後に，まず退行期（しばしば著しい不安，膀胱と腸のコントロールの喪失を伴う）があり，著明な自閉的特徴を伴う重度の知的障害に至り生涯続く。

深刻な早期の剥奪

重度の心理社会的剥奪の後に自閉的徴候が生じることがある。これは，生後1～2年に適度の栄養，身体的な世話，認知および言語的な刺激，通常の社会的相互作用が剥奪され，難民として養子になった子どもたちの研究から明らかになっている。このような子どもの多くは，養子になってから2～3年以内に著明に改善するが，少数の子どもは極度に限定された興味，特定の感覚への没頭を伴う社会性およびコミュニケーションの障害が持続する。小児期早期には自閉症との識別は困難だろう。子どもが成長するにつれて臨床像は発展し，社会的脱抑制や限定的な興味への没頭が最も明らかな特徴となる。

脆弱X染色体症候群

脆弱X染色体症候群では自閉症と表面上類似した行動がよくみられる。社会的回避，視線の合いにくさがよくみられるが，それは社会的無関心というよりは社会的不安の結果のように思われる。これらの表面的な自閉的行動は別にして，脆弱X染色体症候群が他の知的障害よりも典型的な自閉症になりやすいかどうかは議論の余地が残っている。

聴覚障害

これは幼い自閉症の子どもが，自分に話しかけている人にまったく注意を払わないときにしばしば疑われる。普通注意深く病歴を聴取すると，彼らの興味を引く音，たとえばポテトチップスの袋

のカサカサいう音を聞くことには困難がないことがわかる。自閉症の子どもと違い，難聴の子どもは一般に社交的で，たとえばジェスチャーを使ってコミュニケーションをとりたいと思っている。

疫学と病因 aetiology and pathogenesis

　自閉症の約 10 ～ 15％は同定可能な医学的疾患をもっている。基礎にある医学的疾患は，子どもに重度または最重度の知的障害がある場合に発見されやすいだろう。さまざまな医学的疾患が報告されており，偶然合併するものもあれば，知的障害が起こるどのような病気においても自閉性障害の割合が非特異的に増加することを反映するものもあるだろう。しかし，知的障害との関連が完全に非特異的であるとは考えられない。その理由は，自閉性障害は，てんかん発作を伴う結節硬化症のような一般に知的障害を引き起こすいくつかの病気では大きな比率を占めているが，重度の脳性麻痺のような他の病気にはあまり起こらないからである。

　医学的疾患を伴わない典型的な自閉症の子どもの多くでは，遺伝的要因が最も重要と思われる。双生児研究は遺伝率が 90％を超えることを証明しており，一つの主要な遺伝子ではなく相互作用する複数の遺伝子によるものであることがほぼ確実である。すべてのゲノムに及ぶ連鎖研究 linkage study で，いくつかの感受性のある遺伝子座が同定されている。精神医学に関連する遺伝学における多くの場合の所見と異なり，これらの位置は少なくとも 2 つの領域（染色体 7q と 2q で）で独立して再認されている。遺伝の表現型は広範であると思われ，自閉症スペクトラムの両極の一方である典型的自閉症から他方の軽度の部分的変異体にまで及ぶ。同胞での有病率は，狭義の自閉症では約 3％であるが，より軽度の部分的変異体では約 10 ～ 20％である。重度または最重度の知的障害を併発する自閉症の病因としては，遺伝的要因はそれほど重要ではないだろう。これらは主として広範囲に及ぶ脳損傷（表現型模写）が決定因になるものと思われる。周産期異常が疫学的に重要な要因として疑われる。

　児童養護施設などにおいて，きわめて不適切な養育がなされるなど，長期間の早期剥奪は自閉的徴候を引き起こすかもしれないが，「通常」の心理社会的問題が自閉症の病因のひとつとなるという根拠はまったくない。自閉症が早期の外傷体験によって起こるという説や子どもに対する両親の鈍感さや反応性の欠如によって起こるという説も根拠がない。それにもかかわらず，依然としてこれらの見解が唱えられることがあり，両親に不要な苦痛をもたらしている。

　多くの研究者たちは，自閉症がただ 1 つの神経系または 1 つの心理学的機能における一次的な障害に起因すると仮定している。しかし，自閉症が構造的または機能的異常の特有の組み合わせを反映していると考えることにも妥当性がある。神経生物学的研究は特徴的な局所の欠損をまだ同定していない。いくつかの神経画像や神経病理学研究において，多くの脳部位の異常が示唆されているが，一貫して追認されている部位はない。自閉症者の少数は異常に大きな脳と頭囲をもっているため，広範囲の神経発達的異常が局所の異常よりも重要であると判明するかもしれない。

　自閉症の一次的な心理学的欠如を同定しようとする試みは，もう少し解明が進んでいる。普遍的に受け入れられている理論はないが，とくに 2 つの理論が有力である。1 つは，自閉症の一次的欠損は「心の理論 Theory of Mind」にあると示唆するもので，行動を予測し説明するために自己と他者を区別して考える能力に欠損があるとしている（図 4.1 参照）。この種の「心理化

> 次の物語は操り人形と小道具で演じられる：
>
> サリーはビー玉をもっています。彼女はそれをバスケットに入れて外出します。サリーが外出している間に，アンはサリーにいたずらすることにします。アンはバスケットからビー玉を取り出して，かわりにそれを箱に入れます。そしてアンは去ります。サリーは家に戻ったとき，ビー玉が欲しいと思います。サリーはどこを探すでしょう？
>
> **正常な3歳児**はこのテストに失敗し，サリーは箱の中を見ると言うでしょう。彼らはビー玉がそこにあることを知っていて，サリーがそれを知らないということがわからない。
> **正常な4歳児**はこのテストを通過し，サリーは自分の誤信念に従って行動してバスケットの中を見ると予測する。
> **ダウン症候群**の子どもは，精神年齢（言語性検査）が4歳以上であれば，普通サリーとアン・テストを通過する。
>
> 対照的に，**自閉症の子ども**は言語性精神年齢が4歳以上であっても，通常サリーとアン・テストに失敗する。少数のサリーとアン・テストを通過した高機能自閉症者は，より複雑な心理化 mentalizing 能力のテストにほとんどいつも失敗する。

図4.1 サリーとアン物語――一次的「心の理論」テスト

mentalizing」の障害は，他者の考え方を理解する力にかかわる能力を障害すると思われるが，単に物や人についての機械的または行動的な理解を要する能力を妨げることはしないだろう。

もう1つの有力な理論は，自閉症の一次的欠損は実行機能にあり，計画し組織化するスキルにおける一連の障害で，結果として「前頭葉」検査での成績が不良となるというものである。自閉症の一次的心理学的欠如についてのその他の説は，他者と感情的な関係を築く能力の先天的障害，多様な種類の情報を統合することによって高度の意味を推論する能力の障害などである。しかし，これらの理論はどれも，自閉症にみられる反復的で常同的な行動や，大多数で知的障害を伴うことを十分に説明していない。

治療 treatment

治療の中心となるのは，適切な教育的環境を整えることと，両親に適切な支援を提供することである。一般に自閉症の子どもは，教師が自閉症に対して専門的な経験をもつ高度に構造化された教育環境で最も力を発揮することができる。2～3歳から専門的な療育施設に早期に通所させることは，とくに有益と思われる。家や学校に基礎を置いた行動療法プログラムは，より正常な発達を育成するだけでなく，かんしゃく，攻撃的爆発，恐怖感や儀式を減らすだろう。多くの家族はレスパイトケアを喜んで受け入れる。自閉症の親の会の会員になると，ニュースレター，カンファレンス，電話相談，他の家族との会合が利用しやすくなり役に立つだろう。

標準的な抗てんかん薬は，併存するてんかんを治療するために用いられる。向精神薬は自閉症の中核症状を治療するものではないが，特定の症状に対し，心理学的および教育的対応による包括的な治療と併用されれば，関連症状を改善することがある。選択的セロトニン再取り込み阻害薬（SSRIs）は重度の不安，うつ病，自傷，強迫的または反復的行動に対して有効なことがある。中

枢神経刺激薬は併存する多動を軽減するだろうが，反復的行動が悪化するという副作用が出るかもしれない。ハロペリドールやリスペリドンrisperidoneのような抗精神病薬（神経遮断薬）は反復的行動，攻撃性，興奮を減らすことが示されているが，これらの効果を得るためには副作用の危険に十分注意を払う必要がある（**第34章**参照）。

予後 prognosis

自閉症状のすべてをもつ子どもでは，約70％が有意な言葉を獲得する。5歳までに言葉を獲得しなかった子どもは，その後に獲得する可能性は低いと考えられる。自閉的孤立は全症例のちょうど半数強で改善し，「積極奇異」な社会的関心に置き換わる。

青年期にはいくつかの変化が認められる

- てんかん発作の発症のピークは11〜14歳である。
- 早期の多動は不活発や無気力に置き換わるだろう。
- 約10％の自閉症の子どもは青年期に言葉を失い，ときに知能低下をも伴う時期を経験する。この減退は進行性ではないが，失った言語能力は一般に回復しない。
- 興奮はよく起こり，ときに深刻な激越状態に至る。
- 扱いにくい不適切な性的行動が起きることがある。

成人期までに，すべての自閉症状をもつ者の約10％は就労でき，自立できる。より少数の者が，よい友人をもち，結婚し，親になる。長期的な社会的独立を最もよく予測する因子は，子どものIQと，5歳までに話し言葉を獲得したかどうかである。非言語性IQが60未満の子どもはほぼ確実に，成人期になっても重度の社会的障害が残り，独立して生活することはできないだろう。よりIQが高い子どもは，とくに5歳までに有意味語を獲得していれば，おそらく，独立して生活することができるだろう。しかしIQと言語に恵まれても，典型的な自閉症の子どもが成人期に良好な社会的転帰をとる可能性は約50％しかない。軽症の自閉症スペクトラム障害の予後は一般により良好である。自閉症の者が成人期に統合失調症を発症する危険が高いということはない。

参考文献

Lord, C. and Bailey, A. (2002) Autism spectrum disorders. *In*: Rutter, M. and Taylor, E. (eds) *Child and Adolescent Psychiatry*. 4th edition. Blackwell Science, Oxford, pp. 636-663.

Tanguay, P.E. (2000) Pervasive developmental disorders: a ten-year review. *Journal of the American Academy of Child and Adolescent Psychiatry*, **39**, 1079-1095.

Volkmar, F.R. et al. (2004) Autism and pervasive developmental disorders. *Jounal of Child Psychology and Psychiatry*, **45**, 135-170.

さらに理解を深めるための文献

Attwood, T. (1997) *Asperger's Syndrome: a Guide for Parents and Professionals*. Jessica Kingsley, London.

Frith, U. (2003) *Autism: Explaining the Enigma*. Blackwell, Oxford.

Loovas, O.I. and Smith, T. (2003) Early and intensive behavioural intervention in autism. *In*: Kazdin, A.E. and Weisz, J.R. (eds) *Evidence-Based Psychotherapies for Children and Adolescents*. Guilford Press, New York, pp. 325-340.

Rutter, M. (2000) Genetic studies of autism: from the 1970s into the millennium. *Journal of Abnormal Child Psychology*, **28**, 315-337.

Volkmar, F.R. *et al.* (1999) Practice parameters for the assessment and treatment of children, adolescents, and adults with autism and other pervasive developmental disorders. *Journal of the American Academy of Child and Adolescent Psychiatry*, **38** (Suppl. 12), 32-54.

Wing, L. and Gould, J. (1979) Severe impairments of social interaction and associated abnormalities in children: epidemiology and classification. *Journal of Autism and Developmental Disorders*, **9**, 11-30.

第5章

多　動
hyperactivity

　親は，夜間の頻繁な中途覚醒，わんぱくさ，元気のよさ，外向性などのさまざまな行動を多動とみなす。しかしながら，児童精神科医はより限定した意味で多動を用い，落ち着きのなさ，不注意（ときに衝動性）という観点から定義する。一般に，注意と活動性には連続性がある。ときに，多動は全体としての連続性を指して次元的に用いられ，また，ときには，診断を要するような極端な状態にある個人を指して分類的に用いられる。診断分類として用いられる場合でも，正常と多動の境界線は，異なる診断体系では異なる位置に引かれている。英国では「多動性障害」に非常に厳しい診断基準を伝統的に用い，0.1％の子どもが罹患する重篤な障害としている。一方で，北米では注意欠如・多動（性）障害（ADHD）などの，より幅広い用語を用い，一部の地域では6％近くの男児が中枢神経刺激薬の治療を行なわれている。今日では，疾患分類に対する経験的なアプローチによって，これらの両極の間に入る分類の妥当性が支持されている。この結果，おもな2つの国際疾患分類は，今日では非常に似通ってきており，ICD-10の多動性障害とDSM-IVのADHDとの差は少なくなっている。

疫学 epidemiology

　有病率はICD-10の多動性障害では約1〜3％，DSM-IVのADHDでは約2〜5％である。男女比は約3：1である。より幼少な子どもに多い。多動は剥奪体験と関連がある。都市中心部，貧困な農村地域，低い社会経済的地位にある家族，児童養護施設で育った子どもに多い。

特徴的な症状 characteristic features

著しい落ち着きなさ，不注意，衝動性

　多動の子どもは座っているともじもじ動き，ものや服をいじり，座っていなければならないときに何回も立ち上がって歩き回り，ひとつの課題を続けることができず，頻繁に活動を変え，容易に気が散る。最も明らかな異常は，活動の量ではなくコントロールにある。多動の子どもは屋外では他の子どもの誰よりも活動性が高いわけではない。しかし，静かにしていなければならないとき，たとえば教室や食卓などで，活動を抑えられないことが際立っている。また，多動の子どもは衝動

性がみられることが多い。よく考えずに行動し，安請け合いし，ときには危険な行動をとり，授業で出し抜けに質問に答えてしまい，大人や子どもの邪魔をし，ゲームで自分の順番を待てない。しかし，衝動性は行動障害（図6.3参照）でよくみられる症状でもあるため，多動と行動障害を見分けるには過活動と不注意のほうが役に立つ。

広汎性

ICD-10とDSM-IVの定義では，さまざまな状況で広汎に症状がみられることが必要とされている。特定の状況での重度な多動では，多動性障害やADHDの診断には十分ではない。たとえば家と学校のように，異なる状況で多動がみられなければならない。短時間の診療では，慣れない医師の前で緊張してしまい多動が明らかにならないこともあるので注意しなければならない。逆に，大人の注目を浴びるなかでは，興味のある課題であれば喜んで取り組めることもある。

慢性化と早期発症

ICD-10とDSM-IVの両者が慢性化（少なくとも6カ月間）と早期発症（7歳以前）を診断の必須項目としている。一般的には多動は就学前からみられるが，小学校低学年になるまで受診が遅れることが多い。子どもの不注意，学習の困難さ，破壊性が問題になってくるのもこの時期である。

除外基準

ICD-10とDSM-IVの両者で，自閉症スペクトラム障害（広汎性発達障害）の診断が多動性障害の診断に優先される。自閉症スペクトラム障害の子どもは落ち着きがなく不注意なことがあるが，これらの子どもに二次診断として多動性障害やADHDをつけることはしない。気分障害，不安障害，統合失調症に伴って，落ち着きなさや集中力低下がみられる場合も多動性障害の診断はつかない。

症状のアセスメント assessment of symptoms

(1) **注意**はおもに，さまざまな課題，たとえばひとり遊び，読書，お絵描き，友達との遊びなどに，どれだけの時間取り組めるかで評価される。1人または他の人との遊びを比較的長時間続けられると報告される子どもも，詳しく調べてみると，実は頻繁に1つの遊びから他の遊びに移り変わっていて注意は短時間しか持続していないこともある。よほど多動が強い子どもでなければ，テレビを見たりコンピューターゲームを行なうのは長時間できるので，これは注意力のアセスメントとしては用いにくい。
(2) **活動性**は以下のことで評価する。
    (a) 前もって告げられた課題の間，子どもがどれだけの時間，席に着いていられるか。
    (b) もじもじ動いている時間がどれだけの割合か。
    (c) 家族との外出時やスーパーにいるときに，どこかに離れていってしまうことがどれくらい頻繁にあるか。

よくみられる関連症状 common associated features

(1) **挑戦的，攻撃的，反社会的行動**は，しばしば行動障害（**第6章**参照）の診断を満たすほど顕著である。DSM-IV を用いる児童精神科医は ADHD と素行障害（または反抗挑戦性障害）の重複診断を行なう。ICD-10 を用いる児童精神科医は特異的な複合診断名である多動性素行障害を用いる。
(2) **社会的関係における問題**：多動の子どもは，しばしば成人に対して社会的に脱抑制的であり，馴れ馴れしくずうずうしい。仲間から拒絶されることは多く，その一部は，多動の子どもが破壊的であり，ルールや順番を衝動的に無視してしまうことに対する反応である。多動の子どもは容易に問題行動を生じたり，巻き込まれたりする。
(3) **IQ は 100 未満**であることが多いが，必ずしもそうとは限らない。
(4) **特定の学習の問題**（たとえば読みや書き）は，IQ を考慮しても問題となることがある。
(5) **不器用**さと神経発達の未熟さ（「神経学的ソフトサイン」）。
(6) 特定の**発達の遅れ**の既往，たとえば言語の獲得の遅れ。

鑑別診断 differential diagnosis

(1) **正常**：親は正常範囲内である軽度の落ち着きなさや不注意を主訴とすることがある。ただの元気のよさというのも親と教師にとっては疲れるものである。このようなときは診断をつけることよりも共感することが必要である。
(2) **状況依存性の多動**：1つの特定の状況でのみ多動で不注意となるような子どもがいる。たとえば学校ではそうだが家ではそうでないとか，その逆の場合である。これらの子どもは現在のガイドラインで多動性障害（ICD-10）または ADHD（DSM-IV）と診断することはできない。異なる状況で多動がみられる広汎性が必要だからである。状況依存性の多動の本質はまだ明らかではない。ひとつの可能性として，状況依存性の多動は，広汎性の多動の軽症タイプであると考えられる。別の考え方としては，学校に限定された多動は（誰にも気づかれていない），特定の学習困難に関連していて，家庭に限定された多動は家庭における人間関係や行動の困難さに関連しているかもしれない。
(3) **行動障害**：これは真の多動と混在することが多いが，「純粋」な素行障害または反抗挑戦性障害が多動と似ることがある。衝動性は両疾患の特徴である（**図6.3**参照）。さらに，学校で行動の問題がある子どもは，勉強に取り組みたがらず教室内をうろうろして問題を起こすかもしれない。同様に，家で行動の問題がある子どもは手伝いや宿題に取り組みたがらない。したがって鑑別のためには，自分で選んだ活動，たとえばお絵描き，漫画を読む，模型作り，友達との遊びなどをしている間，落ち着きなさや不注意が続くかどうかを問うことが重要である。もし答えが「いいえ」であれば多動である可能性は低く，もし「はい」であれば，多動性障害と行動障害の混在かもしれない（広汎性や発症年齢などによる）。
(4) **情緒障害**：落ち着きのなさと不注意は，重度の不安，うつ状態，躁状態のいずれでもみられる（その場合，多動性障害の診断は除外される）。もし子どもに多動と情緒面での症状が混

在する場合は，どちらが先に生じたのか病歴を慎重に聴取する必要がある。もし情緒面での症状が先にみられた場合は，おそらく子どもは情緒障害とのみ診断されるであろう。しかし，もし多動の症状が先であれば，慢性的な多動の問題に加えて急性の情緒障害が生じたのかもしれない。

(5) **チック，舞踏病，その他のジスキネジア**：これらはもじもじしているのと間違えられることがある。動作を慎重に観察する。チック障害の子どもは多動でもある場合があり，最初のチックがみられるよりずっと前から多動が明らかとなっていることもある。

(6) **自閉症スペクトラム障害**：落ち着きなさや不注意が自閉症タイプの社会性の障害，コミュニケーションの偏り，柔軟性のない反復的な行動，自発的なごっこ遊びの欠如を伴う場合は，自閉症スペクトラム障害が示唆される。

(7) **知的障害**：これらの子どもの場合，実年齢と比べれば注意と活動性のコントロールの障害が目立っていても，精神年齢と比較して妥当であるならば多動とは診断されない。しかし，精神年齢を考慮しても，多くの知的障害の子どもは多動である。こうした子どもでは多動は10〜30倍多くなる。

原因 causation

バルビツレートとベンゾジアゼピンは深刻な多動を引き起こすことがあり，中枢神経刺激薬と他の薬物は多動の治療に有効であるため（下記参照），多動は神経化学的な不均衡を反映していると考えるのが妥当である。ドパミン系とノルアドレナリン系がおもな原因と考えられているが，それだけでなく，多くの異なる神経伝達物質と受容体に影響を与えるさまざまな薬物が，多動に影響することは注目に値する。

家族研究，養子縁組研究，双生児研究は遺伝的要因が大きな役割を果たすことを示唆している。多動の危険はドパミン系とノルアドレナリン系の神経伝達物質に関与するいくつかの遺伝子，たとえばDAT1ドパミントランスポーター遺伝子やドパミンD4遺伝子などの多型性によって異なるというエビデンスが増えてきている。ただしこれらの特定された遺伝子は，多動の遺伝性のほんの一部しか説明しない。さらに多くの感受性遺伝子が今後解明されていくと考えられる。

てんかんや他の脳障害のある子どもは，とくに多動（そして他の精神医学的問題）になりやすいが，ほとんどの多動の子どもには神経学的な症状や徴候はみられない。明らかな脳損傷と多動は同義ではなく，「微細脳損傷（MBD）」のような語は役に立たない。神経生物学的な説明が役に立つとすれば，可能な限り特異的で検証可能でなければならない。神経画像と神経心理学的研究により，多動が大脳前頭前野皮質と基底核の構造的，機能的な異常と関連する実行機能の障害に起因するという考え方が支持されつつある。

反対に，一般的な固定観念とは異なり，周産期合併症と低濃度の鉛への曝露は多動の原因とは考えにくい。特定の食物や飲料に対する有害反応に引き起こされて多動が生じうるという考えも広く受けられているが，こちらは，少数ながらエビデンスがある。剥奪的な養育や施設で養育されたこととの関連が示唆するように，生物学的要因だけではなく心理社会的要因も多動に影響を与える。たとえば，子どもの多動に対する親，教師，同胞の反応が予後に影響を与えることがある。ま

た，批判的な冷たい反応や関与の欠如を示す親と教師は，子どもが挑戦的，攻撃的，反社会的になるリスクを増加させるというエビデンスが増えている．

治療 treatment

教　育

子ども，家族，学校に障害の本質を説明する必要がある．多動は親の責任でもなければ子どもの責任でもない．多動の子どもは非常に腹立たしいことがあるので，彼らは非難されることが多く，ほめられることは少ない．しかし，子どもはわざと行儀わるく振る舞っているのではないことを大人がいったん受け入れると，非難と称賛のバランスは改善する．認められない行動についてのルールは明確にし，一貫性をもって穏やかに実施する必要がある．直後の（しかしきつくない）ペナルティがそれを支える．治療の主要な目的は，子どもが二次的な行動障害になる機会を減らすことである．特別な学習の問題には治療的支援が必要となるかもしれない．教えるときは必ず子どもの集中が持続する時間を考慮する必要がある．

心理的治療

行動管理は有用なことが多く，軽症例の治療は行動管理だけで十分である．行動療法的アプローチの対象として適切なのは，関連する反抗性や行為の問題である（**第6章参照**）．ペアレントトレーニングプログラムは，子どもを管理するスキルを上達させることで，家族のストレスと子どもの問題行動を減らすことができる．その過程で，将来の物質乱用や反社会性パーソナリティ障害になる可能性を減らし，子どもの予後を改善できるかもしれない．ADHDの中核症状を対象とした行動療法的あるいは認知行動療法的アプローチがどれだけ役に立つかはそれほど明らかではない．徐々に長い時間集中できるようになるにつれて子どもに報酬を与えることはできるし，また，振り返りを増やすための認知療法的方策 strategy を教えることもできる．しかし，これが実際の生活でどれだけの利益となるかは明らかではない．

薬物療法

中枢神経刺激薬は，よく研究された多動の薬物療法であるが，英国では過少投薬され，米国では過剰投薬されている傾向がある．最もよく使用されている中枢神経刺激薬はメチルフェニデート methylphenidate であるが，デキサンフェタミン dexamphetamine もよく似た属性がある．ペモリンは肝障害の恐れがあり現在ではほとんど使われない．中枢神経刺激薬への良好な反応は，重症で広汎な多動と，情緒面での症状がない場合に期待できる．多くの親は薬物に不安を抱いているが，効果は著しいため，もし子どもの良好な反応が期待できる場合は短期的に薬物使用を試みるように親に勧める価値はある．試用期間を経て薬物療法のメリットとデメリットをみてから，家族は専門家と話し合い薬物療法を継続していくべきかどうかを決めることができる．

薬物療法が注意と活動性のレベルを改善した場合は，従順さ，友達関係，家族関係，学習能力も並行して改善することが多い．メチルフェニデートとデキサンフェタミンは子どもに対しては依存性はなく，「ハイな気分」にさせたり鎮静作用をもたらすこともない．副作用はほとんど問題にな

らない。頭痛，腹痛，不快感，いらだちは自然に消失するか，用量を減らすと改善することが多い。食欲低下や入眠困難は内服時間や用量を調節することで乗り越えられることが多い。反復性の行動や常同行為が過剰投与で引き起こされることがあるが，これらの副作用は用量を減らせば消失することが多い。中枢神経刺激薬は，チックを増悪させることがあるので，チックがあったり近親者にチックがいる子どもに対しては第一選択とはならない。中枢神経刺激薬は月単位，年単位で処方することができる（訳注：日本では月単位まで）。中枢神経刺激薬の長期使用は，比較的安全である。長期使用による唯一の問題として，成人後の身長がわずかに低下することがあげられるが，これも見解の一致は得られていない。多動に用いられる他の薬物としては，クロニジン clonizine，ブプロプリオン buproprion，イミプラミン imipramine などの三環系抗うつ薬などがある。薬物は必ず総合的な治療の一部であるべきである。薬物への良好な反応は治療の終結ではなく始まりである。それによって，家庭や学校で適応できる可能性を高め，できる限り子どもを正常な発達の道筋に戻すことができる。薬物は症状に対する治療として非常に有用であるが，長期予後に変化を与えるかどうかについては明らかではない。しかし，長期的な利益はないとしてもそれが投与を控える理由になるわけではなく，症状を和らげるために用いられるべきであろう。多くの大人が，いずれ治るような風邪や痛みに対して薬を使って症状を和らげるのと同じことである。

食　事

食事療法は親には評判がよく，他の治療法を試みたいと思う前にしばしば検討が必要となる。最近のエビデンスでは，特定の食物を食事から除くと多動が大幅に改善する子どもがいることが示されている。しかし，食事に反応する子どもがまれなのか多いのかはまだはっきりしていない。血液や皮膚の検査によって，どの子どもで治療に反応がみられるのか，また，どの食物が原因なのかを予測することは不可能である。添加物だけが原因であることはまれであり，自然の食品，たとえば牛乳，小麦製品，オレンジなども原因と推測されることが多い。**第34章**で述べるように，食事療法の適切な施行は，関わる人びと全員にとって大変な作業である。

予後 prognosis

典型的には，過活動は青年期には弱まってくるが，不注意，衝動性，内面の落ち着きなさの問題が大人になっても持続する人は多い。学歴は低いことが多く，成人後の低い職業的地位の原因となる。多動で素行障害もある場合は，成人後の反社会性パーソナリティ障害と物質乱用のリスクが高まる。「純粋」な多動の子どもはこれらの反社会的な転帰の危険はやや低いが，それでも脆弱性は認められる。

参考文献

Schachar, R. and Tannock, R. (2002) Syndromes of hyperactivity and attention deficit. *In*: Rutter, M. and Taylor, E. (eds) *Child and Adolescent Psychiatry*. 4th edition. Blackwell Science, Oxford, pp. 399-418.

さらに理解を深めるための文献

MTA Cooperative Group (1999) A 14-month randomised clinical trial of treatment strategies for attention-dificit/hyperactivity disorder. *Archives of General Psychiatry*, **56**, 1073-1086.

Schachar, R. et al. (1987) Changes in family function and relationships in children who respond to methylphenidate. *Journal of the American Academy of Child and Adolescent Psychiatry*, **26**, 728-732.

Taylor, E. et al. (1996) Hyperactivity and conduct problems as risk factors for adolescent development. *Journal of the American Academy of Child and Adolescent Psychiatry*, **35**, 1213-1226.

Taylor, E. (1998) Clinical foundations of hyperactivity research. *Behavioural Brain Research*, **94**, 11-24.

第6章

素行障害
conduct disorder

　素行障害 conduct disorder：CD とは，**社会的に規定された規範のなかで，適切な行動のコントロールが持続的に損なわれている**ことを中核症状とする症候群である。多くの疫学研究によれば，CD は最もよくみられる子どもの精神医学的問題である。しばしば持続し，社会に重い負担をかけ，それにもかかわらず大部分は治療できないことがわかっている。行為の問題は 3 つの重複する領域を含んでいる。それらは権威のある人間の意志に対する**挑戦的，攻撃的な態度**や，他人の権利，所有物，あるいは他人そのものを侵害する**反社会的行為**である。これらはどれもそれ自体は異常でも病的でもなく，実際，過度に依存的な子どもにこれらの行為を促すことさえある。不服従や破壊的な行為は，通常の発達の一部であり，普通は成熟に伴って消えていくものであるため，その行為が極端で，かつ持続的であるときのみ診断をつけるべきである。

精神医学的なラベルと社会的なコントロール

　しかし，子どもたちの行動が単に権威ある人びとにとって受け入れられないからといって精神医学的なラベルを与えられるべきであろうか。全体主義体制は，反体制派の精神病院への投獄を正当化するために似たような理由づけを用いていた。そのこともあって，多くの精神科医はさらなる診断基準に見合うとき，すなわち行為の問題が結果として日々の機能（たとえば，対人関係や学業）に障害をもたらしているときにのみ CD の診断を行なう。この規定は DSM-IV には含まれているが，ICD-10 には含まれていない。

次元として捉えるか，カテゴリーとして分類するか

　行為の問題を（たとえば，血圧のように）次元の問題として捉えることが，全か無かのカテゴリー（たとえば，正常血圧対高血圧）の問題として分類するよりも，適切であるのは間違いない。医学においては，しばしば正常と異常を分けるために連続する変数にカットオフを設定する。心理学では，より次元としての観点で考え，連続する変数を維持し，異常なスコアが増加した結果，どの程度が不適応になるのかを調べる。行為の問題では，次元的なアプローチがより推奨される。すなわち，行為の問題の種類と深刻さが増すにつれて，予後もだんだんわるくなる。CD の閾値のすぐ

下の子どもの予後がよく，閾値の上の子どもの予後がわるいというように，突然変化するわけではない（ただし，攻撃性のような，ただひとつの領域に限られた行為の問題をもつ子どもは予後がよいようである）。加えて，子どもたちをCDがある子どもとない子どもで分けるような，全か無かのカテゴリー分類をすると，問題のある家族が十分に検討されない危険が生じる。それにもかかわらず，カテゴリー的なアプローチはシンプルなだけでなく，最も深刻に罹患した個人に焦点を当てることができるというよい面ももつ。CDをもつ子どもはとくに臨床的につながりがあり，そのため，ほとんどの原因と治療に関する研究がこの子どもたちをもとにしている。診断することの利点は，中核症状以外にその状態に関連していることがわかっている像（不適切な子育て，多動，読字の遅れ，ソーシャルスキルや関係性の能力の乏しさ）を探す必要性を示すことや，予後についての情報を与え，効果がありそうな治療法についての情報を与えられることである。不利な点は，診断することで，その子どもは変化しない，生物学的に決定された存在であるという信念をもたせ，そのためにその子どもへの情緒的な働きかけや変化のための機会が減ってしまうことである。一方，行為の問題は次元的であり，通常の行動が誇張されたものである，とみることの利点は，その行動の原因となり悪化させている環境的な決定要因がより徹底的に調査され，うまくいけば是正されるかもしれないということである。次元的なアプローチの不利な点は，併存する困難が見過ごされるかもしれないということである。つまり，両方のアプローチに利点があり，賢明な臨床医は両方の最もよいところに目を向けようとするだろう。

素行障害は精神医学的な問題なのか

　行為の問題が児童精神保健の専門家によって評価あるいは治療されるべきであるかどうかは議論のあるところである。もちろん，その問題は正常範囲を超えた行動の一部であり，他者にとっての障害や負担となっている。しかし，十代で1日に40本のタバコを吸うことや100マイルでバイクを飛ばすことと同様に，行為の問題は健康の問題というよりは社会的あるいは倫理的な問題であるとみなされるようである。

　素行障害は，社会的に明確に定められており，その対応はもっぱら規則や行動管理の問題であって，社会福祉サービスや教育，ボランティア機関の領域であるとみなされている。対応が最も効果的であるためには，これらの他の機関が幅広いアセスメントと管理の技術を身につける必要がある（その多くは元来，精神保健の分野で発展したものである）。他機関のスタッフは，過活動やうつ病といった，児童精神保健の専門家に紹介することが役立つ問題をもった少数の素行障害の子どもたちを識別できるようになるべきである。また彼らは，教育の専門家に紹介することが役に立つ学習の問題を認識できるようにもなるべきである。サービス機関について**第39章**で述べられているように，行為の問題が広く存在し，児童精神保健の専門家が比較的少数である現状を考えると，ある程度の専門性があり，責任を限定すれば，他機関のスタッフも効果的にサービスを提供することができる。素行障害をもつ子どもたちは，少なくとも対照群の10倍は，社会に長期の財政的な負担をかけ，さらには多くの機関がかかわることになるため，治療と予防のためにいくつかの政府の部門がかかわるのは財政的にも正しいことである。

症状と徴候 symptoms and signs

年齢とともに症状は変化する。**反抗挑戦性障害（ODD）**の徴候が出やすいのはより年少の子どもたちである。ODDはICD-10ではCDのサブタイプであるが，DSM-IVでは区別された状態である。ODDと診断される行動（図6.1参照）は，「同等の精神年齢の他の子どもと比べてかなり頻繁に」起こらなくてはならない。CDとしてのDSM-IVの診断基準（図6.2参照）はより年長の子どもたちに当てはまりやすく，大人の反社会性パーソナリティ障害の診断基準により近い。この定義は以前のものに比べ女子は含まれにくい。というのは，早期の性体験，早期の物質乱用，慢性的な規則違反が診断基準からなくなっているからである。

関連した特徴 associated features

精神症状

- **多動**：落ち着かなさ・不注意・衝動性・一般的な過活動がしばしば共存するが，英国では十分

少なくとも6カ月持続する拒絶的，反抗的，挑戦的な行動様式で，以下のうち4つ（またはそれ以上）が存在する。

（1）しばしばかんしゃくを起こす
（2）しばしば大人と口論をする
（3）しばしば大人の要求，または規則に従うことに積極的に反抗または拒否する
（4）しばしば故意に他人をいらだたせる
（5）しばしば自分の失敗，不作法を他人のせいにする
（6）しばしば神経過敏または他人によって容易にいらだつ
（7）しばしば怒り，腹を立てる
（8）しばしば意地悪で執念深い

図6.1　反抗挑戦性障害のDSM-IV診断基準

他者の基本的人権または年齢相応の主要な社会的規範または規則を侵害することが反復し持続する行動様式で，以下の基準の3つ（またはそれ以上）が過去12カ月の間に存在し，基準の少なくとも1つは過去6カ月の間に存在したことによって明らかとなる。

（1）しばしば他人をいじめ，脅迫し，威嚇する
（2）しばしば取っ組み合いの喧嘩を始める
（3）他人に重大な身体的危害を与えるような武器を使用したことがある
（4）人に対して残酷な身体的暴力を加えたことがある
（5）動物に対して残酷な身体的暴力を加えたことがある
（6）被害者の面前での盗みをしたことがある
（7）性行為を強いたことがある
（8）重大な損害を与えるために故意に放火したことがある
（9）故意に他人の所有物を破壊したことがある
（10）他人の住居，建造物，または車に侵入したことがある
（11）物や行為を得たり，または義務を逃れるためしばしば嘘をつく
（12）被害者の面前ではなく，多少価値のある物品を盗んだことがある
（13）親の禁止にもかかわらず，しばしば夜遅く外出する行為が13歳以前から始まる
（14）親または親代わりの人の家に住み，一晩中，家を空けたことが少なくとも2回あった
（15）しばしば学校を怠ける行為が13歳以前から始まる

図6.2　素行障害（行為障害）のDSM-IV診断基準

に認識されていない。多動が併存すると予後がわるくなる。
- **気分の落ち込み**：約 1/3 が情緒的な症状を示す。最も一般的なものは不幸せとみじめさである。これらが存在するときは十代と成人期でのうつと意図的な自傷のリスクが高まる。

教育面での失敗

CD の子どもの多くは学業成績と作業レベルが低く，しばしば学習障害を併存する。検査では，CD の子どもたちの 1/3 までに特異的読字障害 specific reading disorder：SRD（一般的に，年齢や知的能力から期待される読字レベルよりも 2SD 以上低いことと定義される。**第 27 章**参照）があり，逆に SRD の子どもたちの 1/3 までが CD であった。CD と SRD の関係は 3 つの可能性のいずれかが原因である可能性がある。まず，①破壊的な行動は教室での学習を妨げるかもしれない，②授業を理解し参加する能力のない子どもは欲求不満となり結果として破壊的になる，③破壊性と読字の問題はたとえば多動や非支持的で否定的な養育といった第三の要因から生じるものである。成績のわるさとは別に，CD と IQ の低さに関連がある。

対人相互反応の乏しさ

破壊的な子どもは仲間に人気がなく，友人関係が長続きしない。一般的に仲間と大人たち両方とのソーシャルスキルが乏しく，たとえばゲームを続けたり，良い社会交流を作っていくことができない。仲間関係が貧しいと，よくない予後が予測される。ICD-10 は，その若者が普通の仲間関係をもっているかどうかで CD を「非社会化型」と「社会化型」に分けている。DSM-IV には比較できるカテゴリーがない。実際の臨床では，非常に大多数の CD の子どもたちは仲間関係が障害されている。それにもかかわらず，友情を持続させていたり，利他的な行動をみせたり，罪悪感や自責の念をもち，他人を責めることを避け，他者への配慮をみせる CD の若者も少数ながら存在する。彼らについてクラスター分析研究では限られたエビデンスしかない。

社会化型 CD はより年長であり，盗み・ずる休み・飲酒といったより攻撃性の少ない非社会的な行動をする。彼らは「適応のよい犯罪者」と考えられていて，彼ら自身のサブカルチャーのなかでは逸脱しているとはみなされない。

鑑別診断 differential diagnosis

複数の情報源から詳しい情報が得られれば，診断に迷うことは通常それほど多くはない。複数の情報提供者は必須である。というのは行為の問題はたとえば家でのみ，学校でのみといった一つの状況でのみ起こっているかもしれないからである。疫学研究では行為の問題においては教師の評価と親の評価の関連性が非常に低いことがわかっている。

考えられる鑑別診断は下記のとおりである。

(1) **適応障害**：行為の問題が，離婚・親友や近親者との死別・養子になること・心的外傷・虐待といった，特定できる心理社会的なストレス要因への曝露のすぐ後（ICD-10 では 1 カ月以内，DSM-IV では 3 カ月以内）に発症したとき，そして症状がストレス因子またはその結果

が終結した後，6カ月以上持続することがないときに診断することができる。
(2) **多動**：CDと多動は間違われやすく，その逆も真である。これは部分的には図6.3で示すように，症状の重複があるためである。反抗・攻撃性・意図的な反社会行動は，純粋な多動の症状ではない。紹介されて受診した子どもでは，CDと多動はしばしば併存するため，多動を見逃す危険がある。
(3) **普通の子ども**：子どもの行動は正常範囲内でも，親や教師が非現実的に過度の期待をしている場合。
(4) **サブカルチャー的な逸脱**：若い人たちのなかには，反社会的だが，とくに攻撃的でも反抗的でもなく，ドラッグの使用や万引きなどを行なうものがいる。彼らは逸脱した仲間文化のなかではよく適応している。ICD-10での診断は社会化型CDだが，文化的な変異を病的なものとしているおそれがある。
(5) **自閉性障害**：しばしばひどいかんしゃくや破壊性を伴い，それらの行為の問題は，時おり紹介受診のおもな目的となる。

疫学 epidemiology

CDはワイト島研究の子どもたちの4%で診断され，その後の多くの研究ではより高率の数字さえ報告されている。貧しいスラム街ではとくに頻度が高い。男児の比率は一般的に女児の約3倍である。CDは社会経済的状況がわるいこと（これは数多くの変数を含む）や，家族の人数が多いことと関連する。発症年齢は非常に幅広い。ダニーディン研究では早期発症と晩期発症では明確な区別があった。早期発症（典型的には3歳から7歳くらい）は人口の7%で認められ，大人になるまで持続する反社会的・攻撃的行為のパターンへと続き，そのため最後に三十代で調査されたときに患者数の減少がなかった。この早期に発症し生涯続くパターンは，たくさんの養育上のリスクファクター（十代の親，厳しくて一貫しないしつけ，家族の対立，母の精神障害，主要な養育者の変化など）と，認知神経学的なリスクファクター（多動，より低いIQ，記憶の乏しさ，運動能力の低さ，徐脈）によって特徴づけられる。晩期発症（典型的には13歳から15歳くらい）は人口の

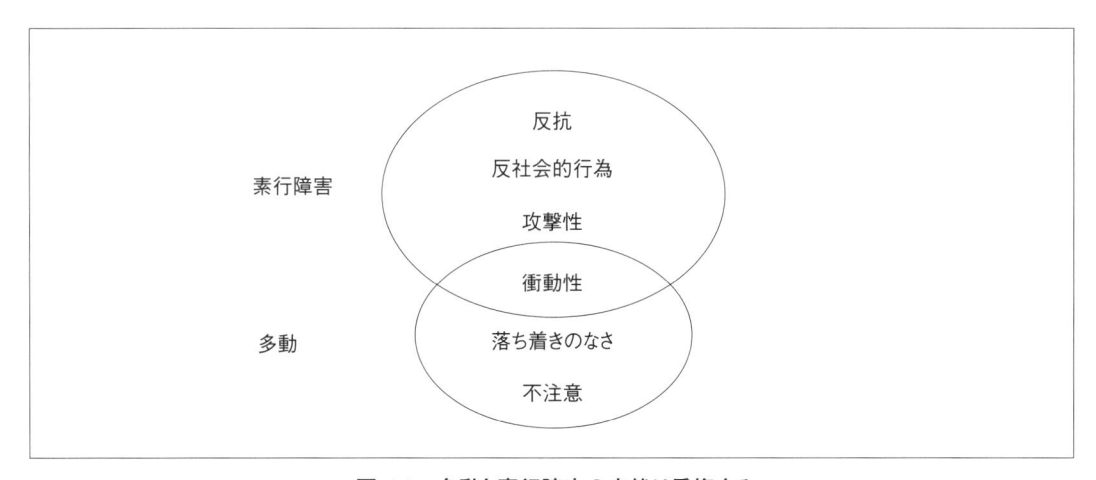

図6.3　多動と素行障害の症状は重複する

別の7％で認められ，彼らは早期発症群が十代後半までにするのと同じくらいたくさんの反社会的行為を行なうが，二十代後半までにそのレベルは半分になる（しかし通常レベルまでに下がることはない）。晩期発症群は一般人口と比べて親機能や認知神経学的なリスクファクターにより多く曝されているということはない。

原因 causes

遺伝か，環境か

CDは通常家系内に集中的に発症する。他の精神障害に比べて環境を共有することが遺伝子を共有することより大きな影響をもつ。そのため，双生児研究で一卵性のペアが高い一致率を示すが，二卵性のペアにおいても同様に高い。養子縁組研究では，養父母の影響よりも生物学的な親の影響のほうが少ない。しかし，犯罪者やアルコール依存の親をもつことに表されるような難しい気質の傾向に加えて，犯罪者やアルコール依存の養父母をもつことに表されるような好ましくない環境にいることによって，強い相互作用が生じる。この組み合わせは足し算で期待されるよりもっと高い率で反社会的行為と犯罪を生じる（**表29.2**参照）。この事実は，治療的な楽観論の根拠となる。というのは，もし子どもがかなり気質上のリスクファクターをもっていても，もしペアレンティング parenting と全体的な養育環境が好ましいものであれば，彼らは比較的うまくやれることが期待されるからである。しかし，大人の反社会的な人格と犯罪性の発展に，遺伝的影響はより強い役割を果たしているようである。細胞遺伝学的研究においては，これまでのところ新たな知見はほとんど付け加えられていない。XYY染色体異常をもつ人がとくにひどい攻撃性を示しやすいという報告があるものの，大規模な疫学調査では支持されていない。分子遺伝学的研究では新事実が明らかになりつつある。たとえばダニーディン研究では遺伝と環境の興味深い相互作用が示されている。モノアミンオキシダーゼAの遺伝子の特定の変異をもつ子どもは，反社会的行為に発展するリスクが高くなるが，それは彼らが比較的劣悪な養育（人口の下から1／3）を受けたときのみである。そうでなければ彼らの反社会的行為のリスクは増加しない。

子どもを対象とした機序

体質上の特徴で取り沙汰されていることは，神経伝達物質の不均衡，ホルモンの分泌過剰（とりわけテストステロン）と低コレステロールなどの代謝の変異といったものである。欲求不満場面の後で落ち着くのがうまくいかないといった異常な覚醒パターンもある。信頼性が高く再現性のある唯一の結果は，CDの子どもたちのなかには心拍数が低く，低覚醒下にある子どもたちがいるということである。しかし，「気難しい」と分類された気質をもつ幼児もまた，のちに攻撃性の問題で紹介されて受診することが多い。神経発達障害をもつ子ども（脳性麻痺，てんかん）は易刺激性や反抗の問題を生じやすいが，他の子どもに比べて反社会的行為を行ないやすいということはない。

心理学的なプロセス：他人からの中立的な行動を敵意のあるものと捉えやすいというような，認知に起因するバイアスが攻撃的な子どもに有意に認められる。こうした子どもは仲間から嫌われ，拒絶されるので，このように物事を捉える機会が増える。ソーシャルスキルは欠落している。CDの子どもの感情のプロセスはあまり研究されていないが，自己評価はしばしば低く，みじめさの共

存が一般的である。学業成績の役割は先述したとおりである。

身近な環境
(1) **親の精神障害**：これは重大な影響があるが，おもに夫婦の不和と子どもの養育の実践を介した間接的なものであり，特定の精神医学的な問題によって，特異的にCDが生じるわけではない。
(2) **親の犯罪**：上記と同様の環境の影響が考えられる。
(3) **子育ての実践**：CDは夫婦の不和，子どもに向けられた敵意，温かみの欠如，子どもとの関わりの欠如と強い関連がある。これらの因子は，部分的には子どもの行動に対する反応であるが，追跡調査と介入研究で，これらは子どものCDの発症と持続の原因となることが示された。
　　監督の欠如と一貫しないしつけもまたあきらかにCDと関係がある。おそらく子どもが予測可能な社会的ルールを経験したり学んだりする機会を与えられないからであろう。厳しすぎるしつけもCDと関係がある。
(4) **親子の相互関係のパターン**：パターソン Patterson, G.R.（1994）のきめ細かな研究で示されているのは，子どもたちの破壊的な行動は，もしそれによって子どもたちがもっと注目を集められたり，不愉快な要求を避けられたり，もっとやりたい放題にできるようになればエスカレートするということである。破壊的な行動に報いるような方法で親が応えることによって，そして社会的に受け入れられる行動を奨励しないことによって，親は子どもたちを反社会的に振る舞うように訓練しているということになる。この悪循環を断ち切るための介入は効果的であることが示されている。
(5) **性的虐待**は，以前には行為の問題のなかった男児・女児において問題を出現させる。

より広範な環境
(1) **学校の要因**は，家庭背景とは独立してCDの有病率に影響することが示されている。つまり，よく組織化されておらず，モラルが低く，職員の入れ替わりが激しく，親との交流がなされていない，友好的でない学校は，たとえ通学エリアの特徴を考慮しても，よりCDの有病率が高い。
(2) **より広い社会的な影響**：行為の問題は，住環境の過密さ，粗末な家，貧しい地域と関連しているが，これらの因子は原因なのか，他の家族的・社会経済的変数の単なる指標なのかは明らかではない。盗み，ナイフを持ち歩くこと，ずる休みによって若者が名誉を与えられ，人を怖がらせる暴力を通じて他人から「尊敬」を得るというような，地域の価値観は，住民による素行障害的な行動と関連する。

アセスメント assessment

過去1カ月くらいの反抗的・挑戦的で反社会的な行為の重症度と頻度を，詳細に評価しなくてはならない。患者のなかには，過去1年間の，さらには生まれてこのかたの，すべての「悪い」ことを列挙する傾向がある。注意と活動についても，同様に詳細な方法で（**第5章参照**）調べな

くてはならない。というのは、多動は行為の問題の併存症（あるいは鑑別診断）として一般的で、見逃されやすいものだからである。衝動性について調べることも価値があるが、これは多動または行為の問題のどちらにもあてはまるものである。感情面での症状、とくに不幸感やみじめさについても調べるのを忘れないようにする。問題の一部は子どもを混乱させるような出来事、たとえば、父親が面会日に必ずといっていいほど現れなかったり、いくら頑張っても母親が評価してくれなかったりすることなどに由来しているかもしれない。これらの心配は子どもとの個人面接でのみ出てくるかもしれず、もし家族を一緒に診ているだけでは見逃してしまうかもしれない。

　子育ての実際については詳細に尋ねるべきであり、問題行動の以前・最中・以後に何が起こっていたかについてを詳細に説明してもらう。その衝突の「勝者」は誰か？　何と言ったのか？　関係が元に戻るまでどのくらいかかったのか？　建設的な行動に対してどれくらい賞賛や励ましを与えたのか、そして共同作業にどれくらいの時間を割いたのかを尋ねる。さらに、最近の実例についての詳細を得る。子どもの気分や要求に対する親の感受性を測り、意見の相違を解決するときや子どもの生活設計をするときに、親がそれらをどのくらい考慮しているかを知るようにする。

　つづいて、親の感情的な調子と子どもに対する姿勢を考慮する。子どものよい資質について尋ねることはその助けになる。子どもの扱いにくさにもかかわらず、温かさや受け入れがいくらかあるのか、それともまったく否定的な調子なのか？　治療が進むにつれて扱う必要があるであろう強固な信念が明らかになるかもしれない。たとえば「彼の頭がどこかおかしいのだ」、「彼は父親そっくりで、彼もだめな人間なのだ」といったことである。

　非典型的な状況であっても、親と子どもを直接観察することは、彼らの関係性を知るうえで非常に貴重である。明確な境界が設けられているのか、あるいは、子どもは何をしてもたいてい許されてしまうのか？　たとえば、子どもが部屋を出ようとしたとき親はどう反応するのか？　よい行動はほめられるのか、あるいは無視されるのか？　子どもは注意深く扱われているだろうか？

　反社会的行為、集中してじっと座っている能力、仲間関係、試験の結果を含む学業成績についての学校の報告は必須である。教室でのやっかいな行動に対しては教師は非常に多くの時間を割くことになるため、明らかな読字困難が見逃されたり、あるいは単に悪い行動の結果だとみなされることがある。

治療 treatment

子どもに焦点を当てる

(1) **行動修正**は、1つないし2つの特異的な反社会行動を修正するためには非常に効果的ではあるが、通常は般化しない。

(2) **問題解決スキルの訓練とソーシャルスキルトレーニング**の効果も確かではあるが、これまでのところ、中等度の効果であることが示されている。

(3) **個人精神療法**は役に立たない。これらの子どもたちは、なぜ自分がそのように振る舞うのかについての自身の洞察がほとんどないからである。さらに、何が彼らを混乱させるかについて特定できたとしても、彼らはそれを修正したり、対処する他の方法をみつけようとする立場には立とうとしないものである。

(4) **薬物療法と食事療法**：子どもたちが行為の問題をもつのと同時に多動である場合，彼らの落ち着きのなさと不注意を薬物療法や食事療法で治療するのは適切であるかもしれない（**第5章・34章**参照）。中枢神経刺激薬の投与が落ち着きのなさと不注意を減少させるとき，反抗や攻撃性や反社会的行為もまた減少するかもしれない。過活動ではない子どもにおける行為の問題を中枢神経刺激薬が減少させるかについてのエビデンスはない。ちょっとしたきっかけで爆発的な反応をみせ，適切な心理的な管理に反応しない子どもにリチウムの効果があるといういくつかのエビデンスがあるが，深刻な副作用の可能性が高く，この目的のためにリチウムが処方されることは非常にまれである。食事療法は多動を改善し，易刺激性もしばしば減少させる。

家族に焦点を当てる

(5) **家族カウンセリングとソーシャルワーク**は，より広範囲の破壊的な影響を扱い，より特異的な治療的な作業を行なう場面を設定するためには必須である。

(6) **家族療法**は頻繁に用いられるが，評価しにくいものである。臨床経験から判断すれば，非常によく機能する家族ではしばしば有効であり，たった数回のセッションの後で両親は子どもに明確な境界を設けるために協力し，情緒的な雰囲気は改善する。それに比べて，対処する技術に欠けた，混乱していてまとまっていない家族ではあまり役に立たない。

(7) **ペアレントトレーニング**は最も確立されたアプローチであり，効果を証明する無作為化比較試験で最も高いスコアを示している。長い口げんかに巻き込まれるよりもむしろ望ましい行動に両親の注意を向けさせる。親子関係のよい局面を促進させ，望ましくない行動を扱うための効果的なテクニックも教える。グループで行なうと経済的であり，効果も保たれる。

地域社会に焦点を当てる

(8) **予防プログラム**は現在評価中である。エフェクトサイズは典型的には中等度であるが，全人口でみると有用であるかもしれない。

持続性と予後 continuity and outcome

- 以後の持続性：CD の子どもの 40％において行動の問題や破綻した対人関係が継続し，非行青年となる。
- 以前からの持続性：90％の非行青年は子どものときに CD であった。

予後予測因子

- **子ども**において，早期発症，症状が多彩で数が多いこと，個々の症状がより重症で頻繁に起こること，状況にかかわらず普遍的であること（家，学校，その他），関連した過活動があることによって予後のわるさが予測される。逆に，行動の問題がひとつの領域のみであること，たとえば攻撃性のみがあって仲間関係や学業成績などの他の領域には問題がないと，予後がよい。多岐にわたる問題がないということが重要である。
- **家族**において，親の精神障害，親の犯罪，子どもにむけられた強い敵意と不和によって予後の

わるさが予測される。

成人の予後の種類
- **同種**の持続性は男性でより多くみられる（つまり，同じような症状が残る）。攻撃性や暴力，反社会的な人格，アルコール依存，薬物，犯罪。
- **異種**の持続性は女性でより多くみられる（つまり，違う種類の症状が優位になる）。さまざまな情緒障害とパーソナリティ障害になる可能性があるが，攻撃性や犯罪性はより少ない。

精神科的なリスクや触法のリスクがより大きくなることに加えて，CDの既往歴をもつ人は成人期に社会的な障害をもつことになりやすい。学歴は，もしあったとしても低いものに止まり，職歴はわるく，社会関係は障害されていて，たとえば離婚となることがより多い。

参考文献

Bloomquist, M.L. and Schell, S.V. (2002) *Helping Children with Aggression and Conduct Problems*. Guilford Press, New York.
Earls, F. and Mezzacappa, E. (2002) Oppositional-defiant and conduct disorders. *In*: Rutter, M. and Taylor, E. (eds) *Child and Adolescent Psychiatry*. 4th edition. Blackwell Science, Oxford, pp. 419-436.
Hill, J. and Maughan, B. (2001) *Conduct Disorders in Childhood and Adolescence*. Cambridge University Press, Cambridge.

さらに理解を深めるための文献

Patterson, G.R. (1994) Some alternatives to seven myths about treating families of anti-social children. *In*: Henricson, C. (eds) *Crime and the Family*. Family Policy Studies Centre, London. pp. 26-49.
Rutter, M. *et al.* (1998) *Antisocial Behaviour by Young People*. Cambridge University Press, Cambridge.
Scott, S. *et al.* (2001) Financial cost of social exclusion: follow-up study of anti-social children into adulthood. *British Medical Journal*, **323**, 191-194.
Scott, S. *et al.* (2001) Multicentre controlled trial of parenting groups for child antisocial behaviour in clinical practice. *British Medical Journal*, **323**, 194-197.

第7章

少年非行
juvenile delinquency

　少年非行の定義は法律上のものであり，直接精神保健に関係するものではない。英国では，成人であれば犯罪となる行為で有罪となった10〜17歳の年齢の者に用いられる。意外なことに，触法行為の90%以上は人に対するものではなく，窃盗，車の持ち去り，侵入や破壊行為など物に対するものである。暴力行為，薬物犯罪や性犯罪は10%に満たない。公的記録と，非行少年の自己報告や被害者の調査結果とを比較すると，公的記録は実際に起きた触法行為全体の1／10しか取り扱っていない。触法行為の実際の数と報告数との乖離は，軽微な犯罪が報告されないために生じており，重大な犯罪はほとんどのケースで報告されていた。比較的軽微な犯罪の場合，容疑者が白人，偏差値の高い学校への通学，秩序正しい家庭の出身や知的能力が正常域である場合には，検挙される可能性が低くなる。しかし，より重大な犯罪の場合，自己報告と公的記録による個人的，人口学的特徴はいずれも似通っている。いったん検挙されると，過去に犯罪歴がある，犯罪の重大性が高い，少年が年長あるいは黒人である場合には，告訴まで及ぶ可能性が高まる。

疫学 epidemiology

年　齢
　十代後半に法律を犯すピークがあり，窃盗と財産犯がこの時期には最も多い。暴力は二十代前半になると最も増加し，二十代半ばには総数が急激に減少する。一度服役した者の1／2から3／4は，もう二度と罪を犯さない。つまり，残りの約1／4が「中核」となって犯罪を繰り返すのである。犯罪常習者を予測する特徴は，非行全体を予測する特徴と類似しており，それがより顕著に認められる。低年齢での開始は，持続を示す予測因子となる。ロンドンの中心部で行なわれた，ウェスト West, D.J. とファーリントン Farrington, D.P. による有名な，ケンブリッジ追跡研究では，少年時代に3回以上有罪となった者の3／4は，成人後も犯罪行為を繰り返していた。

性　別
　欧州でも北米でも，自己報告や公的記録の別を問わず，男性による非行が女性による非行の約3〜10倍多くみられる。男性の優勢はとくに暴力犯罪で顕著であった。いくつかの犯罪，とくに万引きなどは，女性に多く認められた。性差は，異文化間における普遍性やヒト以外の霊長類で類似

した性差がみられることから生物学的な要因や，男女で賞賛され許容される行動が異なることで示される文化的な要因まで，複数の説明が可能である。近年のエビデンスは生物学的要因と心理社会的要因の両方の関連を示唆している。つまり，男児は多動性障害などの生物学的要因に基づく症候群を患いやすいため，非行のリスクが増加する。また，犯罪や暴力を讃えるサブカルチャーの一部として，男児は，攻撃的な態度を示すことが容認され賞賛されることが多いのである。

社会経済的状況 socio-economic status：SES

重要な影響を及ぼすが，交絡する他の要因の影響が大きいため，軽視する研究者が多い。英国の調査において，少年非行の割合が専門職や管理職の家族で5％であったのに対して，特別な技能をもたない肉体労働者の家族では25％に認められたことから，低いSESの影響力は明らかである。自己報告からは，より重大な犯罪においてこの傾向が強いが，軽微なものでは2：1まで比率が低下する。

人種

英国では，公的記録と被害者による調査の両方が，アフリカ－カリブ系の少年が同年代の白人少年の5～10倍多く暴行，強盗，暴力および窃盗に携わりやすいことを示唆している。これは，50年前のアフリカ－カリブ系移民の第一世代ではみられなかったことである。少年による他の触法行為については，現在のアフリカ－カリブ系の割合は白人の約2倍である。この黒人と白人の違いは，社会経済的要因や家庭の特徴によっていくらか解釈が可能であるが，すべてではない。数十年にわたる偏見や嫌がらせも大いに影響していると思われる。現時点では，「アジア系」の少年の割合は白人に比べると少ないか，ほぼ同等である。

時代による変化

歴史的にみると，暴力犯罪は18世紀半ばには非常に多かったが，その後減少をたどり，19世紀後半から20世紀初期に最も減少し，その後再び増加している。過去50年間で，少年犯罪は確実に増加し続けている。国際的には，この期間に公的に報告された犯罪率はほとんどの国で約2～6倍増加しているが，これは記録方法が改善した影響も一部ある。公的記録による少年非行の割合の変化は，少なくとも部分的には政策の変化に左右されやすいため一貫性に乏しい。たとえば，警察が，記録されない警告 warning を，記録に残す警告 caution に変更したり，あるいはその逆を行なえば，公的な非行の割合は著しく増加あるいは減少しうる。暴力を伴う犯罪の割合はこの数十年間一貫して10％以下であったが，女性犯罪者の割合が1／10から1／5に増加した。英国では，最近の10年でナイフや銃器を用いた少年の暴力犯罪が大幅に増加した。

地域性

地域によって非行の割合に明らかな差があるが，これは社会的階級や他の社会経済的要因だけで十分に説明できるものではない。その土地における建築物のデザインがなんらかの効果をもたらすことが示されている。すなわち，他人に目を光らせることができることや，責任をもって「防御可能な空間」にしていく努力が重要なようである。また，広域でみると，ワイト島とロンドン中心部

の比較において，都市の中心部における素行障害の割合が，郊外の地域に比べて2倍以上高かったが，これは，親の精神障害，親の犯罪傾向，家庭内不和など心理社会的な家庭の要因でほとんど説明可能であった。また，学力水準の低い学校などの地域の要因も関与していると考えられた。住人の転入・転出が少なく，結束力のある安定した地域では，社会ネットワークが犯罪を防止することが示唆されている。ケンブリッジ研究では，ロンドンの中心部の貧困地域で検挙された非行少年は，他の地域に移住した場合，他のリスクファクターをコントロールしても，中心部（の貧困地域）に留まった少年に比べて再び検挙されることが少なかった。

関連する要因 associated factors

家　族
- **大きさ**：とくに社会経済状況の低い家族では，家族の人数が多いほど，非行の割合との相関が大きく，兄弟の数のほうが姉妹の数よりも影響を及ぼしていた。それとは反対に，いわゆる一人っ子における非行の割合は比較的少なかった。
- **収　入**：低い収入は非行の割合と強く相関していた。
- **犯　罪**：重大な少年犯罪は，とくに親や同胞の犯罪歴と強く相関していた。これは，共通の遺伝要因，共通の貧困状況，あるいは社会的学習によるものだろうか？　成人常習犯の双生児研究および養子縁組研究は，ある程度の遺伝的要因の影響を示唆している。少年非行の研究も若干の遺伝的要因の影響を示唆しているが，共通の環境的要因のほうが重要のようである。相互的な影響も関与している。つまり，早期に養子縁組された事例の観察研究では，産みの親が犯罪者であった子どもは，そうでない子どもに比べて2倍も多く厳しい叱責や身体的な罰が用いられており，子どもの気質の違いが有害な養育行動をもたらすことが示唆された。
- **子育て経験**：少年非行は，素行障害と同様に，親の監督の欠如や崩壊家庭と強い相関を示す。家庭内の感情表現は，敵意と不和に満ちていることが多い。家庭の規範が欠如していたり，子どもの行動や感情を観察する力に乏しいことが多い。望ましい行動や逸脱した行動のいずれにも親の反応が乏しいため，罰には一貫性がなく，賞賛はあったとしても一定しない。家庭内の危機や問題を解決する術に乏しいということは，葛藤によって緊張や争いが長引きやすいことを意味する。身体的，心理的，性的虐待も珍しくない。

個人の要因
- **行　動**：常習的非行児の約90%は，児童期中期に素行障害の基準を満たすほど反社会的な要因を示していた。したがって，初めは問題がなかったが青年期に「悪い仲間に入ってしまった」といった考えは，非行が持続する多くの少年に関しては作り話である。一方で，1回のみの犯罪者の多くは，初期の顕著な問題歴をもたず，「十代の子どもが普通に通り過ぎる時期」の一部と捉えることができる。
- **知　能**：知能の低さと非行の多さは，比較的強い相関が示されている。ある研究では，IQ90以下の少年の20%が常習犯であったが，110以上の少年では2%であった。IQの低い少年に非行が多いのは，単に賢い非行児は捕まらないといった単純な理由によるものではないこと

を報告された自己像が示している。IQ の低さと非行の関係は，学業不振，低い自尊心や欲求不満に由来するものかもしれない。あるいは，IQ の低さが他の生物学的問題や社会的不利のひとつの指標となっている可能性もある。興味深いことに，IQ の低さと行為の問題の関連は，3 歳という低年齢からでも認められる。

- **生物学的要因**：成人の犯罪における遺伝的関与については既に述べたとおりである。成人犯罪者は対照群と比較して，ストレスに対する低い自律神経系の反応，受動回避学習の障害，強い攻撃性，低い注意力，およびスリルを強く求める傾向が示されている。このような特徴が後天的か，先天的かはまだ明らかにされていない。犯罪行為が特定の臓器障害に起因することはまれである。非行少年の脳波検査は一貫した異常所見を示さないが，重篤で爆発的な攻撃性は，側頭葉病変や複雑部分発作に伴うことのある「間欠性爆発性症候群」に起因することがある。XYY 染色体異常は暴力的犯罪との関連はないが，低い知能との関連のためか，軽微な犯罪の割合と相関するようである。

- **他者との関係性**：非行少年は，非行を行なわない少年と比較して，同年代の同性の仲間や異性と障害された関係性や不調和な関係性をもつことが多い。大部分の少年非行は，他の反社会的な仲間とともに行なわれることが多いため，彼らとのかかわりが犯罪行為の持続に寄与することを示すエビデンスが多く存在する。このため，後述するように，反社会的な若者を一同に集め，言動を注意深く監督せずに介入プログラムを施行したりや刑務所に入れることは，非常に有害となる恐れがある。

- **態　度**：非行少年は一貫して反社会的な価値観をもっているだろうか？　初期の研究はそうではないことを示していた。少年は犯罪に至った動機について，スリルの探求，退屈からの脱出や，仲間に勇敢さを見せる満足感について述べることが多く，物質的な満足はおもな理由とならなかった。しかし，若年犯罪者の道徳的判断に関する研究は，彼らが利己的で愛他心が弱いことを示しており，他者の立場になって考える能力や，行動に伴う結果について推測する能力が低いことを示している。また，彼らの多くは，暴力が葛藤状況を解決し，ケンカや反社会的行為（大量の薬物やアルコール乱用を含む）が仲間からの「尊敬」を得ることができると信じていた。逆に学校に対する好意的感情や尊敬，それらの価値に対する同一化は，非行を行なわない少年より低い。

- **人　格**：人格の偏りについて，これまでは一貫した所見が得られなかったが，最近の研究によると，冷淡で，窮地に陥った他者への情緒的な反応が欠如する下位集団の存在が示された。一般的には，小児期や青年期における**パーソナリティ障害**という用語の使用には論議の余地がある。しかし，成人期にみられるすべてのパーソナリティ障害は，大部分の症例においてその徴候が青年期後期から認められる。DSM-IV の**反社会性パーソナリティ障害** antisocial personality disorder：ASPD の定義は，一貫した攻撃性や無責任など，ほとんど行動の描写によってなされ，少年期に素行障害を呈していたことが条件となる。常習犯罪者の 50 ～ 80% は ASPD の DSM 基準を満たすが，ASPD の下位集団に相当するかもしれない**精神病質** psychopathy（現在はパーソナリティ障害として分類されていない）の基準を満たすのは 15 ～ 30% だけであった。冷淡さ，人をだますこと，浅薄な感情，誇大的，良心の呵責の欠如などが精神病質の特徴であり，対人間の情緒的反応性の欠如が，その核心部分であろう。生物学

的要因も関与しているかもしれないが，精神病質者は，精神病質をもたない ASPD 犯罪者に比べて，より重篤な虐待的環境のなかで小児期を過ごしていた。

リスクアセスメント risk assessment

　非行少年を評価するさいは，通常実施される全般的な精神医学的アセスメントに加え，他者や少年自身に対する危険性のアセスメントが必要となる。昔から司法精神医学は「臨床的知恵」に基づくアプローチに頼り，環境より個人に，また，少年自身でなく他者に対するリスクに焦点を当て，信頼性や妥当性といった科学的根拠に乏しいものであった。「過去の暴力のパターンは，将来の暴力をも予測する」といった格言は現在でも通用し，犯罪の数やタイプがその指標となる。残念ながらそれはおおまかな指針でしかなく，言い方を変えると，多くの予測可能な転帰のうち，ごく一部のものしか予測できない。つまり，過去の犯罪行為やリスクファクターの多い者が二度と罪を犯すことがなかったり，少ない者が再犯したりする。このため，誰が厳重な施設に留置されるべきか，信頼性をもって決定することが困難である。モーズレー病院 Maudsley Hospital では，**図 7.1**に要約される要因に基づいたアプローチを行なっている。これはキャロル・シェルドリック医師 Sheldrick, C. による功績が大きい。

　社会の関心は他者の安全に向けられがちであるが，若年犯罪者の自傷行為が，とくに拘禁時に高率にみられることを記憶し評価することは重要である（自傷行為や自殺については**第 11 章**を参照）。少年が育った環境についても，十分な注意を払う必要があり，偏っていない友達，犯罪者でない成人による保護的な関係，自尊心を感じることができたり，創造的な活動や仕事の機会につながるような技能など，**保護因子** protective factors にも着目すべきである。また，犯罪行動は機会と刺激によって成立するが，これらは予測が困難であるため，環境あるいは個人に認められる固有のリスクについても評価する必要がある。少年は，夜にドラッグができると評判の場所へ出かけるか？　友達は麻薬の注射をしているか？　そのなかに HIV 陽性者はいるか？　暴力が幅をきかせているようなナイトクラブに友達と出かけているか？　父親は酔って帰宅して暴力を振るっている

指標となる犯罪	過去の犯罪
重大性	少年犯罪記録
性質，特色	過去の検挙歴
犠牲者の特徴	暴力に対する有罪判決
意図と動機	警告
犯罪における役割	自己報告された犯罪
行動	
犯罪に対する態度	過去の問題行動
犠牲者に対する共感性	暴力
他者への思いやり	自傷行為
	放火
	子どもへの残酷な行為
	動物への残酷な行為

図 7.1　若年犯罪者のリスクアセスメントに検討されるべき要因

か？　リスクアセスメントの補助となるいくつかの手法があり，青年用に改変された『ヒストリカル／クリニカル／リスクマネジメント Historical/Clinical Risk management 20-item：HCR-20』はそのひとつである。

マネジメント management

　触法行為を繰り返す約1／4の犯罪少年たちに対して，多くの努力が注がれている。刑務所への収監や他の司法的処遇など，罰の有効性に関するエビデンスは乏しい。また，一方で「短い鋭いショック」が，他方で長期的な個人療法が重要とする考えは，実証的なエビデンスよりも精神医学の流行や政治思想に基づくことが多い。効果が示され，分析も比較的十分に行なわれた治療的アプローチは3つある。ジェームズ・アレクサンダー Alexander, J. が考案した機能的家族療法が，最も簡潔である。これは，ひとりの治療者が犯罪者の家族と自宅で10〜12週間かけて治療を行なうものである。治療は3期に分かれており，①家族が変化を望むように動機づけを行なう，②特定の問題を変化させる方法を教示する，③家族の問題解決スキルを一般化させるように手助けする。

　スコット・ヘンゲラー Henggeler, S. によって考案されたマルチシステミック療法 Multisystemic Therapy：MSTも同様に約3カ月を要する。この治療は，重大な反社会的行動を決定する要因の多くが，少年の身近な環境のなかにあることを示した徹底的な発達的研究に基づいて作成されている。すなわち，これらの要因から少年を一時的に引き離し，最も増悪させうる要因を強化し，さらに犯罪の温床となった元のままの環境に戻すことには，何の意味もない。しかし，現代の少年司法制度は少年犯罪者を他の反社会的な仲間とともに拘置することによって，まさにこのようなことを行なっているのである。MSTは逆のアプローチを取り，多くの資源を刑務所に投じるのではなく，少年を取り巻く環境を変えることに用いる。MSTには6つの要素があり，少年のニーズに応じて柔軟に適用される（図7.2参照）。MSTによって，再犯率が約1／3から半分に減少し，社交的な行動が増加することが，複数の研究によって確認されている。しかし，支援の質が保証されることが重要となる。このためにはスタッフチームを形成して適切な援助を提供し続け，治療者のスーパービジョンを行なうことが確約される必要がある。治療の忠実性が保たれない施設では転帰が増悪することもエビデンスによって示されている。

　多次元治療里親制度 Multidimensional Treatment Foster Care：MTFCはパトリシア・チェンバレン Chamberlain, P. によって作成された。これは3つの治療法のなかで，最も徹底的に行なわ

（1）有効なコミュニケーション，系統的な褒美と罰のシステム，日常の葛藤に対する問題解決的アプローチに焦点を当てた家族療法。
（2）問題をもたない仲間と多く時間を過ごし，他の非行少年と会うのを止めるように援助する。
（3）学校と連携し，学習や宿題の成果を向上させ，放課後の時間の再構築を行なう。
（4）仲間からの悪影響に対するアサーショントレーニングなどを含む，個人の発達の促進。
（5）家族，学校，仲間や近所の問題に対処できるように，少年とその両親を強力に援助（エンパワー）する。既成の回答を与えるのではなく，家族の独自の問題解決能力を引き出すことが重要である。
（6）少年司法，社会福祉，精神保健，教育など，他の機関との連携。

図7.2　マルチシステミック療法（MST）の要素

れるものであり，同様に非行の原因に関する十分な研究に基づくものである．この治療法では，少年は約6カ月間，里親家庭で生活し，生活技能を教わり，他の反社会的な仲間から引き離される．すべての好ましい行動には褒美が，規則を破ると罰が，即時的に与えられるといった厳格なルールが決められている．これは個人のニーズや興味に応じて注意深く設定されたポイント制を用いて行なわれる．この間，実の家族は少年を管理し監督する術を教わる．1年後に家庭に戻された後の犯罪率は同様に，1／3から半分に減少することが示された．ペアレントトレーニングも犯罪率を減少させることが示されているが，携わったスタッフの精神的疲弊も比較的大きい．

　予防プログラムは，反社会的行動が根深く染みわたる前に実施されるため，理論上，魅力的である．これらのプログラムは小児期早期あるいは中期を対象とし，次の3つのレベルの介入法のいずれかとなる．①すべての子どもに対して行なう**共通**の介入，②犯罪者になるリスクの高い子どもを対象とした**標的を絞った**介入，そして③すでに行為の問題をもつ子どもたちの犯罪行為を**二次的に予防**する**適応を見定めた**介入，である．共通の介入で分析されたものは少ないが，標的を絞った介入のうち，英国の小学生（訳注：5〜11歳児）を対象とし，親のマネジメント訓練，読字訓練，教室のマネジメントスキルに関する教師への指導の3つの要素を含むプログラムは有効性が期待できる．親のマネジメント訓練は，小児期中期における行為の問題を減少させることが示されているため，二次的な予防に効果的かもしれないが，非行への有効性については明らかにされていない．すべての予防的アプローチに共通する問題は，最もその手助けを必要としている子どもをもつ家族を参加させることである．

参考文献

Bailey, S. (2002) Treatment of deliquents. *In*: Rutter, M. and Taylor, E. (eds) *Child and Adolescent Psychiatry*. 4th edition. Blackwell Science, Oxford, pp. 1019-1037.

Rutter, M. *et al*. (1998) *Antisocial Behaviour by Young People*. Cambridge University Press, Cambridge.

さらに理解を深めるための文献

Bailey, S. and Dolan, M. (2004) *Forensic Adolescent Psychiatry*. Butterworth, London.

Chamberlain, P. (2003) *Treating Chronic Juvenile Offenders*. American Psychological Association, Washington, DC.

Farrington, D.P. (2002) Key results from the first forty years of the Cambridge study in deliquent development. *In*: Thornberry, T.P. and Kern, M.D. (eds) *Taking Stock of Deliquency: an Overview of Findings from Contemporary Longitudinal Studies*. Kluwer/Plenum, New York.

Henggeler, S.W. et al. (1998) *Multisystemic Treatment of Antisocial Behaviour in Children and Adolescents*. Guilford Press, New York.

Robins, L. (1978) Sturdy childhood predictors of adult antisocial behaviour: replications from longitudinal studies. *Psychological Medicine*, 8, 611-622.

第8章

不登校
school refusal

児童精神科への紹介患者のおよそ5％が，不安や苦悩を抱えながら登校することを拒否している子どもである。この症状は「不登校 school refusal」と分類されている。「学校恐怖 school phobia」という用語は避けるのが好ましい。なぜなら，登校の拒否は学校そのものへの恐怖というよりも家を離れるのが嫌であることのほうが多いからである。また，不登校は診断名ではないということをよく覚えておく必要がある。不登校というのは，ひとつの表現されている訴えでしかなく，その子ども，家族あるいは学校システムなど子どもを取り巻く環境全体のもつさまざまな問題を反映したものなのである。不登校という状態が目立つのは，われわれが，登校に価値があると信じ，それを義務づけられている社会に生きているからである，ということは注目すべきである。子どもたちがおつかいや草むしりを期待され強制される社会ならありえるかもしれない「おつかい拒否」や「草むしり拒否」といった行政上あるいは精神医学上のカテゴリーはないのである。

疫学 epidemiology

不登校は3つの年齢層でピークがある。つまり，学校が始まるとき，転校したとき，そして十代前半である。学童期の子どもの多くが学校へ行きたくないというが，彼らの思いにかかわらず，その親たちは通常，子どもを学校へ行かせることができる。「成功」した不登校は，学童期後半の子どもに多くみられる。その理由のひとつには，彼らをその意思に反して強制的に学校へ行かせるのがより困難になるということがあろう。ワイト島研究によると，10, 11歳（小学校5〜6年生）の2,000人以上の子どもたちのなかには，ひとりも不登校の児はいなかったが，同じ子どもたちを14, 15歳で評価したときには15人が不登校であった（有病率0.7%）。不登校の頻度は男女で差はない。特定の社会階層の子どもが不登校になりやすいという傾向もない。

特徴 characteristic features

不登校の子どもは，学校へ行くことや学校へ向かって出発することを拒否し，また，学校へ着くとすぐに，もしくは着く前に家に戻ってくる。家を離れることや学校に参加するのが怖いと明白に言う子どももいるが，恐怖を明らかには表現せずに「身体的な問題にすりかえる」子どももいる。

たとえば，学校へ行く前や学校に着いた直後に，頭痛，腹痛，倦怠感，頻脈を訴えたりする。学校のない週末や休暇の時期にそれらの訴えがないということが見立ての手がかりとなる。

登校したくない子どもを無理やり行かせようとすると，涙を流したり，嘆願したり，かんしゃくを起こしたり，身体的に抵抗したりする。怠学と異なり，不登校の子どもは学校へ行っていないということを秘密にすることはない。親は子どもがどこにいるのかも分かっている。なぜなら子どもは家にいるか家の近くにいるからである。

不登校の始まりは突然であったり，徐々にであったりするが，子どもは学校へ行きたくないと表現することが多くなっていき，学校から離れている日々が週を追って増えていく。きっかけとなる因子はしばしば明らかであり，たとえば教師が変わった，転校した，友達を失った，病気になったなどである。不登校の始まりは青年期においてはより潜在的で，以前は楽しんでいた仲間との活動に急激に参加しなくなったりすることで始まる。休暇や病気のあとの学校が始まった直後の時期に，不登校が始まったり再発したりすることが多い。

不登校は通常，子どもが学校へ行きたくないことと，親が子どもを学校へ行かせることができない，もしくは行かせたくないことが重なって起こる。また，潜在するさまざまな精神障害のひとつの症状であるということもある。これらの疾患では，不登校だけではなく他の症状も伴ってくることが多く，それらの随伴する症状が不登校の性質を知る有力な手がかりとなる。たとえば，分離不安のために学校へ行きたくない子どもは，ボーイスカウトの活動やお誕生日会にも参加しないであろう。一方，いじめが怖くて学校に行きたがらない子どもは，ボーイスカウトの活動やお誕生日会は喜んでいくであろう。学校へ行かなければいけないといったプレッシャーがない状態であっても悩んでいたり絶望感といった症状がある場合は，うつ病が潜在する可能性がある。

関連した特徴 associated features

家族の要因

子どもが学校へ行きたくないという気持ちと同様，親が子どもに上手にプレッシャーをかけて学校に行かせることができないということもしばしばある。子どもが経験している悩みが強いために学校に行けないのが正当にみえることもあるが，しばしば以下の3つの家族の要因を反映していることが多い。

(1) 家庭の組織力やしつけが効果的でない。これは，一般的な守るべき家のルールがないことであきらかであり，父親不在もしくは父親が効果的に介入できていないと，よりこの傾向が強い。
(2) その子どもに対して感情的に介入しすぎる。たとえば，子どもを怒らせるのではないか，厳格にすることによって子どもから疎まれるのではないかと母親がいつも不安を抱いている。母親は子どもが自分の傍に1日中いるほうが喜ばしく安心感があると思っていることもある。子どもがとくに貴重に授かった場合や脆弱である場合，たとえば医者の予想に反して早産で非常に未熟な状態から生き延びた子どもなどに，このようなことが起こりやすい。
(3) 家庭外の諸機関と折衝するのが下手である。たとえば，いじめの問題や学習上のストレス

を解決するために学校側と協力したり，感情の問題に対して援助を求めたりするということが苦手である。

知能と学業成績

全体的に集団としてみた場合，不登校児は平均的な知能と学ぶ力をもっている。学習の問題はありうるが，通常それは不登校の主要な原因ではない。子どもの学力の客観的な評価（学校でのテストや知能検査）は，その子どもを安心させたい場合にはしばしば有用である。

子どものパーソナリティ

子どもはかなり物静かで順応するタイプであることが多く，比較的友達が少なく，ささいな災難が起こったときに，容易に「つぶされてしまう」ことが多い。一方，子どものもともとのパーソナリティは，とくに目立たないものであったり，外交的であったりすることもある。よく見受けられるのは，保育所や学校に通い始めたときに，最初の分離に困難があったということである。

家族構成

家族の大きさは関係がない，つまり，一人っ子や大家族の子どもに多いなどという傾向はない。ただ，末っ子は（真ん中の子どもや第一子よりも）最も不登校を起こしやすい。

鑑別診断 differential diagnosis

怠学とは，親の許可なく学校から離れて他の活動をすることである。多くの学校では，学校の最後の学年や卒業の前に，十代の子どもが学校に来なくなる原因のうち，いちばん多いのが怠学である。怠学する子どものほとんどはグループになって1日を過ごし，その親たちは子どもの居場所を知らない。不登校がしばしば情緒障害からの二次的なものであることが多い一方，怠学はしばしば素行障害にリンクしている。不登校と異なって怠学は素行障害の前兆であり，そのリスクファクターとして，男性であること，社会的に恵まれないこと，大家族，親の犯罪暦，両親の不仲，学校の成績が悪い，しつけが一定していない，よく監督されていない，などが挙げられる。

親のなかには，わざと子どもを学校から家に囲い込んでしまうものがいる。その親たちは学校が無益と思っていたり，自分に子どもの助けが必要なためであったりする。たとえば，病気の母親は子どものうち一人を選び，話し相手としてあるいは家事をさせるために家に居させる。不登校の子どもの親は，しばしば自分自身が不安定であり，結託して子どもが家に居たいと決めさせることもあるので，この囲い込みと不登校の違いは必ずしも明らかでない。

今のところ，身体疾患は学校へ行かないことの最も多い理由である。ただし義務教育の最後の学年は怠学の割合が高くなるので例外である。本当の身体疾患で学校を休んでいるのか，不登校の「身体的な問題へのすりかえ」なのかを鑑別することは必ずしも容易ではない。週末に症状がよくなるということは確実な見分け方ではない。本当の身体疾患であっても，学校関連のストレスがかかると症状が悪化することはあるし，そのほうが都合がよければ，ほとんどの子どもはその本当の症状を誇張して訴えるものである。

不登校の子どもに潜在する精神医学的問題

不登校は，潜在するさまざまな疾患の前景に立つ症状に過ぎないことがある。とくに年少の子どもでは**分離不安**は最も一般的な診断名である。多くのケースでは，不登校は離れたがらない子どもと，学校へ行きなさいとあまり強制的には主張できない親の組み合わせで起こる。これらの親は，一般的に制限を課すことが苦手であったり，子どもの分離不安を共有してしまったりするからである。

少数派であるが，不登校が家を離れる不安ではなく学校や学校の行き帰りに関する**特定の恐怖症**に原因するケースもある。特定の旅行，いじめ，特定の教師，特定の教科への恐怖症などがありえる。これらの子どもの学校に関する訴えは分離不安の影に隠れがちであるが，確認する必要があることを念頭におくべきである。

うつ病はとくに十代の不登校の原因として重要であるが，研究によって，その推定有病率はかなり異なっている。

統合失調症は，青年期の不登校の原因としてはまれである。

治療 treatment

行動療法的な「学校へ戻す」というアプローチは，とくに不登校が最近始まったケース，比較的突然始まったケースでは成功しやすい。一貫して確固とした態度をとることが子どものためであると親が信じている場合には，速やかに学校へ全時間戻るということもしばしば可能である。治療したい思いの強い親と支持的な教師がいれば，この方法は非常に効果的である。子どもや親の不安のレベルが高い，また子どもが長期にわたって学校を休んでいる場合には，漸次的な脱感作的アプローチ（徐々に学校へ戻っていく）のほうがより適切であろう。たとえば，学校の時間外にまず登校してみることから始めて，毎日少しずつ学校に居る時間を増やしていく。

学校に行かないことによって社会的な発達が阻害されるということを親に伝えることは，子どもを学校へ戻すことの必要性を親が認識する手助けになるだろう。親は通常，子どもが学習面で遅れをとっていることにはよく気づいている。家族療法によって，親が力づけられて，過干渉を減らす一方，子どもに対して確固とした境界を設定して，コントロールできるようになることもある。

いったん不登校が慢性的になったならば，子どもを学校へ戻すために乗り越えなければならないハードルがさまざまな形で加わってくる。時が経つにつれて，子どもは学校の授業からどんどん遅れていき，以前仲のよかった友達は新しい友達を見つけてしまい，長期に休んでいたことをクラスメイトに説明しなければいけないと思うと気が重くなってしまう。同時に，1日中家に居ることによって，さらに親から注目を集めることができるという子どもにとって嬉しい面もあるだろう。子どもがいったん学校に戻ろうとするならば，これらのハードルを乗り越える（たとえば，長期に休んでいた理由をどのように説明するか指導する）必要があるし，報酬と阻害要因のバランスを変えて学校に行かないよりも行くほうを好むように変えていかなければならない。

学校との連携は必須である。教師は子どもが学校へ戻ってくることをサポートするためにできる限りの準備をする必要がある。教師には，学校側と協力するソーシャルワーカーや心理士からの支

援も必要である。子どもが学校に来ない間に家庭で授業をすることはしばしば適切ではない。なぜなら，そうすることによって，きちんと解決すべきだというプレッシャーを弱めて，子どもが1日中家にいることを認めてしまうからである。学校へ戻ることが遅くなるならば，他の（不登校の）子どもたちとともに特別授業を受けることは，暫定的な解決方法としてはより満足できるものである。親と子どもはしばしば学校内での変化が問題を解決すると思い続けていることがあるが，そのようなことはほとんどない。転校の手配に手間取っている間に，もっと適切な解決法を実施する機会が失われてしまう。学校の因子（いじめなど）が強い場合であっても，すぐに転校という選択肢をとるよりも，学校がその問題を解決する合理的な機会を与えられるべきである。

エビデンスによると，一般的には分離不安による不登校に対して投薬は有効ではない。投薬するとすれば，パニック発作に関連した青年期の不登校児に対して三環系抗うつ薬を使用するくらいである。不登校がうつに起因したものである場合も，投薬の有効性は不確定である。**第10章**で述べられているように，従来の抗うつ剤は小児期や十代のうつ病には効果はなく，SSRIs の有効性も疑わしい。

入院治療は，子どもの問題が重篤である場合や，遷延していて他の治療に反応しない場合，家庭環境が積極的に不登校を維持する役目を果たし，効果的な治療の障害になっているときには適応となる。

<u>予後 prognosis</u>

不登校の重篤なケースを含む割合は，研究によってさまざまであるが，学校へ戻ることに成功する割合は一般的に70%かそれ以上である。子どもの年齢が若い場合，症状がそれほど重篤でない場合，不登校の始まりから速やかに介入された場合に，学校へ戻れる割合は高くなる。学校へ戻れるようになっても，感情の問題や人間関係の問題は依然として残っている。ほとんどの不登校経験者は普通の成人になるが，社会的な人間関係はやや限られており，1/3 は情緒的な問題を持ち続けている。ごくわずかに，広場恐怖をもつようになったり，職場に行けなくなるものもいる。

<u>参考文献</u>

Berg, I. (1992) Absence from school and mental health. *British Journal of Psychiatry*, **161**, 154-166.
King, N.J. and Bernstein, G.A. (2001) School refusal in children and adolescents: a review of the past ten years. *Journal of the American Academy of Child and Adolescent Psychiatry*, **40**, 197-205.

<u>さらに理解を深めるための文献</u>

Bernstein, G.A. and Garfinkel, B.D. (1986) School phobia: the overlap of affective and anxiety disorders. *Journal of the American Academy of Child Psychiatry*, **25**, 235-241.
Flakierska, N. *et al.* (1988) School refusal: a 15-20-year follow-up of 35 Swedish urban children. *British Journal of Psychiatry*, **152**, 834-837.

第9章

不安障害
anxiety disorders

　不安，恐怖およびみじめさ misery は，多くの症例で身体的な訴えとともに生じる。かなりの重複を想定すれば，社会適応できないほどの恐怖，不安あるいは苦悩をもつ子どもは，伝統的に子どもの情緒障害という広域のカテゴリーにひとまとめにされていた。最近 15 〜 20 年は，「分離派」がより影響力をもっており，ICD-10 と DSM-IV に含まれる特異的な不安障害とうつ病性障害のかなりの数を詳細に描写してきている。しかしながら，診断精度を高めるこの試みには欠点がある。広範な症候学では同時に複数の診断分類に該当する子どもがいる一方で，いかなる操作的診断基準にも適合しない子どももいる。

疫学 epidemiology

　子どもと青年の 4 〜 8% が，実質的に日常生活に相当な困難と妨げを引き起こす，臨床的に重大な不安障害を有している。それゆえに，不安障害は子どもの精神医学的な障害のなかで 2 番目に多い（行動障害の次に多く，したがって，多動性障害やうつ病性障害よりも多い）。不安障害をもつ子どもに関しては，複数の恐怖や心配事があるが，それによって引き起こされる困難や社会的機能障害が多くないために，障害と分類されない子どもたちもいる。性別と年齢の有病率に対する影響は，不安障害によってさまざまである。

原因 causation

　不安障害は家族内で生じる。不安障害をもつ両親は，不安障害の子どもをもつ可能性があり，逆もまたありえる。双生児研究では，中等度の遺伝性が，予備的な研究によるエビデンスとして示された。しかし，遺伝性が特定の不安障害のリスクを高めるのか，または全般性不安障害（あるいは不安と同様にうつを含む全般的な情緒障害）に対する幅広い脆弱性のリスクを増加させるのかは，明らかではない。学習やモデリングによる親子間の伝達もまた重要である。

　悲惨であるがまれなライフイベントは，明らかに心的外傷後ストレス障害（PTSD）と関連がある。他の不安障害もまた，親友と永続的に別れること，親の失業の結果経済的に困難な時期を経験すること，あるいは親との別離や親の離婚の経験といった，比較的一般的なことを含めた不運なラ

イフイベントと関係がある。子どもたちは，こういったライフイベントが1つであれば対処することが可能であるが，複数のライフイベントが組み合わさったり，急に連続して起こった場合，情緒障害が発症する可能性がある——すなわち人生経験における累積的な影響を考慮する重要性が強調される。

多くの理論で，不安は恐れの経験に起因する（一方，抑うつは喪失の経験に起因する）と指摘されている。アタッチメント理論に基づいたボウルビィ Bowlby, J. の有力な記述（**第28章**参照）によれば，不安，とくに分離不安は，主要なアタッチメント対象から分離する恐れや，あるいは事実上の分離から生じることがしばしばある（たとえば，両親がどこか遠くに追い出すぞと脅して，子どもを罰した場合など）。精神力動的理論は，内的葛藤として，その恐れを位置付ける。

古典的条件づけによっても，どのような方法で過去の漠然とした刺激が恐怖体験と関連して恐れを喚起するのか説明することができる。古典的条件づけ理論は，これらの刺激を二次的に回避すること（それによって，刺激に自然曝露し，恐怖心を消し去る機会を遮断すること）を予測している。

気質も関連すると考えられている。前方視的研究では，性格的に内気で抑制的な乳幼児は，後の学童期に不安障害を発症するリスクが高くなると示されている。

予後 prognosis

不安障害は，行動障害のように成人になっても続く可能性はあまりない。しかし，必ずしも一過性のものであると退けることはできない。前方視的研究は，不安障害をもつ子どもや十代の子どものうち，少なくとも一つの不安障害を成人になってももつ人は実質的に少数で，他はうつ病性障害に発展することを示している。後方視的研究も，不安またはうつ病性障害をもつ成人はかなりの割合で，過去に子どもの不安障害を経験していることを示している。

不安障害の種類

3つの最も一般的な不安障害は，①特定の恐怖症，②分離不安障害と，③全般性不安障害である。回避性障害とパニック障害はあまり一般的ではなく，心的外傷後ストレス障害（PTSD）も同様である（**第12章**を参照）。

特定の恐怖症 specific phobias

特徴的な所見

限局した刺激に対する特異的な恐怖は小児期には非常に一般的であるが，年齢によって恐怖のピークが異なっている。たとえば，動物に対する恐怖は2歳から4歳がピークであり，暗闇や想像上の生物に対する恐怖は4歳から6歳がピークである。そして，死や戦争に対する恐怖は青年期を通して，とくに一般的にみられる。特定の恐怖症として分類されるためには，その恐怖の結果，相当な苦痛と回避が引き起こされ，子どもの日常生活が著しく妨げられている必要がある。たと

えば，犬に対する恐怖は子どもに一般的である．その子が長期にわたる強い恐怖を経験している場合，あるいはその子が犬を回避することにより著しい社会的制限――たとえば公園に遊びに行ったり，犬を飼っている友達の家を訪問することを拒否すること――が生じている場合にのみ，恐怖症の診断の根拠となる．定義上，恐怖症は不合理で誇張された恐怖を含まなければならないが，子どもは自分の恐怖が不合理的な性質であると理解する認知機能が成熟していない可能性がある．

疫　学

重篤な特定の恐怖症は，子どもと青年の約1％にみられる．すべての年齢で，男児よりも女児において多くの恐怖が報告されている．しかし，重篤な特定の恐怖症は，女児が若干多いだけである．同様に，青年よりも年少の子どもにおいて多くの恐怖が報告されているが，重篤な特定の恐怖症は，子どもが若干多いだけである．

治　療

脱感作法，随伴性マネジメントと認知療法は有用である．年少の子どもを治療するとき，両親を共同治療者として強化することは，きわめて価値がある．たとえば，両親は正規の治療セッションのなかで，「宿題」として段階的曝露療法を提供するように教えられ，子どもが対応できるように曝露の程度を調節する．特定の恐怖症の青年は，自ら「宿題」を管理することが可能である．しかし，積極的な親の介入はこの年代であっても通常は役に立つ．

経　過

軽度の恐怖はしばしば一過性であるが，真性の恐怖症は（とくに重篤な場合）持続する傾向がより強く，成人まで続く可能性がある．

分離不安障害 separation anxiety disorder

両親や他の主要なアタッチメント対象からの分離に対する不安は，通常6カ月前後に出現し，就学前の数年の間は顕著なままである．その後は，子どもがアタッチメント対象および対象が提供する安心感を，対象が物理的に存在しなくても「心のなか」に保持する能力を身につけることによって，不安は漸減していく．分離不安障害は，分離不安の強さが発達的に不相応であり，不登校などかなりの社会的不適応が導かれている場合に診断される．ICD-10診断基準では，早期の発症（6歳未満）であることが含まれているが，DSM-IV診断基準では，18歳未満の初発であれば診断が認められる．

原　因

気質的な要因と家庭環境の両方が重要と考えられる．関与する可能性がある親子関係の形としては，過保護であることによって回避または不安行動のモデルとなること，見捨てると脅すなど厳しいしつけによって子どもの不安を喚起させること，子どもが不安になったとき効果的に落ち着かせることに失敗すること，などがある．

特徴的な所見

この障害をもつ子どもは，両親が危害を加えられ，去ってしまい，戻ってこないのではないかと非現実的に心配する。彼らはまた，自分が迷子になったり，誘拐されたり，病院に入院させられたり，あるいは何か別の災難のために両親から引き離されるのではないかと恐れている。これらの心配はまた，反復する悪夢のテーマとして現れる可能性がある。

これらの子どもは一般的に，たとえば部屋から部屋に親のあとをついていくなど，自分の家であっても離れたがらない。学校に行くこと，一人で寝ること，あるいは家から離れて寝ることに，抵抗または拒否を示す可能性もある。分離，あるいは分離が予測されることによって，結果的に，哀願，かんしゃく，涙を流して泣くことが生じるか，あるいは頭痛や腹痛，吐き気といったまさに身体のみに関した愁訴が生じる可能性がある。

疫　学

分離不安障害は，子どもの約 1～2% が罹患し，青年期よりも前思春期の子どもで一般的である。おおよそ男女同数で罹患する。

治　療

オペラント行動療法（例：ポイント表や随伴性マネジメント）は，離れることよりも傍にいることを好むという報酬と抑止力のバランスを変化させるのに適している。より厳しい分離において，段階的曝露療法は有用である。認知療法は，子どもに自己供述による対応法を教えるものである。親自身の子どもの傍にいたいという要求，自らの不安，または子どもの自立能力に対する過小評価のために，子どもの傍から離れたがらない行動が増大することがある──これは両親や家族全体に焦点を当てるべき問題である。たとえばベビーシッターに子どもを預ける前に，適切な予告と説明を与えるなど，子どもがより安全であると感じるような実用的な処置をとるように，両親は励まされるだろう。三環系抗うつ薬またはベンゾジアゼピンが奏功するという確実なエビデンスはない。選択的セロトニン再取り込み阻害薬（SSRIs）が症状を軽減させるという限定的なエビデンスがあるが，薬物が中断されたときに，この効果が持続するというエビデンスはない。

経　過

学校が変わったり親が病気になるなど，不安が増悪するエピソードによって，慢性的にみられていた低いレベルの分離不安が増す経験をする子どももいる。長年にわたると，分離不安は，全般性不安障害などより典型的にみられる広範囲の不安に置き換わる可能性がある。広場恐怖やパニック障害への連続性があるかどうかは，確かではない。

<u>全般性不安障害</u> generalised anxiety disorder

全般性不安障害に対する DSM-IV の成人診断基準は，子どもに使用される場合にはわずかに修正されており，必要とされる身体症状が成人より少なくなっている。同様に，全般性不安障害に対する ICD-10 の診断基準では比較的多数の身体症状が必要とされているが，子どもと青年用に他

の診断基準のセットが提供されており，診断に必要とされる身体症状が成人よりも少なくなっている。

特徴的な所見

全般性不安障害をもつ子どもと青年は，顕著で持続する心配をもっているが，それらの不安は何かの対象や状況に一貫して集中しているわけではない。典型的には，不安は未来や過去の行動，そして個人の能力や外見に集中している。これらの不安があると，一般的には緊張してリラックスできず，自意識過剰になる。また頻回に「大丈夫」という保証が必要だったり，頭痛や腹痛といった身体愁訴が現れたりする。これらの症状があると，必然的に臨床的に重大な困難や社会的機能障害を引き起こすことになる。

疫　学

子どものおよそ1〜2％が罹患しているが，前思春期の子どもより青年においてかなり割合が高く，男性より女性でわずかに割合が高い。全般性不安障害をもつ多くの子どもは他のDSM-IVやICD-10の診断基準を満たしており，とくに分離不安，うつ病，特異的な恐怖症と関係している。

治　療

両親や教師は，若者の生活のなかで避けられるストレスであれば減らしていくように協力することがしばしば可能である。また，存続している不安に対処する認知行動療法的な戦略を，若者（そしておそらく残りの家族）に教えることも有用である。薬物療法に関して確実なエビデンスはないが，臨床経験や研究からの限定的なエビデンスが示唆するところによると，選択的セロトニン再取り込み阻害薬（SSRIs）は薬物摂取されているときに限り症状を軽減させる可能性がある。当面は，ストレス低減と認知行動療法的アプローチが長期的に最も有望である。

経　過

障害はしばしば何年も続く。成人になっても続く可能性があり，ときにうつ病によって悪化することがある。

小児期の社交不安障害 social anxiety disorder of childhood

ICD-10診断はDSM-IVと厳密に相対するものではない。しかしDSM-III-Rでは，「回避性障害」と呼ばれる等価的なカテゴリーがあった。その状態は，通常の時期にみられる人見知り不安（通常の子どもでは30ヵ月まで顕著にみられる）が，誇張されて過度に持続しているものと考えられていた。障害をもつ子どもは，家族や親しい人とは良い社会的関係性をもつが，親しくない人たちとの交際に対しては著明な回避を示し，その結果，社会的な機能障害が生じる（例：仲間関係）。彼らは，自己主張ができず，青年期まで社会的機能障害が続くか，あるいは自然に改善する。これらの子どもが不安障害をもっていると考えたほうが役に立つか，それとも反対に，きわめて内気な性格と考えたほうがよいかは明らかではない。実際には，社交不安障害をもつ子どもの多くは

他の不安障害の診断基準も満たすが，最も一般的なのは全般性不安障害である。社交不安障害が社会恐怖（典型的には十代半ばに発症し，周囲の視線や恥に対する恐怖を含める）と厳密に同じ状態ではないことは明らかであるが，長年にわたる小児期の内気さや抑制といった背景から社会恐怖が生じる可能性もある。これは，社交不安障害がときに典型的社会恐怖に発展する可能性があることを示唆している。成人期の回避性パーソナリティ障害との関連性は不明である。

パニック障害 panic disorder

パニック障害の主要症状は，広場恐怖を伴うにしろ伴わないにしろ，そのつど起こるパニック発作の存在であり，少なくともそのいくつかは，予測されないままに，不慮の出来事があったわけでもないのに不意に起こる。発病年齢のピークは，15歳から19歳である。前思春期の子どもでは，パニック発作はまれであるか存在しない。発作の間，危機や災害や死が迫ってくるような激しい恐怖を，発汗や動悸，過呼吸といった身体徴候もみられる状態で経験する。治療の選択肢には，三環系抗うつ薬と認知療法が含まれる。

参考文献

Klein, R.G. and Pine, D.S. (2002) Anxiety disorders. *In*: Rutter, M. and Taylor, E. (eds) *Child and Adolescent Psychiatry*. 4th edition. Blackwell Science, Oxford, pp. 486-509.

さらに理解を深めるための文献

Barrett, P.M. (1998) Evaluation of cognitive-behavioural group treatments for childhood anxiety disorders. *Journal of Clinical Child Psychology*, 27, 459-468.

Biederman, J. *et al*. (1993) A three-year follow-up of children with and without behavioral inhibition. *Journal of the American Academy of Child and Adolescent Psychiatry*, 32, 814-821.

Compton, S.N. *et al*. (2004) Cognitive-behavioral psychotherapy for anxiety and depressive disorders in children and adolescents. *Journal of the American Academy of Child and Adolescent Psychiatry*, 43, 930-959.

Engel, N.A. *et al*. (1994) Parent-child agreement on ratings of anxiety in children. *Psychological Reports*, 75, 1251-1260.

第10章

うつ病と躁病
depression and mania

うつ病 depression

うつという用語は，単一の症状，一つの症候群，あるいは障害そのものを指す。

単一の症状としてのうつ

疫学研究の結果，多くの子どもたちがみじめな気持ちを抱いていることがわかった。英国のワイト島研究では，両親の報告に基づくと10歳児の約10％がみじめな気持ちにあり，14歳児では自己記入式の調査で，みじめであると答えた者は40％を超えた（うち15％は面談時に明らかに悲しげであった）。精神障害を有する子どもたちの間では，みじめさの症状はさらに高頻度である（素行障害の子どもたちの間でも，情緒面の問題を抱える子どもたちにみられるのと同じように，よくみられる）。うつの症状は通常の悲しみと性質上異なるのか，あるいは単に程度の違いなのかははっきりしない。それでも通常の悲しみと病的なうつを区別する特徴として考えられるのは，重症度，持続性，そして気分の質である。つまり，子どもたちは，その気分を通常の悲しみとは質的に違ったものだと述べるからである。

症候群としてのうつ

子どもでも大人と同じように，うつ症状は，ときとして感情，認知，行動の症状からなるより広汎な症状群の一部分でありうる。関連した症状には，喜びを経験する能力の減退や喪失（アンヘドニア），自尊感情の低下，自責感，罪悪感，無力感，絶望感，自殺の観念や行為，活力の低下，集中力の減退，落ち着かなさ，また，食欲や体重，睡眠の変化があげられる。うつ症候群は必ずしも病的ではなく，たとえば，通常の悲嘆の一部もうつ症候群として捉えられる。

精神障害としてのうつ

　うつ症候群の子どもは，どのような場合に，うつ病性障害と診断されるべきなのか？　ここ20年間で，うつ病の診断基準は，より厳格でなくなり，診断される割合は著しく増加した。DSM-IVとICD-10研究版のどちらでも，うつ病エピソードと診断されるためには，症状は最低でも2週間は持続しなくてはならず，また中核症状は，ほぼ一日中，ほとんど毎日持続していなくてはならない。うつ病性障害の定義のなかには，うつ症状のために悩んでいるだけでなく，社会的活動が不可能な状態となった場合に限り診断するというものもある。付加的な診断基準は，正常なものと病的なものをより鋭敏に区別するという利点がある一方で，うつ症状に苦しんでいるにもかかわらず，どうにか日常生活を維持している子どもたちをうつ病から除外してしまうという欠点もある。うつ病性障害の診断基準を完全には満たさない子どもたちのなかには，不安，恐怖感，または強迫といった症状も併せもつ，比較的鑑別しにくい情緒障害の症状の一部としてうつ症状を呈する者もいる。そのような子どもたちはめずらしくないが，現行の診断システムでは，上手く扱われていない。取り決めとして，もしもその子どもたちが統合失調症の診断基準も満たした場合には，うつ病性障害の診断はつけないことになっている。

年齢別のうつ病の特徴

　アタッチメント対象から引き離された5歳未満の子どもは，しばしば絶望の時期を経験するが，この絶望がうつ病に相当するものかどうかははっきりしない。しかしながら，おおよそ8歳から，子どもたちのなかには症候学的に成人のうつ病性障害に非常に類似したうつ病性障害を経験する者も出てくる。この類似性のため，小児のうつ病性障害を成人の診断基準をそのまま用いて（あるいはわずかに修正することによって）診断することが可能である。睡眠関連障害と食欲不振は成人に比べ頻度が低いようである。罪悪感と絶望感は，うつ状態の子どもでは，青年期や成人に比べるとめずらしい症状である（このことはおそらく，罪悪感や絶望感を経験するには認知機能の十分な発達が必要であることを意味するのであろう）。うつ状態の子どもの自殺企図は，一般的には青年期や成人に比べると死に至るものは少なく，たとえば，浴槽に顔を沈め溺死しようとする程度のものである。小児期には，うつ症候群のなかには，登校を拒んだり渋ったりすること，いらいら感，腹痛や頭痛が含まれるかもしれない。したがって，身体愁訴については必ず質問するべきである。そのような症状は，まれではなくむしろ一般的であり，単に併存する不安のために生じるというものではない。

抑うつ等価症状 depressive equivalents

　遺尿症から素行障害におよぶ多くの小児の精神障害は，たとえ小児期にはみじめな気持ちを抱いているようにはみえなくても，成人のうつ病に相当するものであるといわれてきた。この考え方に対する十分なエビデンスはなく，明らかな感情の症状なしにうつ病と診断されるべきではない。

疫学 epidemiology

ワイト島研究によると，10歳児の0.2%，14歳児の2%がうつ状態であった。さらに新しい研究では，より高い結果が報告されることが多く，大うつ病エピソードの時点有病率は，前思春期の子どもたちでは1%以下であり，青年期においてはおよそ1～5%であるといわれている。青年期での頻度の増加は生活年齢よりも思春期状態にあるということとより密接に関係していると考えられる。(おもに両親と教師からなる) 情報提供者からの報告に基づく調査によるうつ病の割合は，児童青年期の子どもによる調査に比べて，より低い結果となっている。両親や教師には明らかではない心のみじめさの長期的な意味はいまだ不明である。成人のうつ病でみられる女性でより発症頻度が高いという傾向は，青年期中期から後期に明らかとなってくる。前思春期では男女比は1：1か，男性のほうが多い。社会的に不利な立場との関連が示唆されてきたが，エビデンスは相反する。最近数十年のエビデンスから，小児うつ病の有病率は増加し，平均発症年齢は低下したことが報告されている。このような傾向はおそらく真実で，単にうつ病への認識が高まったことや診断基準が厳格でなくなったことを反映するものではない。

診断分類 classification

うつ病エピソードの診断基準を十分満たすほどのうつ症状が持続した児童・青年期症例では，これまでに何度のエピソードを経験しているのかということと，躁，軽躁，あるいは混合性のエピソードがあるかどうかということによって，いくつかの疾患のなかから診断が1つに絞られる。たとえば，2回以上の大うつ病エピソードを認めるが，躁，軽躁，混合性エピソードのない児童は，DSM-IVでは大うつ病エピソード，反復性と診断される。症状が軽微な児童は，気分変調症や抑うつ気分を伴う適応障害と診断されるであろう。気分変調症 dysthymia は，1年以上持続する慢性的で軽度の症状を含む (これは，成人で規定されている2年間と対照的である)。適応障害は，症状の発現が，同定可能なストレス因のすぐ後であり (ICD-10では1カ月以内，DSM-IVでは3カ月以内)，ストレス因が消失した場合には，それを超えて6カ月以上症状が持続することがない場合に診断される。

関連した特徴 associated features

(1) **併存症**：疫学調査の対象となった抑うつ状態の児童の過半数で，なんらかの精神障害がみとめられた (典型的には不安障害あるいは行動上の問題である)。また併存症の割合は，外来患者を対象とした場合には，しばしば割合が高くなる。
(2) **交友関係の困難さ**は，うつ病エピソードの最中によくみられ，これらのエピソードに先行する場合もある (もしかしたら，促進するかもしれない)。
(3) **生物学的特色**：睡眠に関する研究は，必ずしも常に，成人で認められるような症状を示すわけではない (しかし，そのような症状は，若年成人でも目立たない)。夜間のコルチゾールレベルが高く，外因性デキサメサゾンによる抑制が減弱していることが報告されているが，こ

の種の変化は他の小児期精神障害や，あるいはさまざまなストレスに曝された後にもみられる。

鑑別診断 differential diagnosis

（1）通常の悲しみ，それは正常の死別反応を含む（DSM-IV では，重大な死別の後2カ月以上経過してもうつ症候群が持続した場合や，希死念慮や精神病症状，著しい機能障害を伴った場合のように症状がとりわけ重度な場合にはうつ病エピソードの診断が可能である）。
（2）他の精神障害の一症状としてのみじめさで，真のうつ病性障害と診断するために必要な付加的な感情，認知，そして行動上の症状を伴わないもの（しかし，他の障害を有する児童に併存したうつ病を診断しないという逆の危険には注意が必要である）。

原因 causation

うつ病は家族内集積を認める。うつ病の児童は，他の精神障害をもつ児童以上に，うつ病の両親やきょうだいをもつ場合が多い。逆にいうと，うつ病の親はうつ病の子どもをもつことが多い。遺伝的，あるいは環境的要因に関する重要性は不明である。双生児研究から，ある程度の遺伝性が示唆されたが，その結果は，養子縁組研究で再現されてはいない。うつ病の遺伝負因が，ときに若年者の不運なライフイベントに対する脆弱性を増大させるとの予備的な研究結果があり，遺伝・環境相互作用と考えられる。

治療 treatment

　家族療法，学校との連携，支持的個人療法が，ストレスを増大させていると考えられる要因を変化させるためにしばしば行なわれる。このような「常識」的対応は，うつの要素を伴った幅広い感情障害に罹患した児童にとって等しく妥当である。第36章で論じるように，認知行動療法（CBT）と対人関係療法（IPT）への関心が高まっている。認知行動療法のうち，認知面への対処は，否定的認知を修正し，自尊感情を改善し，コーピングスキルを高めるために考案されている。行動面への対処は，認知面への対処と同様に重要と思われる。これは，若者における普段の，そしてやりがいのある活動への参加を促すために考えられている。今後，ソーシャルスキルトレーニング（SST）と特定の学習の問題に関する治療的支援が提案されるかもしれない。これらの心理社会的治療法は理に適ったものに思われるが，自然寛解，非特異的な「プラセボ」効果との治療効果の違いを，適切に行なわれた試験によって評価されるようになったのは最近のことである。そして，当初の結果は，なんらかの特定の効果を示唆している。うつ病の臨床診断を受けた若年者を対象とした認知行動療法に関する6つの無作為化比較試験のメタ解析の結果，認知行動療法は，リラクゼーション療法やウェイティングリスト（対照群）に比べ，およそ2倍の改善をもたらすことが示された。同様に，対人関係療法の1つの無作為化比較試験は，非特異的なカウンセリングに比べて有意な効果があることを示した。対照的に，家族療法についての4つの無作為化比較試験は，有意な効果を示さなかった。

薬物療法の役割については議論が絶えない。児童・青年期を対象とした三環系抗うつ薬についての二重盲検無作為化比較試験のメタ解析によれば，プラセボと比較して，その有用性はごくわずかか，あるいはないという結果であった。臨床試験で得られた限られたエビデンスは，この年齢域の患者に対しては，フルオキセチン fluoxetine などの選択的セロトニン再取り込み阻害薬 Selective Serotonin Reuptake Inhibitors（SSRIs）の使用を推奨している。しかし，有効性というメリットが，自傷や自殺のリスクを増大するというようなデメリットに勝るのかははっきりしていない。英国政府のガイドラインは，うつ状態にある児童・青年期の子どもに対してフルオキセチン以外の SSRI の使用を支持してはいない。臨床家のなかには，重度のうつ状態にある児童や十代の患者に対する三環系薬剤の有用性を確信しているものもいるが，もしも薬物療法が妥当と思われた場合には，フルオキセチンが最適な選択薬と思われる。双極性障害の場合，リチウムが，おそらく成人同様に若年者にも有効であろう（そして，カルバマゼピン carbamazepine やバルプロ酸ナトリウムも考慮されるべき薬剤である）。治療抵抗性のうつ病は，専門施設においてのみ治療が行なわれるべきであるが，異なる薬剤を組み合わせたり，電気けいれん療法（ECT）を併用したりして治療される。

　うつ病に対する心理社会的治療や薬物療法について，不確かなことが多いなかで，臨床家はいかにうつ病の若者を取り扱うべきなのか？　軽度のうつ病に対しては多くの場合，心理的サポートとストレス軽減で十分である。中等度のうつ病であれば，3段階計画が有用となりうる。つまり，まず心理的サポートとストレス軽減を試みる。もし効果がなければ，次に認知行動療法や対人関係療法を試みる。それでも効果がなければ，3番目にフルオキセチンを試みるというものである。重度のうつ病では，最初から，ストレス軽減と認知行動療法（または対人関係療法），そして，おそらくフルオキセチンを最初から組み合わせるのが最善であろう。重度の自殺念慮，精神病症状，あるいは，飲食を拒否する場合には，入院の適応である。ごく軽度のうつ病を除いて（心理社会的治療であれ薬物療法であれ），早期の再発を防ぐためには，有効であった治療を症状寛解後も約 6 カ月間は続けることが賢明であろう。

予後 prognosis

　抑うつ気分を伴う適応障害は，通常数カ月続き，再発はしない。大うつ病エピソードは，しばしば 6〜9 カ月続き，通常再発する。気分変調症は，典型的には数年間持続する。気分変調症を有する児童は，大うつ病エピソードのリスクが高い。「二重うつ病 double depression」（すなわち，気分変調症に重なって発症した大うつ病）の子どもは，とりわけ大うつ病エピソードを繰り返す可能性が高い。青年期にうつ病を発症した者は，成人においてもうつ病を発症することが多く，成人期の自殺率は 6 倍にも増加する。青年期以前のうつ病が，成人期のうつ病につながる可能性は少ない。「純粋な」うつ病は，成人期に反社会的な行動に至る可能性を増大させるものではないが，うつ病と素行障害が混在すると，犯罪を起こす割合が高くなる。

躁病 mania

　小児期でも，躁病や軽躁病は起こりうるが，非常にまれである。前思春期の子どもはアンフェタミンや類似した中枢神経刺激薬に対して多幸的反応を示さないが，これはこの年代の子どもが神経科学的に未成熟であるためと考えられている。子どもが躁病や軽躁病を発症した場合，おそらく多幸感よりも，いらいら感のほうが臨床症状として一般的であろう。児童期の慢性躁病も報告されているが，単に誤診された多動性障害なのかもしれない。これは了解可能な過ちである。多動性障害の子どもは，社会的脱抑制，異常な上機嫌，活動性の高まり，そして，空想的で，ときに誇大な内容の話をする傾向など，さまざまな「躁の徴候」を呈するからである。躁病が確実に診断できるのは，症状の発現時期が明確であり，明らかにその子の以前の性格が維持されていない場合である。

　多くの幼少の子どもでは，気分が急速に変わりやすく，いらだたしい気分の時期がみられる。とりわけ米国で顕著だが，そのような児童を早発性双極性障害と分類し，気分安定薬と抗精神病薬の併用で治療する傾向が増大している。こうした対応についてのエビデンスは，しばしば賞賛できるものではなく，むしろ有害でありうる。比較的少数の双極性障害の子どものニーズへの意識が高まることによって，薬物療法の必要のない子どもたちに対する不適切な薬物療法が行なわれるべきではない。

　青年期においては，躁病とうつ病は，双極性障害の初発症状として同程度にみられるが，その後は，躁病のほうが多い。青年期の躁病は統合失調症と誤診されることが多い。なぜなら，気分の変動は，しばしば著しい認知や思考の障害（これには，統合失調症の特徴であり，いわゆる「シュナイダーの一級症状」である幻覚や妄想も含まれる）を伴うからである。一般に，急性期のエピソードをコントロールするために抗精神病薬（あるいはリチウム）が使用され，再発を予防するためにはリチウム（あるいはカルバマゼピンやバルプロ酸ナトリウム）が使用される（**第34章**参照）。

参考文献

Harrington, R. (2002) Affective disorders. *In*: Rutter, M. and Taylor, E. (eds) *Child and Adolescent Psychiatry*. 4th edition. Blackwell Science, Oxford, pp. 463-485.

さらに理解を深めるための文献

Harrington, R. *et al.* (1998) Psychological treatment for depression in children and adolescents: a review of treatment research. *British Journal of Psychiatry*, **173**, 291-298.

Hazell, P. *et al.* (1995) Efficacy of tricyclic drugs in treating child and adolescent depression: a meta-analysis. *British Medical Journal*, **310**, 897-901.

Jureidini, J.N. *et al.* (2004) Efficacy and safety of antidepressants for children and adolescents. *British Medical Journal*, **328**, 879-883.

Wood, A. *et al.* (1996) Controlled trial of a brief cognitive-behavioural intervention in adolescent patients with depressive disorders. *Journal of Child Psychology and Psychiatry*, **37**, 737-746.

第11章

自殺と意図的な自傷
suicide and deliberate self-harm

完遂された自殺 completed suicide

疫学 epidemiology

　自殺の完遂は，12歳以下ではきわめてまれであり，その後の年代でしだいに一般的となり，老年期に最高の割合となる。英国では，10～14歳の子どもの100万人あたり年間約5件の自殺（明確な自殺と，より広範にみられ，多くの場合自殺と考えられる「不審死」を含む）がある。自殺率は，15～19歳では100万人あたり約30件に上昇するが，これは成人期の割合よりもまだかなり低い。どの年代においても男性の割合が多く，この要因として暴力的でかつ致死的な手段（縊首，銃撃，感電死）が男性に偏ってみられることが影響している。これに対して，女性には中毒死（ほとんどは鎮痛剤と抗うつ薬）が偏在する。自殺率は国や人種によって異なる。たとえば，米国では近年，増加してきているが，なかでも，白人の自殺率は黒人に比べて約50％高い。1950年代初頭と1980年代後期の間，欧州と米国において十代の自殺率が，とくに男子で増加した。このことにはさまざまな理由が考えられるが，最も妥当な理由の一つは，同時期の薬物とアルコール使用の増加である。しかしながら，1980年代後期以降，薬物とアルコール使用の割合は変わらないにもかかわらず，自殺率は男女とも約20％の減少をみている。この好ましい傾向について，専門家らが指摘しているように，十代のうつ病の治療が進歩したためであるかどうかは定かではない。

幼い子どもを守っているものは何か？

　子どもは，一般に，死は可逆的であると信じているが，この信念が希死念慮や自殺行動を抑えているとは思えない。よりもっともな保護因子は，思春期以前には重篤なうつ病や薬物乱用の問題がまれなこと，深い無力感を体験したり，自殺が成功するように計画するための充分な認知機能が成熟していないこと，致死的手段を手に入れることに制約があること，家庭や学校における人間関係において支持的ネットワークが存在することである。

背景因子 background factors

（1）**家庭環境の崩壊**，たとえば崩壊家庭，夫婦関係の不和，家族の死。
（2）**精神障害をもつ家族**，おもに以下の疾患および状態
　　1）アルコールおよび薬物依存
　　2）うつ病およびその他の感情障害
　　3）自殺および自傷
（3）**子ども自身の精神障害**，十代後半を対象とした「心理学的剖検」による後方視的アセスメントでは，なんらかの精神障害が90％以上に認められることが示されている。精神障害としては，男女ともに気分障害が一般的であるし，とくに男性においては素行障害や物質乱用もまた一般的である。このうち半数までが，精神保健上の問題のために専門家に相談していた。精神障害をもつ割合は，十代前半ではいくらか低くなる。彼らは最近生じた精神的動揺や差し迫る脅威，たとえば，失恋や，わるい評価の通知表が近々届くことなどにより反応して自殺に至る傾向がみられる。
（4）**自殺既遂あるいは未遂のモデル**，これらには，家族，友人，メディア，とくにテレビ報道が含まれる。
（5）**過去の1回以上の意図的な自傷のエピソード**が，およそ40％の症例にみられる。さらに，多くの者が自殺に至る24時間以内に自殺すると脅していたり，自殺行動を呈している。
（6）**高い致命的手段を手にしやすいこと**。たとえば，適切に保管されていない銃は，米国では最もよく用いられる手段であるが，銃を所有している家庭がはるかに少ない英国では比較的まれな手段である。

促進因子と動機 precipitating factors and motivation

　青年期の自殺では，あらかじめ長期に念入りに計画されることはほとんどない。多くのケースが突然ふりかかったストレスに対する衝動的反応である。十代前半の子どもにとって，最も一般的な促進因子は，その子どもが，学校や警察が関わるような問題を起こし，それが親にばれそうになるといった，罰せられる危機である。その他の促進因子には，精神障害の親との問題や，親，友人，ボーイフレンドやガールフレンドとの諍いが含まれる。その時期に怠学や不登校などで学校を離れていた子どもは支えを欠くために，とくにリスクが高いかもしれない。遺書から判断すると，直近の危機的状況からの逃避願望は一般的な動機であり，自己に向かう内面的なものより，他者や逆境に向かって外面的に示される怒りがしばしば表現されている。

意図的な自傷 deliberate self-harm：DSH

　意図的な自傷 deliberate self-harm：DSH（自殺企図，擬似自殺）の割合は，児童・青年期における完遂自殺のおおよそ1,000倍である。米国では学校に通っている14〜17歳の生徒について，

最近12カ月以内に約15〜25％が自殺について深刻に考えたことがあり，さらに，8〜9％では意図的に自分を傷つけ，そのうち約1/3が結果的に医療的処置を受けたと報告されている。この数字は英国の15〜16歳の場合と近似している。英国では，最近12カ月以内に22％が希死念慮を抱き，さらに7％で自傷が認められ，そのうち1/8で医療的処置を受けたと報告されている。12歳以下では，DSHは女子より男子によくみられる。この比率は，十代の間に劇的に入れ替わり，女性は少なくとも2：1（臨床研究においてはもっと高率）まで優勢となる。大量服薬はDSHのなかで，とくに女性に頻度が高い。DSHの割合は1950年代初頭から1980年代後期にかけて劇的に増加したが，それ以降はだんだんと減少している。

背景因子 background factors

(1) 家族関係の支えがないこと。「崩壊家庭」，養護施設への入所，温かみが乏しく，葛藤が強く，コミュニケーションの少ない家族環境に関連している。親子間の葛藤は，しばしば役割，責任，制約をめぐって生じる。
(2) 精神障害をもつ家族。アルコール依存は両親，とくに父親によくみられる。
(3) ほとんどが，現在あるいは最近，精神障害に罹患している。最もよくみられるものはうつ病，不安障害，素行障害，および物質依存である。しかし，重症の遷延性うつ病は多くない。
(4) 身体的あるいは性的虐待の既往。虐待された子どもは，とくに自己嫌悪に陥りがちである。
(5) 学校や仕事の問題はよくみられる。典型的には学業の到達度は平均以下であり，教師や仲間との関係にも問題がある。仕事に就いていない者が十代後半ではよくみられる。
(6) 家族構成員，友人もしくはメディアの報道は，模倣のためのモデルを供給するかもしれない。青年期病棟内での伝染については，しばしば指摘されている。
(7) 大まかに10〜20％には自殺企図が先行する。
(8) ほとんどのDSHは一時のはずみであるため，処方薬にしろ市販薬にしろすぐ手の届くところにあれば，大量服薬の衝動はより実行されやすい。

促進因子 precipitating factors

約2/3のケースで，DSH前の2日以内に明らかな促進因子を確認することができる。促進因子を同定できない場合は精神障害であることが多い。促進因子は多くの場合，比較的ささいなストレスであることが多いが，過去および現在のさまざまな逆境によって傷つきやすくなっている人にとっては「最後の一押し」になるようである。急性の促進因子は，ときに，その他の点では適応良好な若者にDSHを引き起こす。最も一般的な急性の促進因子は，家族，友人，ボーイフレンドやガールフレンドとの諍いである。身体的あるいは性的虐待のエピソードもDSHを引き起こすかもしれない。

動機 motivation

若者が自分自身を傷つけるときに，彼らは誰かへの怒りを感じているか，あるいは，孤独で自分は必要とされていないと感じているものである。将来への心配は，十代後半においてより顕著になる。絶望が明らかであるのは少数の重症うつ病者のみである。DSH は一般に（それまでは飲酒などでやりくりしていたような）苦痛な状況から一時的に撤退したい，あるいは，家族や友人に影響を与えたい願望を反映している。専門家に直接「泣きつく」のはまれである（専門家からの援助の提案が通常拒否されるのはこうした理由による）。DSH の状況においては，たいてい死やさらなる自殺への深刻な意図は感じられない。DSH は通常衝動的であり，おおよそ半数は，実行前 15 分以内にそれを企てている。反対に，1 日以上自傷について考えているものもいるが，それは 10 ～ 15％にすぎない。

アセスメント assessment

自分自身を傷つけてしまう児童青年期の子どもは皆，精神保健的アセスメントと心理社会的アセスメントを受けるべきであることは広く支持されている――これは，選択的なアセスメントより包括的なアセスメントが，ある程度再発率や致死率を引き下げるという確固たるエビデンスがあるのではなく，常識や思慮分別に基づく。アセスメントは児童精神科医によって行なわれるが，専門知識と経験をもつ看護師，ソーシャルワーカー，その他精神保健の専門家によることもあるだろう。情報提供者にはすみやかに面接をするべきだが，その若者自身のアセスメントは過量摂取による中毒症状が消退するまで待つ必要があるかもしれない。アセスメントは，以下の領域を網羅すべきである。

（1）自傷の状況と，自殺の意思の程度（**図 11.1** 参照）
（2）直前の生活における考えられる促進因子
（3）誘発因子：直前あるいは最近の生活状況，家族歴，自殺行動のモデル
（4）最近の精神状態と自殺の危険を評価するための既往歴と精神的現症の診察。自殺について口にしたり行動することが，しだいにエスカレートしていなかったか？
（5）自傷の出来事は，ストレスへの対応やより適応的な方法で支援を得ることが長年にわたり困難であったことの表れではなかったか？

（1）秘かに行なわれている
（2）介入を避けるようなタイミング
（3）発見を避けるようにとられた予防措置
（4）死を予測して準備している
（5）その者の意図を他者が事前に知らせている
（6）広範囲にわたって前もって計画されていること
（7）遺書が残されている
（8）その自殺行為のエピソード後に他者に警戒させることに失敗している

図 11.1 深刻な自殺の意図を示唆する特徴

(6) 個人と家族の専門的支援を受ける際の態度

マネジメント management

　両親には，毒性の高い薬や銃を厳重に管理し，若者がアルコールや薬物に接触することを制限するようアドバイスするべきである。DSH が，その他の場面では適応良好であった若者の急性のストレスに対するその人らしからぬ反応である場合，かかりつけ医に紹介することが必要であり，かつ，それで十分である。対照的に，さらなるアセスメントや精神障害の治療のために，あるいは高い自殺の危険が持続する場合には，精神科への入院が必要となることもある。これらの極端な場合を除いては，自傷する若者は一般に外来治療を提案される。しかし，多くは二度と現れない。うつ病や素行障害のような関連する精神障害は，本書の他章に記されている通常の方法で治療される。

　自傷そのものについては，どのような介入であっても，再発率や心理社会的長期予後を大きく改善するという確実なエビデンスはない。それにもかかわらず，多くの臨床家は何か手当てを施す必要性を感じている。家族へのアプローチはしばしば適応と思われるが，家族は治療に参加したり，治療のなかで変わることが通常困難である。その出来事をささいなことと片づけてしまう家族もいる。そのような家族には，その出来事が問題解決やストレス軽減のための真剣な挑戦であることを認識するよう促さねばならない。個人へのブリーフセラピーは，とくに，より適応的な方法で問題を解決したり，ストレスに対処する能力を改善することに焦点を置く場合には役に立つかもしれない。場合によっては，この種の危機介入が，長期間の精神療法への導入となる。個人と家族は，アセスメントと治療段階の間に，ケアの継続性がある場合に，治療を受けやすくなる。

　若者が落ち込んだ気分に対して，意図的に自傷してしまう場合，選択的セロトニン再取り込み阻害薬（SSRIs）が処方されることがあるが，**第 10 章**で述べた 2 点に注意することが重要である。第一に，青年期のうつ病に関する SSRIs の効果のエビデンスは，目下のところ確実というよりは示唆的であるということである。第二に，質にはばらつきがあるものの，SSRIs が自傷の危険を増すことがあるというエビデンスがあり，過去に自傷歴のある若者への SSRIs の処方には異議が唱えられている。

予後 prognosis

　対象を追跡したり募集することが困難なために，自傷した若者に関する優れた追跡研究はほとんど行なわれてない。全般的な適応は，1 カ月後には，DSH 当時に比べると一般により良好であるが，非常に少数は，1 年後でもまだ相当の困難さを体験している。困難さの持続は反社会的特性の併存によって予測される。以前の適応は良好であった者は，急性の危機状況の間は自傷するが，とくに予後が良好である。自傷する若者のおおよそ 10％が，翌年までの間に再び自傷している。再発の予測因子は男性であること，2 回以上の DSH のエピソードがあること，広範な家族の精神病理，社会的適応の乏しさ，精神障害（物質依存を含む）である。もくろみ違いであろうと，死なないと思って行なった大量服薬や外傷による致死率を過小評価した結果であろうと，DSH エピソードは致死的となりうる。自傷する若者のおおよそ 1％が，その後通常 2 年以内に自殺する。引き続

く自殺に至るリスクファクターは，男性，より青年期後半であること，精神障害にかかっていること，初回のエピソードで，受動的方法（たとえば大量服薬）よりも，積極的な方法（たとえば縊首）を用いていることである。

参考文献

Shaffer, D. and Gutstein, J. (2002) Suicide and attempted suicide. *In*: Rutter, M. and Taylor, E. (eds) *Child and Adolescent Psychiatry*. 4th edition. Blackwell Science, Oxford, pp. 529-554.

さらに理解を深めるための文献

Gould, M.S. *et al*. (2003) Youth suicide risk and preventive interventions: a review of the past ten years. *Journal of the American Academy of Child and Adolescent Psychiatry*, **42**, 386-405.

Hawton, K. *et al*. (2002) Deliberate self-harm in adolescents: self report survey in schools in England. *British Medical Journal*, **325**, 1207-1211.

Shaffer, D. (1974) Suicide in childhood and early adolescence. *Journal of Child Psychology and Psychiatry*, **15**, 275-291. (Though old, this is an excellent descriptive study of completed suicide in 12-14-year-olds; most other studies focus on older teenagers.)

Shaffer, D. *et al*. (1996) Psychiatric diagnosis in child and adolescent suicide. *Archives of General Psychiatry*, 53, 339-348.

第12章

ストレス障害
stress disorders

　本章は，長期的ストレスにより生じる障害よりも，はっきりと確認できる大きな衝撃の後に診断可能となる疾患に関するものである．よくみられる長期的ストレスとは，絶えず喧嘩している両親や重度の精神障害を有する両親との生活，障害をもっている子ども，いじめや差別にあうこと，そして，たとえば虐待や戦争によって，繰り返しひどく崩壊した生活を送ること，である．これらの状態や対処過程については**第30章**で論じるので，本章とともに読んでいただきたい．

　はっきりと確認できる衝撃的な出来事の後に生じるものとして，ICD-10とDSM-IVでは3つの疾患が記載されている．**心的外傷後ストレス障害**（PTSD）では，最もはっきりと症状が定義されており，それらは少なくとも1カ月間はみとめられなければならない．**急性ストレス障害**は，いくぶん広い症状プロフィールを有するが，症状の持続は1カ月未満である．両疾患とも，ほとんど誰にとっても著しく苦痛であろう恐ろしい出来事に対する，理解可能な反応である．両者を区別するおもな相違は，反応がどれだけの期間，持続したかということである．なぜ，この理解可能な反応が精神障害として分類されるのか？　との疑問が生じるかもしれない．その答えは，一般に起こり得ないほどに極端かつ広汎な精神症状が生じるために「異常」であるということであり，そして部分的には，結果として生じた苦悩や障害の程度によるのである．一方，**適応障害**は，過度の反応であり，多くの人びとにとって予測される反応を超えているものである．適応障害は，他の特定の疾患の診断基準を満たすほどに著しいものではないが，非常に広範囲にわたる症状を含む．そしてこれらの症状は，原因となった出来事がおさまった場合，6カ月以上は持続しない．死別反応は，適応障害からはっきりと除外されており，別に論じる．

アセスメント assessment

　子どもの反応の重症度を評価するさい，両親との面談と教師から報告を受けるのと同様に，その子どもと一対一で話をすることはきわめて重要である．過去には，子どもたちは話を聞かれないこともしばしばで，1970年代まで，児童精神医学の権威ある教科書でも，子どもたちは急性ストレスにほとんど反応を示さないと述べられていた．その後，ストレスを受けた子どもの感情，認知，行動を注意深く評価した結果，状況は目覚しく変化した．今日では，一般的な恐怖のみではなく，特定の限局した恐怖を考慮すること，侵入思考やイメージについて尋ねること，回避について

質問すること，が必要であると理解されている。子どもたちは，共感的な態度で聞かれた場合には，しばしば，それらについて打ち明けるだろうし，心配させたくなかったから両親には話さなかったと述べるかもしれない。また，友人との関係や学業上で認められる心理社会的機能への影響を考慮することも重要である。教師や両親によって記入される「長所と短所評価尺度 Strengths and Difficulties Questionnaire：SDQ」や「子どもの行動チェックリスト Child Behaviour Checklist：CBCL」のような，子どもの症状を評価するための通常の精神医学的尺度では，ストレスを受けた子どもの問題を見つけられないかもしれない。実際，うわの空で感情が麻痺した子どもたちは，大人にはとりわけ行儀がよくみえるからである。子どものための自己記入式の質問紙もまた，PTSDを見逃してしまうかもしれない。なぜなら，一般的なスクリーニングのための質問項目は，PTSD症状を見つけ出すことに優れてはいないからである。しかし，特定の質問を用いることで，一般的には3歳児でも，はっきりと話をすることができる。

心的外傷後ストレス障害 post-traumatic stress disorder：PTSD

PTSDは，ベトナム戦争帰還兵たちが，①侵入思考，②感情の麻痺と回避，③生理学的な過覚醒，の特徴的な三症状を示したその経験を踏まえて，米国精神医学会によって，1980年にDSM-IIIではじめて疾患として認められた。その後，PTSDは子どもにおいても概して類似した形態で出現するとの理解が高まった。災害やひどい暴力を経験あるいは目撃した後に発症するのと同様，性的虐待や身体的虐待，生命を脅かすような病気，医療行為，そして交通事故といった出来事の後にも起こりうる。災害はまれであるが，身体的虐待と性的虐待は少なくない。子どもはまた，ひどい家庭内暴力を目撃することが多い。たとえば，殺人の10～20％が子どもに目撃されるのは，殺人事件の大多数は，家庭内の喧嘩から生じるためである。病院にいる，重度の外傷や重症疾患を患った子どもたちは，戦争で荒廃した国ぐにからの避難民同様に，PTSDのリスクが高い。極端な例かもしれないが，DSMの診断基準を用いた研究で，性的ないたずらを受けた子どもの100％がPTSDとなり，身体的虐待では70％，災害に巻き込まれた子どもでは60％がPTSDを発症すると報告しているものもある。したがって，相当数の未成年，あるいは成人でさえPTSDを発症し，発生率は外部から評価された心的外傷体験の衝撃度とともに増加する。多くの症例でPTSDは見逃され，治療は行なわれない。PTSD症状を見つけ，治療することが重要である。このことは，子どもと家族の広範囲にわたる問題を十分に考慮したマネージメントプランの一部として行なわれる必要がある。つまり，教育および社会福祉サービスが医療サービスよりも大きな役割を果たすことになる。

心的外傷後ストレス障害の診断基準 diagnostic criteria for PTSD

誰にとっても著しく苦痛であろう恐ろしい出来事の余波として，以下の3群それぞれの症状のうちいくつかが少なくとも1カ月存在する。

(1) 外傷的な出来事が，**持続的に再体験**されている。たとえば，侵入的イメージ，出来事に関

する苦痛を伴う夢，遊びのなかでの反復的な出来事の再演，心的外傷体験を想起させるものへの強い心理的苦痛があげられる。
(2) 心的外傷体験と関連した物事からの持続的**回避**や反応性の**麻痺**。つまり，①心的外傷体験と関連した思考，感情，場所，状況の回避，②他の人から孤立している，または情緒的に孤立した感覚，興味の減退と感情の幅が狭まった感覚，③心的外傷体験の重要な部分の記憶の乏しさ，未来への希望の喪失，そして，④その日暮らしで先のことを考えない者もいる。
(3) 心的外傷体験の後に生じた**過覚醒**の症状。睡眠関連障害，いらだたしさ，集中困難，新たなことを学習するさいや，以前学習したことおよび技能を思い出すさいの記憶の問題，危険を感じたときの過度の警戒心，過剰な驚愕反応が含まれる。

　侵入思考は一般に，寝つこうとするときなど，静かな時間に生じる。また，環境の中の心的外傷体験を連想させる物が引き金となって起こることもある。暗闇への恐怖同様，悪夢と中途覚醒はよくみられる症状である。厳密なPTSDの診断基準からは外れるが，不安と同様，恐怖の増大は一般的症状で，パニック発作も少なくない。思春期の子どもであっても分離不安は頻度が高く，両親のベッドで眠りたがることもある。多くの子どもたちは，両親に対しても同年代の友人に対しても，以前に比べて，いらいらした気分が強まり，怒りっぽくなる。友人が死亡あるいは外傷を負った災害では，多くの子どもたちが，生きていること，他の人びとを救出するために十分な対応ができなかったこと，あるいは，自分たちが生き残るために行なったことに対して「サバイバーズギルト（生存者の罪悪感）」を経験する。
　心的外傷体験への曝露の度合いが症状の程度に影響し，直接痛みを経験した者や死が間近に迫った者が，最も大きな影響を受ける。典型的には，心的外傷体験に直接関連した対象物や出来事への著しい恐怖や回避がみられ，関連性の少ない刺激への恐怖や回避はより小さい。たとえば，沈没する船に乗っていた子どもは，その後，ボートに関しては著しい恐怖を抱くが，鉄道や飛行機に乗ることに関した恐怖はより軽度である。災害に関連していない対象や出来事への恐怖は他の子どもと同じである。全般性の不安とうつは時間の経過とともに軽快する傾向があるが，特定の恐怖や回避は著しく持続しうる。症状は持続的で身体内の生理学的変化を伴うとの報告が増えており，アルメニア大地震の5年後でも，心的外傷体験の侵入的再体験の症状を伴った者では，安静時のコルチゾール値が高かった。

症状に影響するもの moderating variables

　子どもでも成人でも，一見同じような外傷を体験しても，その反応には個人差がある。このことは気質，パーソナリティあるいは特定の疾患に関する遺伝的な発症のしやすさを反映している。あるいは，良好な問題解決能力などの認知特性が関連しているのかもしれない。レジリエンス（回復力）に関する文献によると，親との関係が良好な子ども，団結が強く調和のとれた家庭の子ども，そして，同級生と教師からなる広範な社会的ネットワークによるサポートを得られている子どもは，よりうまくストレスを緩和できる。反対に，機能不全家族，同年代の友人との問題，著しい社会的逆境の存在は，レジリエンスを妨げる。これらの要因は，**第30章**で詳述する。

治療 treatment

　トラウマを負った子どもの多くは，共感的で十分な情報をもった大人に対して自分たちの体験を自由に語る機会を与えられたことがない。侵入思考を経験したさいに，このままでは自分はどうにかなってしまうのではないかと恐ろしく感じたかもしれないし，不可解に思えたパニック発作にひどく驚いたかもしれない。そのような体験が，異常な体験をした後の当たり前の反応であると知ることは，そのような子どもたちが，自分たちの世界を理解し，安心するきっかけを作る。

　両親と教師もまた，起きてしまった出来事を認め，子どもを慰めるために，手助けを受ける必要があるかもしれない。大人が，「子どもを動揺させないため」にトラウマとその影響について話をするべきではないと感じるとき，あるいは，それを話すと子どもが怯えるだろうと大人が感じるときは，子どもたちもしばしば，大人の心情を察して，大人に気を遣って黙り続ける。

　成人で有効性が証明されている認知療法や曝露療法の多くは，子どもにも用いることができる。不安発作の誘因を明らかにし，そして，リラクゼーション療法や，その他の不安を軽減するための技法を教え，その後に，苦痛を与える光景への段階的曝露を行なうことも可能である。曝露は一般的に，回避を克服するためには，強烈で長時間のものである必要がある。その他の認知療法的技法には，非論理的思考を変えることや，苦痛な感覚に対するコントロールを身に着けるためのイメージ誘導などが含まれる。被害者仲間や両親とのグループディスカッションが有効となりうるが，感情の表出だけでは，不安を新たにするだけかもしれず，それを乗り越えるためには，より治療的なアプローチをとる必要がある。児童青年期における比較試験が発表されるようになってきたが，現在まで，大規模な無作為化比較試験から得られたエビデンスはほとんどない。

　眼球運動による脱感作と再処理（EMDR）は，1990年代早期に開発された方法で，そこでは子どもたちは，トラウマを与えた出来事のイメージを眼前に思い浮かべ，同時に，視野を大きく行き来する治療者の手を目で追うように指示される。認知行動療法とは異なり，言葉による介入や解釈はほとんど行なわれない。子どもたちのなかには，そのようなイメージのなかから不安を惹起させるような要素がなくなり，かなりの改善を認める者もいる。成人においては，EMDRは試験で証明され，その作用メカニズムは現在解明中である。現在までのところ，子どもにおける試験は存在しない。

　入眠困難に対しては，不快な侵入思考を追い払うためにベッドのなかで音楽や物語のテープを聴くというような単純な方法が，役立つことがある。悪夢は，日中，子どもに幸せな結末を与えるように内容を変えて語ることができる。PTSDに特有な症状を治療することに加えて，より広範な問題を取り扱うことが必要である。たとえば，ある惨事で子どもの親が死亡したような場合には，子どもとその新たな養育者がお互いのニーズに合わせるのを手助けすることがきわめて重要となることもある。おそらく彼らには，親の死に伴う喪の感情（死別感情）を，事故によって喚起された恐怖から区別できるように手助けしてもらうことが必要であろう。

予防 prevention

　心的外傷体験後，早期（2週間以内）に体験を語るdebriefingことによってPTSDを予防する

ことには議論がある。成人を対象に，いくつかの無作為化比較試験が行なわれたが，明らかな有用性は示されず，なかには有害な効果を示したものもあった。早期の症状に焦点を当てることは，正常の健康的な過程を遮るものなのかもしれない。しかしながら，若者とその親に，起こりうる情緒面での成り行きについて注意を促す配布物は大変有用であり，英国の「小児事故防止トラスト Child Accident Prevention Trust：CAPT」のような慈善団体から入手することが可能となってきている。

急性ストレス障害 accute stress disorder

この診断は，実際にあるいは危うく，死ぬまたは重傷を負うような外傷的な出来事に引き続いて起こる一群の症状が，少なくとも2日間，しかし1カ月未満の期間で認められたときに適用される。その反応には，過度の恐怖，無力感，または戦慄が含まれなくてはならない。PTSDでみられるような再体験，回避，過覚醒に加え，感情の麻痺，周囲に対する覚醒度の減退（「ぼーっとした状態」），現実感消失，離人症，否認や健忘といった解離症状がみられる。小児の急性ストレス反応に関していくつかの研究があるが，その症状はPTSDの前駆症状であるかのように考えられ，それに応じて取り扱われる傾向がある。

適応障害 adjustment disorder

この用語は，他の疾患の診断基準を十分には満たさない広汎な症状を示すが，いかに出来事が影響を与えるものであっても，その反応としての症状が過剰なものについて用いられる。その診断のためには，機能の著しい障害が重要である。うつ病，不安障害，混合的な障害など，きわめて一般的な疾患に特徴的である症状が起こりうる。逆境のなかで育てられた子どもでは，これらの疾患の発症率が5倍にもなる。すでに逆境を経験している子どもでは，急性ストレスへの過剰反応は，はるかに一般的である。「堪忍袋の緒が切れる」である。根本的な機序については**第30章**でより詳細に論じる。子どもがストレスを理解し，うまく処理するのを手助けするのはもちろん，治療には，進行中である逆境を減少させるための試みが含まれなくてはならない。たとえば，両親が不仲にならないように夫婦療法を受けさせるようにすること，いじめに取り組むために教師と連絡を取ること，危険な場所から抜け出すよう励ますことなどである。保護的な要素を強化することは，非常に役に立つ。たとえば，スポーツチームやダンス教室に加わるよう促すことによって，技能，自信，そして積極的な仲間関係を育むことができる。

死別反応 bereavement

子どもにおける悲嘆の3つの主要な段階は，アンナ・フロイト Freud, A. やジョン・ボウルビィ Bowlby, J. によって描写されており，経験的な観察によって広く確証されている。最初に，衝撃，否定および不信，何も感じることができず，アタッチメントを求める行為もしなくなる，といった**初期の危機反応**が起きる。思考と行動は主として失われた人へ向かうものである。続いて**感情の混**

乱が起こり，悲しみと叫び，怒りと憤り，絶望感，失望，希望のなさと無価値感，睡眠関連障害と食欲低下，および罪悪感と自責感がみられる。喪失への**適応**は，やがて，不安の減少，生きる喜びの増大，日々の活動への参加の増加と新たなアタッチメントの形成で示される。これらの段階はお互い混ざり合い，共存することもある。ある段階から他の段階へ進行する割合は非常に変動的で，移行は不可逆的ではない。子どもが再度ストレスを受けると，一時的に段階を逆戻りするかもしれない。

肉親に先立たれた子どもたちは，喪失後の1年間に精神症状を呈する割合が対照群の児童に比べて高い。ある意味，死別反応はアタッチメント関係の当然の結末である。しかしながら，長期にわたる後遺症が残る場合，それらは通常，喪失の心理的衝撃により生じるのではなく，良質な情緒的および全身のケアの途絶，種々の活動の喪失，学校教育の変化，生活環境の悪化等による。精神医学的アセスメントが必要となるかもしれないのは，10歳以下の子ども，学習困難がある場合，以前にも喪失を経験している場合，本人あるいは家族に精神障害の既往がある場合，死が突然または精神的外傷を与えるものであった場合，多くの逆境の状況が重なっている場合，および生存した親がその子のケアをうまく行なえない場合である。介入には，親が子どもの世話をするのを注意深くサポートすること，子どもが喪失を理解すること，墓を参ることおよび法事を行なうことを手伝い，喪mourningを分かち合うことが含まれる。そのような介入を行なうと，精神症状が軽減し，その子どもの生活面での機能が改善することが示されている。

参考文献

Black, D. (2002) Bereavement. *In*: Rutter, M. and Taylor, E. (eds) *Child and Adolescent Psychiatry*. 4th edition. Blackwell Science, Oxford, pp. 299-308.

Hill, P. (2002) Adjustment disorders. *In*: Rutter, M. and Taylor, E. (eds) *Child and Adolescent Psychiatry*. 4th edition. Blackwell Science, Oxford, pp. 510-519.

Perrin, S. *et al.* (2000) The assessment and treatment of post-traumatic stress disorder in children and adolescents. *Journal of Child Psychology and Psychiatry*, **41**, 277-289.

Yule, W. (2002) Post-traumatic stress disorders. *In*: Rutter, M. and Taylor, E. (eds) *Child and Adolescent Psychiatry*. 4th edition. Blackwell Science, Oxford, pp. 520-528.

さらに理解を深めるための文献

King, N.J. *et al.* (2000) Treating sexually abused children with post-traumatic stress symptoms: a randomised clinical trial. *Journal of the American Academy of Child and Adolescent Psychiatry*, **39**, 1347-1355.

Sandler, I.N. *et al.* (1992) Linking empirically based theory and evaluation: the family bereavement program. *American Journal of Community Psychology*, **20**, 491-521.

Strain, J.J. *et al.* (1998) Adjustment disorder: the MacArthur reanalysis. *In*: Widiger, T.A. et al. (eds) *DSM-IV Source book*, Vol. 4. pp. 403-424. American Psychiatric Association, Washington, DC.

Yule, W. *et al.* (2000) The long-term psychological effects of a disaster experienced in adolescence. *Journal of Child Psychology and Psychiatry*, **41**, 503-511.

第13章

強迫性障害
obsessive-compulsive disorder

　児童精神科医は，時どき子どもがやっかいで悩ましい儀式や反芻を生じることを，従来より認識してきたが，それらは最近まで広い意味でのさまざまな情緒障害のなかでは，どちらかというと非特異的な症状であると一般に考えられていた。最近の研究は情緒障害の下位分類の重要性を強調しており，とりわけ強迫性障害（OCD）は，症候学，病因論，治療，予後の点から，とくに明確に区別できる下位グループであるとされている。

疫学 epidemiology

　OCDの成人のおよそ1／3から1／2は，15歳になる前に最初の症状を現している。疫学研究は青年期での有病率がおよそ0.5〜2％であることを示している。有病率は前思春期の子どもではもっと低いが，典型的なOCDは7歳かさらに年少の子どもにも起こりうる。OCDはかつて考えられていたよりもよくみられることは疑いない。少なく考えられていた理由として，ひとつにはOCDの子どもや青年はしばしば症状を秘密にしておくことが挙げられる。青年期以降は，男女とも同じくらいの罹患率であるが，前思春期のOCDでは男児が優位を占める。

特徴 characteristic features

　強迫観念は望まない反復的または侵入的思考である。**強迫行為**は不必要な反復行為（または行動には表われないが，数を数えるような精神的活動）である。驚くべきことに，OCDの5歳児と25歳の人の症状の間には違いがほとんどない。最もよく起こる強迫行為は，洗浄，清潔行為，反復，確認，接触などである。最もよく起こる強迫観念は汚染，災害，対称性に集中しており，宗教的な強迫観念がいくつかの文化で目立つ。OCDの子どもの多くは強迫観念と強迫行為の両方をもっている。強迫行為だけをもつ者もいるが，強迫観念だけをもつ者はかなり少ない。強迫観念や強迫行為に抵抗しようとすることは成人のOCDの診断の必要条件であるが，ICDもDSMもこの抵抗は子どもや青年には常にあるわけではないとしている。青年が，親，友達，専門家から症状を隠すためにはどんなことでもするということはよくある。それは自分の症状が他者に異常または「頭がおかしい」ように思われるという心配のためである。これは精神保健サービスが，地域にお

ける有病率からするとOCDの子どもや十代の若者が予想されるよりも少ないと考える理由のひとつである。

関連する特徴 associated features

不安障害やうつ病性障害の併存はよくあり，OCDの二次的な障害かもしれない。これらの障害によって精神科への紹介につながったとしても，特定の質問をしなければ若年者は「恥ずべき」強迫症状を明かさないかもしれない。親や同胞はその子どもの儀式や保証を求める対象として巻き込まれることがある。約10%が病前に強迫性パーソナリティがみられる。病前に寝る前の儀式が過剰ということはなく，OCDの子どもは一般に自分の強迫症状と通常の儀式や迷信的行為をはっきりと区別できる。

鑑別診断 differential diagnosis

(1) **通常の小児期の儀式**：寝る前の儀式はしばしば2～3歳がピークで，8歳を越えて持続することはまれである。ルールに規定された遊びは5歳から増える。収集はしばしば7歳頃から始まる。青年がさまざまな活動やアイドルに「のめりこむ」ことは文化的に是認されており，それは仲間としてのまとまりを促進する。寝る前にピークがみられることや，数を数える，順番にこだわるなどの共通するテーマがみられるという点で，OCDは通常の儀式といくつか類似点がある。しかしながら，OCDの儀式は，年齢に伴って変化する傾向がなく，症状は社会化や独立を促すのではなくむしろ妨げるという点で，通常の儀式とは異なっている。
(2) **一次性のうつ病性障害**は，二次性の強迫症状を引き起こしうる。抑うつ症状が先に始まったかどうかを判定するために注意深く病歴を取ることが重要である。
(3) **分類不能の情緒障害**：成人同様に子どもも比較的分類が困難な情緒障害を示すかもしれない。それは軽度の強迫症状が恐怖や苦悩やみじめさと混じり合っており，そのどれもが優勢ではないというものである。
(4) **自閉症スペクトラム障害**：自閉症スペクトラム障害に特徴的な儀式的で反復的な行動は，コミュニケーションや社会的相互作用における他の自閉症状とともに起こり，しばしばOCDの儀式よりも単純で自我違和的ではない。にもかかわらず，自閉症スペクトラム障害の子どもや十代の若者がOCDを併存することがあり，行動療法や薬物療法によく反応するかもしれないということを覚えておくことが重要である。
(5) **統合失調症**は，強迫観念や強迫行為を伴いうる。「強迫観念」が実際は声ではないか，「強迫行為」が実際は命令に対する反応ではないかを明らかにすることが重要である。
(6) **神経性無食欲症**では，食物や運動に関連した強迫的性質がみられるが，それがそのままOCDの診断を追加する根拠にはならない。逆にOCDでは「汚染された」食物の回避や強迫的な運動がみられるかもしれないが，もし若年者が現実的なボディイメージをもっていれば，これらは神経性無食欲症の併存診断の根拠にはならない。にもかかわらず，OCDと摂食障害が本当に併存する症例もある。

（7）**トゥレット症候群**は，一般に強迫的特徴を伴い，ときには実質上OCDに等しい（**第14章**参照）。「衝動」に続いて起こる複雑なチックは，議論の余地もあることだが，ネーミングの異なる強迫行為である。家族研究は，同じ遺伝子がチックとOCDの両方に罹患しやすくするかもしれないことを示しているため，チックとOCDの現象学もまた重複するということはさほど驚くことではない。

原因 causation

強迫性障害はしばしば明らかなきっかけなしに潜行して起こる。親や若年者がきっかけを同定できるときでさえ，一般にその反応は起こっているストレスと釣り合わない。おそらく多くの場合，生まれつきの脆弱性が重要であろう。精神力動的な解釈を熱心に求めていた昔と違って，現在の理論では生物学的，行動学的に説明することに力点が置かれている。神経学的そして神経画像的研究は，大脳基底核とそれに関連した前頭葉領域の構造的または機能的異常を指摘している。動物行動学的な示唆，すなわち，強迫行為は毛づくろいや清潔行為に関連する固定された行動パターンであるという考えに対する関心も高まっている。これらの固定された行動パターンは，より高次の中枢神経系による制御を受けるのではなく，自律的に作動しているものであるとされる。儀式はいったん始まると，不安を減じる効果があるために持続する。OCDの家族歴があることはかなりよくある。チック障害とOCDは同じ家族内に集中してみられることがあり，これらの障害が基礎にある同じ単一または複数の遺伝子の異常を反映するかもしれないことを示している（**第14章**参照）。OCDの原因にはなるが，チック障害の原因にはならない他の遺伝子もあるだろう。その他の場合としては，溶連菌感染に続いて大脳基底核を障害する免疫反応を起こす表現型模写が挙げられる。これは，溶連菌感染症関連小児自己免疫神経精神障害 paediatric autoimmune neuropsychiatric disorders associated with streptococcal infections，いわゆるPANDASと頭文字で呼ばれる状態である。PANDASは比較的新しい名前であるが，溶連菌感染後の状態と強迫症状との関連はシデナム舞踏病 Sydenham Chorea で長く認識されてきている。シデナム舞踏病はリウマチ熱の神経学的な症状である。

治療 treatment

OCDについての誤解が広くいきわたっていることを考慮すると，障害について，罹患した若者（そして親，教師，同級生）を教育することが不可欠である。特徴的な治療として，子どもには行動療法と薬物療法の両方が有効と思われるが，薬物療法のほうがよく評価されている。強迫行為の行動マネジメントはしばしば，まず最初に日記をつける時期から始まる。それから，子どもに手伝ってもらい，強迫行為の最も取り組みやすいものから最も難しいもの（最も不安を引き起こすもの）にわたる不安階層表を作成する。次に最も簡単なものから始め，子どもを励まして強迫行為を実行しないように援助する。すべてがうまくいくと，この「曝露反応妨害 exposure and response prevention：ERP」は一時的な不安の高まりを起こすだけで，その後，強迫的動因は減弱する。行動上の付随症状（反復思考）のない強迫観念は行動療法を用いて取り組むのが困難であるが，認知

療法が役立つかもしれない。家族が儀式に巻き込まれているとき，家族との作業は，とくに役立つだろう。

薬物療法は多くの症例で，行動療法に付加するものとしても代用するものとしても重要な役割を担う。選択的セロトニン再取り込み阻害薬（SSRIs）やクロミプラミンclomipramineはとくに有効で，一般に6歳の幼い子どもでもよく耐性がある。それらは少量から開始し，徐々に増量するべきである。適切な行動療法は再発予防につながるが，もし以前投薬を中断して再発したことがある場合は，長期の維持投与が必要かもしれない。血漿交換療法を含む免疫学的方法は，溶連菌感染後の急性発症のOCDの治療に用いられてきた。いくつかのめざましい反応が小規模な試験から報告されたが，これが標準的治療として推奨されるには，その治療効果が再現される必要がある。

予後 prognosis

小児期と青年期のいくつかの他の情緒障害とは異なり，OCDはきわめて持続する可能性が高く，治療受けずに2〜5年後に完全に回復するのはほんの少数である。最適な治療を受けても，多くの患者はOCDが持続するか，または，少なくともいくつかのやっかいな症状が持続する。

参考文献

Rapoport, J. and Swedo, S. (2002) Obsessive-compulsive disorder. *In*: Rutter, M. and Taylor, E. (eds) *Child and Adolescent Psychiatry*. 4th edition. Blackwell Science, Oxford, pp. 571-592.

さらに理解を深めるための文献

Thomsen, P.H. (1998) Treatment of obsessive-compulsive disorder in children and adolescents: clinical guidelines. *European Child and Adolescent Psychiatry*, **7**, 1-11.
Swedo, S. *et al.* (1998) Pediatric auto-immune neuropsychiatric disorders associated with streptococcal infections (PANDAS): clinical description of the first 50 cases. *American Journal of Psychiatry*, **155**, 264-271.

第14章

トゥレット症候群とその他のチック障害
Tourette syndrome and other tic disorders

　チックとは，突然，反復的に，ステレオタイプに生じる同じ動作（運動チック）や発声（音声または発語チック）である。これらのチックは，その前の「衝動」に反応して随意に，あるいは部分的に不随意に生じる。単純性運動チック（瞬き，顔をしかめる，肩をすくめるなど）と単純性音声チック（唸る，鼻すすり，咳払いなど）は明らかに目的がない。一方で，複雑性運動チック（髪をかき上げる，跳ね回る，物を触るなど）と複雑性音声チック（意味のある単語や句を口にするなど）は目的のある行動にみえるが，それらは文脈的に繋がっていない。通常はある固まりでまとまって生じ，特徴的には週単位または月単位で強度が変化する。睡眠中や何かの活動に没頭しているときには容易に抑えることができ，通常はストレス下もしくはリラックスしているときに悪化する。チックが根強く残ることに悩み，そのストレスによりさらにチックが悪化するという悪循環が生じることがある。

診断分類 classification

　トゥレット症候群（以下 TS と略す）は慢性的な運動，音声チックと定義される。21歳以前に複数の運動チックと，1つまたはそれ以上の音声チックが1年以上にわたって生じる。DSM-IV と ICD-10 では，チックを TS と「慢性運動性または音声チック障害」と「一過性チック障害」に分類している。
　ほとんどの子どもの精神障害は，特徴的な症状が重大な苦痛と社会的障害の原因になっていることと定義されている。正常範囲内か障害かを区別するよい方法は，臨床的なサービス機関を必要としているかどうかである。DSM-IV のチックの項目には，苦痛と障害の存在が診断基準として記載されていたが，DSM-IV-TR と ICD-10 では言及されていない。これを省いた利点は，多くの人が臨床サービスを必要とはしないが，チック障害はあるとして診断されることである。

疫学 epidemiology

　TS は，子どもと青年おおよそ 1,000 人に対して 3～10 人といわれている。男女比は少なくとも 3：1 とされている。慢性運動性チックの頻度は少なくとも TS の 3 倍は存在するだろう。一過

性チックはより高頻度であり，若年者のあらゆる年代の4〜16%とされている（しかし，これは親の報告により評価した調査であり，見逃されている数を含めると実際にはそれよりも多いと考えられる）。

特徴 characteristic features

運動チックは，平均7歳で発症し，2歳以前や15歳以降に発症することはまれである。通常の運動チックは，目，顔，頭，首の単純な動きが多い。複雑性運動チックは，運動チックより低頻度となり，発症年齢は遅くなる。通常，音声チックは運動チックの出現から1〜2年遅れて出現する。単純性音声チックは，複雑性音声チックよりも高頻度である。よく知られていることであるが，汚言（コプロラリア coprolalia）を含む複雑性音声チックは，単一で出現することは少なく，発症から4〜8年後に出現する。それゆえ，汚言がないことを理由にTSの診断を除外することは間違いである。反響言語（エコラリア echolalia），反響動作（エコプラキシア echopraxia），卑猥な動作（コプロプラキシア copropraxia）も同様に生じる。

関連する特徴 associated features

(1) 強迫症状（時どき，OCDとみなされる）は，TSの1/3〜2/3に併存し，とくに年長になるほど多い。特徴的に併存する強迫症状は，高さを揃えたり，数を合わせたりなど，自分のこだわっているところを均等にしたり（Evening up），数えたり，儀式的に触る行為であり，一般的なOCDにみられる確認や不潔強迫も同様に併存する。
(2) 不注意や多動（時どき，ADHDとみなされる）は，25〜50%に併存し，典型的にはチックそのものが出現する前から症状を有している。ADHDの併存例では，併存のない場合よりも学習や行動の障害が併存することが多い。
(3) その他には自傷行為，衝動性，睡眠の問題，感情障害，不安障害，統合失調症型人格，自閉症スペクトラム障害が併存することがあると指摘されている。

鑑別診断 differential diagnosis

(1) ジスキネジアは単純性チックと似ているが，いくつかの項目において異なる（たとえば，リラックスしているときに増悪しないなど）。
(2) 重度の学習障害や自閉症スペクトラム障害にみられるステレオタイプの動作は，複雑性運動チックに類似しているかもしれない。しかし，いくつかの単純性運動チックが存在せずに，こうした複雑性運動チックが出現することはまれである。
(3) 強迫症状は「衝動」によって生じる複雑性運動チックと鑑別が困難である。ただ，上述のように，複雑性運動チックは，ほとんどいつも単純性運動チックを伴っている。

原因 causation

　TS，慢性チック，OCD は家族に発症することが示唆されている。男性であれば OCD よりもチック障害を発症する可能性が高く，女性であればその逆である。精力的な遺伝子解析によっても，メンデル型の遺伝となりそうな，主要な単一の遺伝子は何ひとつ同定されなかった。しかし，複数の遺伝子が関与して発症する可能性は示唆されている。

　ドーパミンの関わる神経伝達系に起因していることは示唆されているが，チックにおいてドーパミンの過剰とドーパミン D2 受容体の感受性が増加しているとするエビデンスは得られていない。コリン系，ノルアドレナリン系，セロトニン系，グルタミン酸，ガンマーアミノ酪酸（GABA）などのその他の神経伝達物質の関わりが示唆されているが，強く証明するような研究結果が得られていない。

　PANDAS とは，小児期の溶連菌感染後に生じる自己免疫反応によって神経症状を呈する病態であるが，チック障害も同様の機序によって神経細胞が損傷されて生じるのではないかと考えられている。OCD も同様である。

治療 treatment

　TS では，子どもが自分でコントロールできない症状であり，医療的な関わりが必要な病態であることを本人や家族，学校関係者に説明することが大切である。故意に行なっている悪態や自己主張ではないことを周囲の人達に理解してもらうことが必要である。軽微なチックであれば医療的な関わりを必要としないこともある。リラクゼーションやハビットリバーサルなどの心理的アプローチを用いることがあるが，そのエビデンスはいまだ確固たるものではない。こうした方法は，年少の子どもで，軽微なチックの場合の第一選択となる。薬物療法を試みる前に心理的アプローチを試してみたいという強い動機がある場合に用いてもよいだろう。

　抗精神病薬（神経遮断薬）による薬物療法は最も確立されている治療法である。抗精神病薬の服用により，チックの強さは 2/3 まで軽減するが，ときに学習面の障害や錐体外路症状といった好ましくない症状が出現することもある。完全にチックの消失を図ろうとしても，たいてい副作用が現われるので，副作用なしにチックだけを完全に抑えることは難しい。昔からハロペリドール haloperidol とピモザイド pimozide が広く使用されているが，ピモザイドでは致死的な不整脈が生じることが報告されており，使用には注意を要する。これらの薬剤よりも効果は劣るが，スルピリド sulpiride やリスペリドン risperidone を使用することもある。チック障害は症状の増悪と減弱を繰り返すのが特徴だが，その症状に応じて薬物を増減することが必要である。投薬は症状を臨床的に許容できる範囲に留め，薬剤が過量にならないように注意する。クロニジンは副作用が少ないのが利点で抗精神病薬の代わりに用いることもできるが，同時に，その不利な点としては効果も少ないことである。つまり，他の薬物が 2/3 ほどチックの症状を減らすのに対して，せいぜい 1/3 くらいしか，その重症度を減らさない。

　随伴する強迫症状は行動療法や薬物療法が効果的とされている。通常，選択的セロトニン再取り込み阻害薬（SSRIs）やクロミプラミンが使用され，抗精神病薬を補助的に用いることがある。不

注意や多動を併存する子どもでは神経刺激薬が一般的に用いられるが，ADHDとチックを併存する場合にはチックを増悪させる可能性がある。その他の薬物としてはブプロプリオン buproprion やイミプラミンなどの三環系抗うつ薬が用いられる。

PANDASの部分症状としてチックが生じている場合，血漿交換療法を含む免疫調整療法の効果が示唆されている。しかし，これが標準的な治療法として推奨されるには，その効果が反復して示される追試が必要である。

トゥレット症候群の予後 prognosis of TS

多くは十代から二十代前半にかけて，完全に消失もしくは部分的に減少する。TSは成人になるまで残る場合があるが，少しずつ軽減していくことが多い。

参考文献

Leckman, J.F. and Cohen, D.J. (2002) Tic disorders. *In*: Rutter, M. and Taylor, E. (eds) *Child and Adolescent Psychiatry*. 4th edition. Blackwell Science, Oxford, pp. 593-611.

さらに理解を深めるための文献

Pauls, D.L. *et al.* (1991) A family study of Gilles de la Tourette syndrome. *American Journal of Human Genetics*, **48**, 154-163. (Though old, this study provides interesting evidence for a genetic link between some tic and obsessive-compulsive disorders.)

第15章

選択性緘黙
selective mutism

　選択性緘黙の子どもは，他者が話していることを理解できるが，自分が話すのは，決まった環境における小集団のとても親しい人に限られている。典型的には，家庭で両親やきょうだいには自由に話すが，学校で同級生や教師には話をしない。大変まれではあるが，家庭で話さないが学校では話をする子どももいる。緘黙は通常，3歳から5歳頃に明らかになる。しかし，幼児期には通常専門家へ紹介されず，正式に学校生活が始まった後に紹介されることが多い。DSM-IVとICD-10では緘黙の期間が1カ月以上続く場合と規定しているが，臨床家は6カ月以上続く場合に診断することが多い。

疫学 epidemiology

　学校で話すことを拒否するのは，入学当初の数カ月の間に比較的よくみられ，ある研究ではほぼ1％（移民の子どものなかでは，もっと高頻度）の子どもにみられると報告されている。これらの問題はほとんど一時的である。6～7歳までに，報告されている割合は10,000人あたり3～18人になる（小児自閉症の割合の最近の推計に重なっている）。男子のほうが，女子に比べて発達性言語障害をきたしやすいが，選択性緘黙は男女とも同じくらい，あるいは女子のほうにより多くみられる。社会経済的状態，家族の規模，出生順位との関連は明らかではない。

関連する特徴 associated features

(1) **他の精神医学的問題**：不安，うつ，遺尿，遺糞，多動，チックの割合が高まることが報告されている。最近の研究では，とくに社会不安の割合の高さが際立っており，これらの子どものほとんどが社会恐怖（DSM-IV）あるいは小児期の社交不安障害（ICD-10）の診断に合致する。実際に，選択性緘黙は明確な診断的症候群としてよりもむしろ社交不安障害の症状として単純に考えられるべきではないかという意見もある。

(2) **言語の問題**：定義上は，子どもはいくつかの場面できちんと正常に喋れることが必要であるが，しばしば言語発達の経過で暦年齢相当のレベルに沿った発達よりは遅れていたり，構音の小さな問題が続いているといった，なんらかの既往歴がある。このことは評価のために意味

をもつ。選択性緘黙の子どもたちは評価（診断）する者とは話しそうもないが，たとえば，家庭での子どものおしゃべりを録音して聞くことや，子どもが書いたものを見せてもらうなどして，子どもの構音と言語水準をいくつかの方法で評価することは重要である。臨床心理士や言語療法士による言語の正式なアセスメントは，ときに大変有用になる。特定の単語を絵で描いたものを指すように子どもに要求する絵画語彙テストは受容性言語の問題に関するスクリーニングに役立つ。

(3) **知能**：子どもに話すことを要求しないテスト，たとえば，多岐にわたる知能テストから視空間覚の下位項目を用いて評価する必要があることは明白である。選択性緘黙の非言語性IQの平均は，ある研究では85だが，100以上から70以下まで幅がある。選択性緘黙は，軽度あるいは重度の知的障害をもつ子どもに現れることがある。

(4) **対人関係**：ほとんどの子どもは就学前からとても恥ずかしがりやであると気づかれており，子どもの前でも大人の前でも内気である。

(5) **パーソナリティ**：いくつかの状況では絶対に話さないという不動の決心は，しばしば強い意思の証拠として挙げられる。見知らぬ人に対して愛想がわるく，家庭では攻撃的である子どももいるが，知らない人には内気で家庭では従順な子どももおり，また，家庭でもどこでも過敏で苦痛を感じやすい子どももいる。これらのパーソナリティの形が混ざり合っていることが一般的である。

(6) **家族要因**：親やきょうだいに社交不安障害や選択性緘黙の既往歴がしばしばみられる。母親の過保護はよく記述されており，また，両親の不和（しかし離婚してはいない），両親の精神障害（不安障害とうつ病），両親のパーソナリティの問題（明らかな攻撃性あるいは内気）もよくみられる。

(7) **心的外傷体験**：選択性緘黙の研究は一般に，特定の心的外傷よりもパーソナリティの要因が強調されてきた。しかし，最近の研究の一つは，選択性緘黙の子どもは同級生の対照群，あるいは発達性言語や会話の問題をもつ子どもよりも，虐待が明らかであるか疑われており，それはたいてい性的虐待を被っていることが多いと報告している。虐待と他の心的外傷体験の役割についてはまだ確認されていない。

鑑別診断 differential diagnosis

(1) **正常**：幼い子どもは，慣れない状況でどのように振る舞うかは子どもによってかなり差がある。入学時の一時的な緘黙は正常の引っ込み思案が少し程度を増したに過ぎないものであろうか？　また緘黙したとしても，同じく正常の延長線上にあるのか，あるいは質的に異なるものだろうか？

(2) **重症の発達性あるいは獲得性言語の障害**は，子どもの言語がいくつかの場面においてきちんと正常であると証明されている場合にのみ除外できる。

(3) **自閉症スペクトラム障害**は，同上のいくつかの証拠と，通常の遊びや家族メンバーとの社会的関係性の直接の観察を組み合わせることによって除外される。

(4) **ヒステリー性無言**は，一般にすべての場面で話し言葉が失われるものである。通常は突然

発症し（ときに明らかなストレスに引き続き），典型的にはもともと顕著な内気な性格をもっているわけではない。

原因 causation

選択性緘黙は，体質的 constitutional 要因と環境 environmental 要因の組み合わせの結果であると思われる。おそらく，顕著な生来の内気さが，家庭のストレス，移民という立場，あるいはわずかながらも構音の困難や認知の問題をもっていることによって悪化している。緘黙は，家庭や学校で特別の注目や感情を向けられているかもしれない。双生児研究や養子縁組研究なくしては，家族内発生が遺伝的伝達によるか社会的モデリングの結果かを決定することは不可能である。不安で過保護な親は，子どもを社会不安で満たしてしまうのであろうか？　あるいは，親の不安と過保護の素因を作りだしているものと同じ遺伝子が，その子どもの不安と選択性緘黙の素因も作るのだろうか？

治療 treatment

行動療法的技法，たとえば，一人の親しい人の前から始めて，徐々に大きい集団に増やすようなやり方で，子どもが大きい集団で話をする，脱感作法などは有用かもしれない。話すことによって得られるもの（たとえば，相手に応じてもらえること）は，話さないで得られるもの（たとえば，注目）よりも大きいということを強調することは明らかに重要である。選択性緘黙は，通常，学校を基盤とする問題なので，教師や補助職員は，臨床家や教育心理士のアドバイスを受ければ，しばしばうってつけの「最前線の」行動療法家となりうる。言語療法は，構音の問題に取り組むことができ，そのため子どもが人前で話すことに気おくれすることが減る。ソーシャルスキルトレーニングと家族療法は，社会的関係性と関連する問題に取り組むための治療プログラムに含まれている場合がある。

選択的セロトニン再取り込み阻害薬（SSRIs）は社会恐怖と選択性緘黙が両方出現している場合に支持されてきている。いくつかの小規模研究では，SSRIs の有用性について示唆しているものの確固たるエビデンスは得られていない。行動療法プログラムを最後まで実施して，それらがうまくいかなくなるまでは薬物投与を試みないというのが賢明であろう。薬物療法を用いてよくなった場合には，その後，漸減して中止するべきであろう。

予後 prognosis

入学時の緘黙は通常一過性であるが，いったん緘黙が 6 〜 12 カ月間続いた場合，よくなる見込みは劇的に落ち込む。確定診断がついている症例についての調査研究では，5 〜 10 年後に半数がほとんどあるいはまったく改善していなかった。最も改善するのは低学年の時期だが，より高学年になってから改善する場合もある。緘黙の解決には，常にというわけではないが，たいていの場合，関係性の改善も必要である。

参考文献

Standard, S. and Le Couteur, A. (2003) The quiet child: a literature review of selective mutism. *Child and Adolescent Mental Health*, **8**, 154-160.

さらに理解を深めるための文献

Kristensen, H. (2000) Selective mutism and comorbidity with developmental disorder/ delay, anxiety disorder, and elimination disorder. *Journal of the American Academy of Child and Adolescent Psychiatry*, **39**, 249-256.

MacGregor, R. *et al.* (1994) Silent at school--elective mutism and abuse. *Archives of Disease in Childhood*, **70**, 540-541.

第16章

愛着障害
attachment disorders

　子どもの両親やその他の養育者に対するアタッチメントのパターンは，それらの選択的なアタッチメントの質が子どもの発達を予測するという点で大変重要である。**第28章**でも論じられるように，不安定なアタッチメントパターンをもつ子どもは安定したアタッチメントパターンをもつ子どもに比べて心理社会的発達の多くの側面でかなり不良な転帰となる傾向がある。不安定なアタッチメントパターンは，それ自体が疾患であるというよりは心理社会的適応のリスクファクターとするのが最も妥当な見方であろう。すなわち不安定なアタッチメントパターンを示した子どもたちであっても，その多くは環境によく適応して精神医学的な問題を生じない。それと比較して極端に偏ったアタッチメントパターンを示すわずかな子どもたちには，著しい苦痛や社会的機能の障害が生ずる。このような子どもたちについては愛着障害として考えることが可能である。

愛着障害の類型 varieties of attachment disorder

ICD-10とDSM-IVの両診断基準とも愛着障害に2つの類型があるとしている。

(1) **脱抑制型**：この類型の臨床像はICD-10においては小児期の脱抑制性愛着障害，DSM-IVにおいては幼児期または小児期早期の反応性愛着障害／脱抑制型，としてそれぞれ比較的わかりやすく定義されている。この状態にある子どもは，何か苦痛があるときに周囲に慰めを求めようとするが，慰めを求める対象の選択性が発達的に正常な範囲を超えて欠如している。見知らぬ人びととの社会的相互作用はうまく調節されておらず，乳児期にはしがみつき行動や注目を集める行動として，また小児期早期および中期には無差別に親密な行動を伴う。脱抑制性愛着障害の妥当性につながる研究のエビデンスは集積しつつあり，里親措置の頻回の変更あるいは職員の入れ替わりの率が高い養護施設で養育される場合も含め，発達早期に養育者が繰り返し変わることとの関連が認められる。

(2) **抑制型**：この類型はICD-10では反応性愛着障害，DSM-IVでは反応性愛着障害／抑制型と呼称されているが，その臨床像は厳密には定義されていない。その定義の内容が乏しいため，このトピックに関連して価値のある調査研究を実施することはほとんど不可能であることが示されてきた。抑制型愛着障害の臨床的記述によると，社会的相互作用は抑制され，両価的であるか過敏な態度を示す。このため子どもは養育者に対して，接近したり，回避したり，慰めら

れることに抵抗を示すなど混合した態度か，あるいは凍りついたような凝視を示す。子どもたちは悲しげであり情緒的応答性を欠く傾向があり，彼ら自身や他者の苦痛を前にした反応が攻撃的になる場合もある。抑制型愛着障害は通常生後数年以内の虐待の結果とされるが，子ども虐待の予後調査ではこのような愛着障害の症状は必ずしも見出されておらず，その関連性は実証されていない。

診断 diagnosis

ICD-10 と DSM-IV の診断分類に準拠すると以下の診断基準が妥当と思われる。

(1) **重症度**：どのような意味においても，アタッチメント関係はみられず「安全基地」や「安心できる避難所」を提供してくれる人物と持続的な関係を築くことはない。
(2) **広汎性**：一方の親との重度に障害された関係があり，あるいは他の養育者たちも十分に機能していない。アタッチメントの問題は多くの異なる養育者とのあいだでも明らかに認められねばならない。
(3) **苦悩または機能障害**：愛着障害は，ある部分では正常なアタッチメント関係が存在しないことの結果として，またある部分では併存する社会的困難さ（同世代集団との関係の乏しさ）の結果として，子どもに持続的な苦悩や社会的機能障害を引き起こす。
(4) **5歳以前の発症**：自閉症と同様に，3歳以下の子どもにおいて診断しうる数少ない精神障害のひとつである。
(5) **自閉症ではないこと**：子どもの示している社会的関係性の障害は，自閉症スペクトラム障害（第4章参照）の結果ではない。関連するエビデンスとして，愛着障害には儀式的または反復行動やコミュニケーション障害など自閉症にみられる障害はみられない。加えて，健常な大人との相互作用においては，ある程度の社会的相互性や応答性の能力がみられるのが通常である。しかしながら極端な場合では，子どもの潜在的な社会的能力は，子どもが社会的逆境で生活している限り，明らかにはならない。このためよりよい養育環境に置かれたときの反応は診断的価値がある。たとえば，里親措置後に社会的反応性や相互作用がすみやかに出現した場合，その事実は自閉性障害ではなく愛着障害を示唆するものである。
(6) **精神年齢が10〜12カ月以上である**：子どもに重度の知的な遅れがある場合，選択的なアタッチメントは欠如しているが，それは単に，アタッチメント行動が定型発達において出現する精神年齢にまだ達していないという理由からである。この場合，愛着障害の診断を追加するにはあたらない。
(7) **病理的な養育／ケア**：DSM-IV の診断基準では，主要な養育者の変更の繰り返し，安定したアタッチメント形成の阻害，子どもの基本的な情緒的，身体的ニーズを持続的に無視するなど異常な養育環境が存在する必要がある。ICD-10 診断でも，愛着障害は通常病理的な養育を伴うことを明示しているが，診断上必須項目とはしていない。このため多国間で里親措置をされ養育歴が十分周知できない場合でも，それ以外の診断基準を満たしていれば診断は可能となっている。

鑑別診断 differential diagnosis

対象に対する脱抑制的で無差別な親密さは，重度の注意欠如・多動（性）障害（ADHD，多動性障害）や，躁病，前頭葉への外傷後（たとえば重度の閉鎖性の頭部外傷後）にもみられる。社会的抑制は社会恐怖や人見知りの強い子どもにもみられる。通常は人見知りが強く社会不安の傾向のある子どもでは，親にアタッチメントを形成していることが明らかである一方で，重度の知的障害のある子どもでは親との間のアタッチメントを確立することも困難である。

愛着障害と不安定なアタッチメントパターンの関係

アタッチメントは数十年にわたって発達研究の鍵となるテーマのひとつであった。安定型および不安定型のアタッチメントについては多くの著述がなされている（**第28章**参照）。愛着障害は不安定なアタッチメントパターンとどのように異なるのか？　第一に発現率が明らかに異なる。子ども全体の40％は不安定型のアタッチメントパターンに分類される。一方，愛着障害と診断される子どもはごくまれである。第二に不安定なアタッチメントパターンが1人の鍵となる養育者（たとえば母親）とのあいだでみられたとしても，その他の養育者（たとえば父親）とのあいだではみられない。一方，愛着障害では，重症かつ広汎に問題がみられる。第三に不安定型のアタッチメントパターンは苦悩や障害に必ずしもつながらないが，愛着障害ではこれらが必ず伴っている。最後に愛着障害の典型的な症状は（とくに脱抑制型愛着障害において），無秩序／無方向型愛着障害（Dタイプ）も含め，どの不安定型アタッチメントパターンの下位分類にも対応していない。

子どものアセスメント assessment of the child

愛着障害をもつ可能性のある子どもを評価する場合，エインズワース Ainsworth, M.D.S. のストレンジ・シチュエーション法（**第28章**参照）のようなアタッチメント関係による安全感の標準化したアセスメントを実施するのみでは不十分である。この手続きは，2歳以下の子どもについてのみ信頼性のある評価方法である。複数の情報源から注意深く生育歴を聴取し，いくつかの状況設定で子どもを観察することが重要である。観察のおもな焦点はアタッチメントのさまざまな側面に当てられる。

（1）**安心できる避難所は？**：子どもが苦痛を体験したときに慰めを得て，自信を新たにするために，頼っていく人がいるかどうかを評価する。愛着障害をもつ子どもは，慰めを求めること自体しなかったり，両価的な態度で向かったり，奇妙なやり方で慰めを求めたりする。たとえばアイコンタクトを保って真っ直ぐ歩み寄っていくのではなく，背中を向けて後ろ向きに近づいたりする。

（2）**安全基地は？**：子どもが外の世界を探索する冒険をしたり，その過程で必要に応じて安全感を求めてアタッチメント対象のもとに戻っていくことができるかを評価する。愛着障害の子どもでは探索行動自体，顕著に抑制されていたり，逆に自らの安全を顧みず脱抑制的に探索行動に没頭することがみられる。

(3) **情緒的な絆は？**：愛着障害の子どもでは，愛情や好意の表現が抑制されていたり，逆に誰にでも無節操に好意を示したりする。
(4) **選択性は？**：ほとんど見知らぬ大人をアタッチメント対象として利用し，慰めを求めたり，しがみついたり，不適切な好意を示したりしないかを評価する。
(5) **役割逆転は？**：子どもは鍵となる大人に対して養育者であるかのように，あるいは過剰に支配するようなやり方で振る舞ったりしないか？　を評価する。

総合的なアセスメントでは以上に加えて，問題が生じた発症年齢や現在および過去の養育のあり方の質やタイプを同定する必要がある。より広い範囲での社会的機能障害についても考慮される必要がある。たとえば他の子どもたちとうまく関われているか，他の子が苦痛を示したとき，無視したり攻撃したりしていないか観察する。同じく自閉性障害や重度の知的障害のエビデンスがないかを調べることも不可欠である。これらは鑑別診断に挙げられ，愛着障害の診断確定のために除外しなければならない項目でもある。多動性障害や脳損傷も，大人への過剰な親しさや，脱抑制的な探索行動，同世代集団との関わりの乏しさに対する，愛着障害の代わりになる診断（説明）として考慮される必要がある。しかしながら多動性障害や脳損傷では，苦痛が生じたときにアタッチメント対象から慰めを求める行動ができないことは説明がつかない。

子どもの養育環境のアセスメント assessment of the care received

出生後から順次，注意深く生育歴を聴取する必要がある。おもなポイントは，おもな養育者が一貫していたか，養育者変更が何回くらいあったか，暖かさや情緒的応答性，怒りや虐待などを含む与えられた養育の質についてである。これらについて子どもをよく知る情報提供者に詳細に質問する。生育歴の聴取の対象は，直接の養育者だけでなく担当保健師や親族も含める場合もある。子どもと現在の養育者の相互作用の直接観察は，養育者の無神経で不適切な応答の仕方や子どもの非定型的な行動を見出すために，実施する必要がある。

経過と予後 course and prognosis

愛着障害の自然経過を公式に調査した研究は今のところない。しかしながら発達早期を施設で過ごしたり，不安定なアタッチメントを示していた子どものフォローアップ調査から，いくつかの暫定的な結論を導きだすことは可能である。一般論として，早期のアタッチメントの問題は，とくに友情関係や親密な関係性の発展を妨げる可能性が高いが，問題行動につながる可能性はより低く，認知発達を障害する可能性は最も低い。ただし，早期のアタッチメント形成が困難であると，子どもの置かれた社会環境がその後改善されたとしても（たとえば安定して，愛情深い家庭に養子縁組された場合），その影響が少なくなることはあっても，完全になくなることはない。もし子どもたちが成長して自分自身の子どもを得たとしたら，ネグレクトや虐待をするような親となるのだろうか？　一部は彼らが成人したときに置かれている環境にもよるであろうし，一部は彼らが，彼らの養育者によって損なわれたものやそこからでも前進していくことができることに気づき，どの程度自身の過去に折り合いをつけることができるかにもよるだろう。

マネジメント management

　マネジメントの主要な目的は，子どもの養育環境を改善することである。子どもの精神保健の専門家がおもに寄与する部分として，この問題について社会福祉サービスや司法機関に適切な助言を与えるということがある。子どもが現時点で不適切な養育を受け，養育者がいい方向に変化するように援助を受けられないならば，現在の養育環境の代わりになる養育の場で処遇する必要がある。短期間の里親委託で次つぎに養育の場が引き継がれていったり，めまぐるしく職員が入れ替わる施設で育った場合には，改めて永続的な里親委託や養子縁組などによって継続的なアタッチメント形成の機会を与えられる必要があろう。アタッチメントに基づく治療的介入 attachment based intervention は，関係性に関するさまざまな重篤な問題の治療として開発され，乳児期の不安定なアタッチメントパターンを減ずることにはある程度の成功を収めている。しかしながら，このような介入が愛着障害をもつ子どもにも有効であるかどうかはまだ明らかではない。

参考文献

O'Connor, T.G. (2002) Attachment disorders of infancy and childhood. *In*: Rutter, M. and Taylor, E. (eds) *Child and Adolescent Psychiatry*. 4th edition. Blackwell Science, Oxford, pp. 776-792.

さらに理解を深めるための文献

Attachment and Human Development (2003) Taylor and Francis, Abingdon. (Issue 3 of volume 5 of this Journal is a special edition on attachment disorders.)

Zeanah, C.H. (1996) Beyond insecurity: a reconceptualisation of attachment disorders of infancy. *Journal of Consulting and Clinical Psychology*, **64**, 42-52.

第17章

遺尿症
enuresis

　遺尿症は，ときに精神障害と考えられることがある。それは，親のなかには遺尿症が起こるのは深いところで感情の問題が潜んでいるためだと考えるからであるが，精神医学的問題というよりも，習慣や発達上の問題であることが多い。遺尿のある多くの子どもは行動療法的アプローチが得意な精神科医に紹介されることが多いが，他の専門家，たとえば巡回保健師なども同様に上手に行動療法的アプローチをすることができる。このことは心に留めておくべきである。**夜尿**（就寝中の遺尿）と**昼間遺尿**（昼間の遺尿）の区別をつけることは重要である。夜尿と昼間遺尿はいくつかの面で異なるもので，診察に用いる質問票は，この2つを混同しないように工夫されていることが多い。男児は夜尿を起こしやすく，女児は昼間遺尿を起こしやすい。夜尿のほうが昼間遺尿よりも頻度は多く，尿路感染や精神障害との関連もより少ない（**図17.1** 参照）。

原発性遺尿症と二次性遺尿症 primary and secondary

　子どもたちが通常の時期になっても一度も膀胱のコントロールができていない場合の遺尿症は，**原発性遺尿症**といわれる。反対に，いったん少なくとも6カ月は獲得していた膀胱のコントロールを失った場合，**二次性遺尿症**といわれる。二次性遺尿症の発症は，5，6歳ごろに起こることが多く，11歳以降に起こることはまれである。原発性および二次性遺尿症はともに家族歴をもつことが多いが，他の面では違いがある。つまり，二次性遺尿症は予後がよりわるく，他の精神障害を

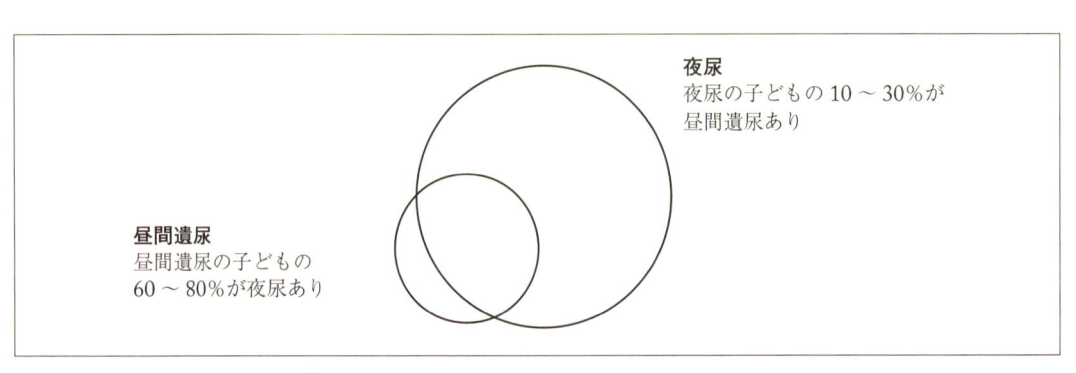

図17.1　夜尿と昼間遺尿の重なりおよび相対的有病率

夜尿
夜尿の子どもの10〜30%が昼間遺尿あり

昼間遺尿
昼間遺尿の子どもの60〜80%が夜尿あり

表 17.1　1 週間に 1 回以上夜尿のある割合　（Rutter, M. ら，1970）

年齢	有病率	男：女比
5	13 %	1 : 1
7	5 %	1.4 : 1
9	2.5 %	1.6 : 1
14	0.8 %	1.8 : 1

併発する可能性がより高い。

有病率 prevalence

表 17.1 にワイト島研究における夜尿の有病率を示す。男児の頻度が女児よりも高いのは，2 つの過程を反映している。

（1）男児のほうがおもらしをしなくなるのが遅い（つまり，原発性遺尿症が解決されるのが遅い）。
（2）男児のほうが再発しやすい（つまり，二次性遺尿症を起こしやすい）。

7 歳以降になると，二次性遺尿症のほうが原発性よりも多くなる。少なくとも 1 週間に 1 回起こる昼間遺尿は，5 歳児の 2％を占めており，どの年齢でも女児のほうが男児よりも多い。

病因の手がかり：明らかになっている関連性 clues to aetiology: proven associations

（1）遺尿症の子どもの 70％には少なくとも一親等のなかに遺尿症の**家族歴**が認められる。連鎖研究により，関連する可能性のある候補の遺伝子座が同定されてきている。家族歴があることは，原発性，二次性遺尿症のどちらも同様であり，また併発する精神医学的問題の有無にも関わりがない。

（2）遺尿は**尿路感染症**（UTIs）に関連しており，とくに女児に多い。5 歳の女児において，遺尿のない女児では 1％であるが，遺尿のある女児の 5％に無症候性尿路感染症がある。遺尿が昼間である，もしくは頻回である場合，尿路感染症との関連性が高くなる。

（3）3 歳から 4 歳にかけて**ストレスの高いライフイベント**があると，遺尿のリスクが 2 倍高くなる。関連するライフイベントとしては，家族の離散，少なくとも 1 カ月母親から離れる，引越，弟か妹の出生，入院，事故などである。繰り返し入院することは，とくに夜尿に関連している。性的虐待は二次性遺尿症に関連している。

（4）遺尿は**社会的に恵まれていないこと**にも関連する。低い社会経済的階層，狭い家での過密状態，また養護施設での養育などが関連している。

（5）言語発達や運動発達の遅れなど，**他の発達上の問題**のある子どもは，ない子どもよりも遺尿症の頻度が 2 倍高い。

（6）20 カ月を過ぎてから**トイレットトレーニング**を始めた場合，遺尿症が起こってくる頻度が高い。しかし，特定のトイレットトレーニングの影響はまだ明らかではない。叱ってトレーニングすることは，子どもをより混乱させてしまうので望ましいことではないであろうが，それ

がより遺尿を起こしやすいというエビデンスはない。
(7) 遺尿症の子どものなかには，抗利尿ホルモンは正常範囲にもかかわらず，通常の子どもよりも**夜間の尿量が多い**ケースがある。これはおそらく腎臓機能の夜間感受性がわるいためであろう。

可能性の低い3要因

(1) 連続的に尿がもれる，尿線が非常に緩慢である，などの他の尿路関連の症状がなければ，尿路狭窄や異所性尿管などの**尿路の構造的異常**による遺尿であることは非常に少ない。遺尿症の子どもの機能的な膀胱容量は少ないであろうが，これは切迫して尿意をもよおすためであり，膀胱が伸展しないためではない。遺尿症の子どもの膀胱頚部は成熟が遅延しているという報告もある。
(2) 夜尿は，**熟睡**することが原因ではない。遺尿はどの睡眠相でもありうる。遺尿症の子どもは予想に反して熟眠せず，膀胱容量が一杯になると熟眠から浅い睡眠相に移る。浅い睡眠から覚醒しないことが遺尿の原因である場合もある。
(3) てんかん性のけいれんが尿失禁に関連していることがあるが，通常の遺尿が**てんかんに原性がある** epileptic equivalent というエビデンスはない。遺尿症の子どもの脳波は他の子どもと比較して異常であるということもない。

精神医学的問題との関連

疫学研究によると，遺尿症と精神医学的問題が関連していることがよくわかる。つまり，その関連は紹介によるバイアスではないということである。遺尿のある子どもが精神障害をもつ割合は，ない子どもよりも，およそ2〜6倍高いが，遺尿の子どもの半数以上が精神医学的には問題がないということは心に留めておく必要がある。精神障害が随伴していることがより多いのは女児で，夜尿よりも昼間遺尿の場合，そして発達上の問題がある場合である。遺尿症が原発性のものよりも二次性のもののほうが，精神障害の随伴が多いだろう。遺尿の頻度や家族歴の有無は精神障害の随伴には関連はない。精神障害をもつ遺尿症の子どものうち，その精神障害のタイプは特異的なものはなく，通常の児童精神科診療でみられるように素行障害と感情障害が多い。遺尿症と精神障害の関連は，以下の3つの因果関係のメカニズムが想定される。
(1) **精神障害が遺尿症を起こす**：子どものなかには，不安があるとき，たとえば学校が始まったときなどに夜尿をしやすい子どもがいる。一方，逆にたとえばなじみのないベッドに眠るなど不安があるときに夜尿をしにくいという子どももいる。ある前方視的研究において，二次性遺尿症をきたした子どもはそうでない子どもと比較して，遺尿が始まる前から感情や行動の問題がより多かったことが判明した。
(2) **遺尿症が精神障害を起こす**：いくつかの研究によると，遺尿症の治療が成功したり自然に改善したりすると随伴していた精神障害の割合も同時に減少していくことが報告されている。しかし，遺尿症が治った子どもでも，その他の子どもと比較して精神障害をもっている割合は

依然として高い。
（3）遺尿症と精神医学的問題の両方が，**ある第三因子**に起因したものである。たとえば，社会的に恵まれないことや生物学的−発達上の問題が両者の原因であるというものである。全体的にみて，この考え方が最も支持される因果関係のメカニズムであろう。もちろん，子どものなかには他の2つのメカニズムが当てはまる場合もあるだろう。

アセスメント assessment

詳細な遺尿の現病歴や，他の泌尿器科的症状がないか問診を取ること，尿のサンプルを検鏡し，尿培養することは全例において必須である。他の泌尿器科的症状がなく，ただ遺尿があるという場合には，身体的診察や泌尿器科的診察は必ずしも必要ではない。随伴する精神医学的問題の有無を問診し，またとくに遺糞の有無を問うことは忘れてはならない。治療の選択に影響する因子について聞き出すことは重要である。家族ですでにやってみたことは何か？　子どもはどのくらい遺尿を解決しようと思っているか？　親は治療したい意思がはっきりしているか，たとえば真夜中に子どもを起こして子どもにシーツを替えさせ「夜尿アラーム」をリセットするということができるか？　最も心配しているのは家を離れて外泊先で夜を過ごすことなのか？　もしそうであれば，投薬によって一時的に遺尿を抑えるだけでよいだろう。

予後 prognosis

夜尿の予後のわるさの予測因子は，男児，低社会層，原発性よりも二次性遺尿，間欠的よりも持続的，などである。思春期には2〜5％の子どもに遺尿が残っているが，その思春期の間にも自然治癒することもあり，成人の1〜3％に難治性の遺尿がある。

治療 treatment

他の精神障害を随伴しない遺尿症は，精神障害というよりも発達の問題と考えたほうがよいため，児童精神医学の専門家というよりもむしろ，巡回保健師，一般開業医，小児科医が関わったほうが適切であろう。どの専門家が関わるにせよ，子どもが5，6歳以下である場合には，夜尿はよくあることで成長とともに通常は治癒することを説明して親を安心させることが大切である。常識的な範囲の対処法としては，ベッドに入る前に水分を摂ることを控える，親が眠る前に子どもを起こしてトイレに行かせる，などがある。しかし，このような対処法がどのくらい効果があるかについては明らかではない。どのようなケースでも，ほとんどの親はすでにトイレに連れて行ったり，水分制限をしたりするものの，それらは失敗に終わり，受診することを決めているものである。

行動療法および薬物療法は，遺尿症の治療において有効性が証明された対処法である。行動療法的観点からみた場合，重要なのは，親は知らず知らずのうちに「飴」を与えていて，結局遺尿を強化してしまっていることがあるということである。たとえば，子どもが自分のベッドで夜尿をすると親のベッドで寝かせてもらえるなどである。うまくできたことに対する賞賛のほうを強調する必

要がある。すなわち，夜尿をした夜に非難したり罰を与えたりするよりも，夜尿をしなかった夜に関心を向けて誉めてあげるべきである。1カ月間夜尿をした日としなかった日を表にして壁にかける（子どもと一緒に夜尿をしなかった日に星印をつける）だけで，遺尿が改善することはしばしばある。膀胱訓練，つまり子どもに排尿をがまんさせる時間をどんどん延ばしていく訓練は，今のところ有効性は証明されていない。

もし遺尿症が遷延して，家族が治療したいという思いが非常に強ければ，夜尿のない日を連続させておくために最も有効な行動療法的手段は，アラーム療法である。これは，排尿があるとアラームが鳴って子どもを起こすものである。現代的なものでは，子どものパジャマや下着に小さなパッドが付いていて，アラームはポケットの中かリストバンドに付ける仕組みになっている。アラームが鳴ると，子どもは起きてトイレに行き，パジャマを着替え，必要であればシーツも替える（必要な時は親も手伝う）。この方法で60〜80％の遺尿が治癒するという報告があり，典型的には，治療の次の月には14日間連続して夜尿のない日が続くという（重篤な知的障害のある児では6カ月かかることもある）。この方法での治療効果は，遺尿が原発性か二次性かは関係なく，家族歴の有無も関係ない。家族内での葛藤がある場合や，子どもが昼間遺尿もあったり，精神障害が合併していたり，遺尿を気にしていない場合には治癒率は下がる。概して，アラームを使用して夜尿がなくなった子どもの1/3が再発し，アラームの治療が終了した次の年にはまた頻回に夜尿をするようになる。「過剰学習 over-learning」という方法，つまり，子どもが夜尿をしなくなったら，今度は夜寝る前に水分をたくさん摂らせてアラームを続け，寝る前の水分負荷にも耐えられるくらいになるまでアラームを続ける，という方法によってこの再発を抑えることができるという報告もある。

なぜこのような行動療法的なアラームが有効なのだろうか？　この方法には，古典的条件づけの原理が含まれており，アラームの音（条件づけられていない刺激）によって起床させられることに始まり，結果的に，排尿したい欲求（条件づけのある刺激）も起床することにつながっていく。また，オペラント条件づけの原理でも説明でき，アラームの音はやや不快な刺激であり，子どもは夜尿をしないようにして，アラーム音を避けることを学習する。社会的学習理論を唱える人は，このアラームを使用することによって家族が夜尿をしない日に注目するようになり，夜尿をしなかった日に子どもをほめるようになる，と考える。

もしアラームが効かなかったら，アラーム療法とデスモプレシン desmopressin（下記参照）を組み合わせてみる，もしくはデスモプレシンだけにシフトすることも道理に適ったやり方である。この方法の目的は，治癒というよりもまず症状をなくして安心する，もしくは1年は治癒はあきらめて，その後に治療を試みるためである。年長児や治癒したいという思いの強い子どもに使える他の方法は，夜尿なし訓練 dry-bed training がある。これは，集中的な行動療法プログラムで，最初の夜は1時間ごとに起きてトイレに行き，大量の水分を摂って，適切なタイミングでトイレに行くリハーサルを何度も行なうというものである。他の方法で治癒しにくいケースではうまくいくこともあるといわれるが，この方法は幼少の子どもや治療への動機づけが弱い子どもには，まるで拷問のように感じられるので不向きである。

多くの薬物が遺尿症の治療に使用されてきた。通常，第一選択薬は上述したデスモプレシンである。これは，抗利尿ホルモンの人工的類似物で，7歳以上の子どもに適応がある（5歳以下の子どもには適応はない）。非常に低いリスクではあるが水中毒が起こる可能性があるので，家族に対し

ては，夕方には大量の水分を摂取させないように注意しておくことが大切であるが，一般的にこの薬は非常に安全に使用できる。就寝前に，錠剤もしくは鼻内スプレーの形でデスモプレシンを投与することによって，およそ20％の子どもの遺尿がまったく消失し，他の多くの子どもでも遺尿の頻度が減少する。しかし，ほとんどのケースで薬をやめたらすぐに再発する。このように効果は持続しないものの，デスモプレシンは有効な対症薬なので，これによって子どもは夜尿という恥ずかしい思いをせずに修学旅行に行ったり，友達と外泊できる。さらに，デスモプレシンとアラーム療法を組み合わせて使用すると，アラーム療法単独よりも有効性が高く，長期的な治癒率が高い。これは，とくに夜尿がひどい，もしくは行動の問題や家族の問題が関連している子どもで治癒率が高い。

比較的低容量の三環系抗うつ薬（就寝前25〜75mgのイミプラミンなど）も，夜尿の対症療法としてプラセボよりも効果があるという報告がある。飲み始めた最初の週に効果が現われるため，三環系のもつ抗うつ，抗コリン，睡眠を変化させる効果によるものではなさそうである。投薬開始より2〜6週間後から耐性が現われることがあり，薬を漸減してきたときに，すぐに，もしくは，しばらくしてから再発することが非常に多い。三環系はデスモプレシンよりも効果のあるものではなく，大量服薬による毒性が高いので，できるだけ使用するべきではない。

オキシブチニン oxybutynin などの抗コリン薬は昼間遺尿に使われることもあるが，夜尿についてはプラセボよりも効果があるという報告はない。外科手術の適応はない。

遺尿症のほとんどの子どもは随伴する精神医学的問題はもっていない。少数であるが感情や行動の問題ももっている場合には，これらの問題も評価して適切に治療する必要がある。

参考文献

Clayden, G. *et al.* (2002) Wetting and soiling in childhood. *In*: Rutter, M. and Taylor, E. (eds) *Child and Adolescent Psychiatry*. 4th edition. Blackwell Science, Oxford, pp. 793-809.

さらに理解を深めるための文献

Rutter, M. *et al.* (1970) *Education, Health and Behaviour*. Longman, London.
Schulpen, T.W.J. *et al.* (1996) Going Dutch in nocturnal enuresis. *Acta Paediatrica*, 85, 199-203.

第18章

便もらし
faecal soiling

　子どもは，通常3歳か4歳までに排便が自立するが，その後でもまだ時どき失敗することはある。4歳以降に，月に1回以上の便もらしfaecal soilingがある場合，一般的に排泄障害とみなされる。知的障害がある子どもの場合は，おそらく生活年齢よりも，精神年齢の4歳に基づくべきである。月に1回以上の便もらしは，4歳児でおよそ5％に起こり，7歳では1～2％に減り，11歳では1％以下になる。16歳までには，便もらしの有病率は，実際には0になる。疫学的および臨床研究の両方で，便もらしは女児より男児におよそ3倍多いとされている。便もらしは，5つのタイプに分類されうる。

- 溢流性の失禁を伴う便秘
- トイレットトレーニングの失敗
- トイレ恐怖
- ストレス性の排便障害（コントロールの喪失）
- 挑発性の便もらし

　これらの分類は，治療において特定の意味合いをもつ。遺糞症encopresisという用語は，すべてのタイプの便もらしのことを指すこともあるが，より狭義に，下着などの不適切な場所へ意図的に排便することを指すこともある。注意深い病歴聴取と身体的診察に基づけば，たいていは便もらしのタイプ（複数のタイプを含む）を同定し，適切なマネジメント計画を考案することが可能である。

便もらしの種類とマネジメント

　5つのタイプの便もらしは，必ずしも単独で起こるとは限らない。臨床的には，1つ以上の便もらしのタイプのいくつかの特徴を示し，複雑な様相を呈することが多い。そのような子どもの場合，便もらしの異なる構成要素のおのおのに対して，総合的なマネジメント計画を示す必要がある。症状が重度あるいは複雑な場合，または便もらしが標準的な治療に反応しない場合，小児科医と児童精神科医の双方が関与することが重要になるだろう。なぜならば（遺尿症とは違い），心理的な問

題が便もらしに関与しているかもしれないし，便もらしの結果として心理的な問題が生じているかもしれないからである。

溢流性の失禁を伴う便秘 constipation with overflow

子どもは，多くの理由で便秘になりうる。低繊維食と相まった体質的な便秘傾向は，ときに重大な要因となる。他には，子どもが，意図的に排便を我慢するために便秘が始まることもある。たとえば，肛門病変（裂肛など）により排便に痛みが伴う場合や，トイレットトレーニングで「意地の張り合い」が起きていることもあるだろう。便秘が始まる過程がなんであろうと，便秘は永続的になりうる。大きな便が詰まってしまうと，排泄し難くなり，子どもは排便に伴う痛みを恐れ諦めてしまうことで，さらなる便の停留が促進されるだろう。さらに，直腸がますます膨張するため，「満杯」という感覚と排便欲求の結果として，通常起こる拡張反応が喪失する「直腸無力症」がみられるだろう。その結果として，液状あるいは半液状便が漏れ出て，閉塞と溢流を繰り返すことになる。

適切な処置は，直腸の閉塞を取り除き，通常の排便習慣を取り戻すことである。最初に，根底にある生理機能について十分説明し，子どもと家族の不安や怒りを和らげる必要がある。前向きな期待をもった，穏やかな家族の雰囲気が，回復には一番よい。ラクツロースなどの便軟化剤と，センナなどの刺激性下剤を組み合わせて使うことで，排便を促すこともできるだろう。初期に，マイクロエネマ，リン酸エネマを要するケースもあるだろう。腸洗浄はまれにしか必要とならない。ポイント表やそれに類縁した行動療法プログラムは，通常の排便習慣を取り戻すのに有効である。緩下剤を投与するよりも，可能な限り早期に高繊維食による治療を試みるべきである。

トイレットトレーニングの失敗 failed toilet training

子どもたちのなかには，いつまでも排便が自立しないケースがある。これは，原発性遺尿症と同様に，原発性便もらしといわれる。なかには神経学的な問題，発達遅滞，知的障害と関連のある場合があるが，原発性便もらしは，通常はさまざまな社会的・家庭的な逆境と関連して，無秩序，無神経，あるいは無頓着なトイレットトレーニングを反映することが多い。もし子どもが，通常排便が自立すべき幼児期に，慢性的な心理的ストレスに曝されたなら，無理なトイレットトレーニングは，とくに顕著に影響を与えるかもしれない。一般的に注意深い記録，現実的な目標，ポイント表，適切な報酬に基づく行動療法，が有用である。最も難しい課題は，行動療法の指針を家族に「教える」ことであることが多く，その次に，それが正しくかつ一貫して実行されているかを確かめることである。

トイレ恐怖 toilet phobia

子どもたちのなかには，トイレに住んでいるおばけを怖がったり，手が伸びてきて自分を掴まれるのではないかと，トイレを怖がるケースがある。親が，これらの恐怖に気がつくことはまれであるで，通常子ども自身による会話，遊び，絵画を通じて，不安があるかどうか探ることが重要である。そうすることで家族が，子どもの恐怖について，オープンに思いやりをもって，嘲ることなく話し合えるようになる。恐怖自体は，適切に安心させることや段階的曝露療法と報酬を用いて扱う

ことができる。内気な子どもは，学校でトイレを使うことや，教師に授業中にトイレに行く許可を求めることを嫌がるかもしれない。いじめを受けている子どもは，当然ながら，学校のトイレで野放しになっているいじめっ子と遭遇することを，恐れるかもしれない。

ストレス性の排便障害 stress-induced loss of control

子どものなかには排便が自立した後，心的外傷的な入院体験，著しい家族不和や崩壊，あるいは，性的虐待のエピソードなどの著しいストレスの後に排便障害が発症することがある。もし，子どもが思いやりをもって対処されて，いったんストレスが低減すれば，排便障害はたいてい急速に回復する。それゆえ，治療でまず強調すべきことは，ストレスを減らすこと，そして子どもに再び安心感を与えることである。

挑発性の便もらし provocative soiling

子どもたちのなかには，自分の周りの人をいらだたせるように目論んで，便もらしするパターンがみられることがある。たとえば，彼らは故意に風呂の中や家具の上に排便したり壁の上に便を塗ることもある――そして，これらの行動に対して自分自身の責任を否定する。このような隠れた攻撃性 covert aggression は，その子どもたちの親やきょうだいとの関係において，その他の面においてもよく認められるものである。実際，通常は，挑発性の便もらしは，多くの場合，子どもと家族のさまざまな問題の指標なのである。子どもは，通常他にも情緒や行動の問題をもっており，家族は全体としてしばしば重度の機能不全に陥っており，子どもの最も基本的な社会的，情緒的ニーズに合っていない。このような子どもや家族は社会福祉や教育，子どもの精神保健の専門家などの，さまざまな方面からの支援が必要となることが多い。

便もらしの予後 prognosis of soiling

どのタイプの便もらしであれ，成人まで持続することは非常にまれである。一般的に便もらしの問題だけであれば，解決はより早い。多動を伴う場合，または便もらしが夜間に起こる場合は，予後はより悪い。治療へのコンプライアンスが乏しい場合や，便もらしに，行動，発達，学業，家族，社会的環境など，他の問題が伴っている場合に，とくに慢性的な経過をたどることが多いようである。

関連する精神障害 associated psychiatric disorders

便もらしの子どもの多くは，1つまたはそれ以上の精神医学的障害も併せもっていると多くの研究で示されている。たとえば，1999年の英国全国の代表サンプルにおいては，便もらしの子どもが精神障害を伴っている割合は30％以上であることがわかった。このような強い相関を説明しうる要因はどんなものであろうか？　論理的には3つの可能性がある。第一に，精神障害が便もらしを導くかもしれないということであるが，追跡研究ではエビデンスは示されていない。第二は，おそらく親，教師，友人からの批判やからかいに誘発されて，便もらしの結果として精神障害が起

こるということである。第三は，便もらしと精神障害は共存するかもしれないということである。なぜなら，ネグレクトや虐待，発達的な未成熟，神経学的障害などの共通したリスクファクターをもつからである。

<u>参考文献</u>

Clayden, G. *et al*. (2002) Wetting and soiling in childhood. *In*: Rutter, M. and Taylor, E. (eds) *Child and Adolescent Psychiatry*. 4th edition. Blackwell Science, Oxford, pp. 793-809.

<u>さらに理解を深めるための文献</u>

Buchanan, A. in collaboration with Clayden, G. (1992) *Children Who Soil: Assessment and Treatment*. Wiley, Chichester.

第19章

睡眠関連障害
sleep disorders

睡眠関連障害[注]と精神障害の間には深い関連があり，睡眠の問題は児童精神医学の専門家には馴染み深いものである。

- 精神障害が睡眠の問題を引き起こす。たとえば，不安や抑うつ状態では入眠困難や熟眠困難といった症状がみられる。また，悪夢は心的外傷後ストレス障害の主要症状のひとつである。
- 一方で，睡眠関連障害が精神障害に近い状態を引き起こしたり，精神障害を悪化させたりすることもある。たとえば，6歳の子どもが睡眠不足になれば，過活動，注意力散漫，衝動的で過敏といった，いわゆる注意欠如・多動（性）障害によくみられるような症状を呈することがある。
- 睡眠関連障害と精神障害とを区別しがたいこともある。たとえば，夜間のパニック発作が悪夢や夜驚と間違えられたり，逆に悪夢や夜驚がパニック発作と誤解されたりすることがある。
- 向精神病薬やその離脱症状が睡眠問題を誘発することもある。たとえば，メチルフェニデート内服中に寝つきが悪くなる，抗うつ剤中断後に悪夢をみる，などである。
- 1つの原因が，睡眠問題と精神障害とを同時に引き起こすこともある。たとえば，不規則で放置された生活環境で養育されている子どもは，素行障害を引き起こすと同時に，決まった時間に就寝することも困難になることが多いだろう。

正常睡眠 normal sleep

正常な睡眠のパターンを**図19.1**に示す。日中の睡眠に関して，子どもがいつごろ午睡をやめるのかは文化圏によって変わってくる。松果体ホルモンであるメラトニンが，24時間の光の周期により睡眠覚醒リズムを調整している。ちょうど，衛生状態の良し悪しが感染性疾患の危険性を左右するように，睡眠習慣の良し悪しが睡眠問題の危険性を左右する。**図19.2**に睡眠のためのよい習慣について示す。

訳者注　本書ではsleep disordersの訳語として，入眠困難など狭義の睡眠のみでなく，睡眠に関連して広く機能障害にいたる病態も含んでいるため「睡眠関連障害」とした。

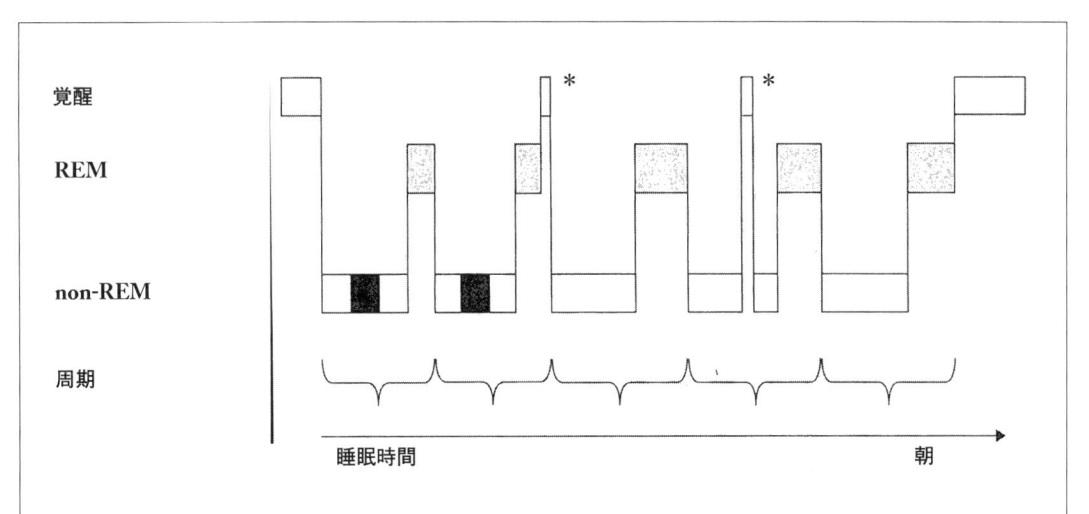

注
- REM（Rapid Eye Movement）：最も夢を見やすく，同時に最も筋緊張が緩んでいる睡眠相。全睡眠時間の25％を占め，起きる頃に認めやすい。
- non-REM：non-REM睡眠のなかでも深い睡眠（第3，4段階，図の黒色の部分）は，おもに睡眠周期の始めの2周期にみられる。
- ごく短い覚醒は，すべての年代において正常に起こる。REM睡眠においてもnon-REM睡眠の浅い時期においてもみられる（図中＊印）。
- 乳児期後期に，うたた寝がnon-REM睡眠に移行する。
- 睡眠周期は，小児期には50～60分だが，思春期から大人になると90～100分に伸びる。
- 総睡眠時間は，4歳で1日平均12時間から，思春期後期で1日平均8時間に減少する。

図19.1　睡眠のパターン

睡眠問題の疫学 epidemiology of sleep problem

重篤な睡眠関連障害はまれである。たとえば，閉塞性睡眠時無呼吸は子どもの2％に起こるが，ナルコレプシーは1万人に1人の割合にすぎない。軽い睡眠の問題はより一般的にみられる。たとえば，就学前の子どもたちの約1／4に入眠または熟眠困難に関する臨床的な問題を認め，十代の子どもたちの15％に不規則な睡眠覚醒リズムや夜更かしの問題がみられる。睡眠の問題は，とくに，知的障害や，身体障害（脳性麻痺など），感覚障害（視覚障害など），精神障害（全般性不安障害など），夜間に症状が増悪する身体疾患（喘息など），夜間の不快感（じんましんによる痒みなど）によく合併してみられる。

症候学 presentation

睡眠の問題は，典型的には3徴候のうちの1つ（あるいは2つ以上）として出現する。
- 入眠あるいは熟眠困難の問題
- 日中の過度な睡気
- 夜の挿間的な睡眠妨害，たとえば悪夢，夜驚

これらは症状であって診断項目ではない。診断のためには詳しく現病歴を聞き，特殊な検査を必

日中
- 午睡，とくに午後遅い時間の午睡を避ける。
- 規則的な運動（ただし就寝時間直前は避ける）。
- 心配事は解決し，次の日の準備をする（就寝時間に持ち越さない）
- カフェイン含有飲料（コーヒーやコーラなど）は避ける。とくに午後は避ける。
- タバコ，酒，麻薬は睡眠を妨害する。思春期の子どもたちが，養育者の知らないところで使用している可能性がある。

就寝時間に向けて
- 就寝時間の前に宿題は終わらせておく。
- 過剰な刺激は避け，だんだんとリラックスできるようにする。
- 夜遅くに食べ過ぎない。

就寝時間の選び方
- 就寝から起床までの睡眠時間は，子どもの年齢や体調に合わせて決める。
- すぐに入眠しなくても，布団の中でまだ起きていてもいいような早目の時刻に布団に入る。

寝床に就く
- だいたい決まった時間に寝床に就く。
- 疲れているときは早めに。
- 布団から出たり入ったりを繰り返さないようにする。
- 落ち着かせるような習慣をつける。たとえば，布団に入ってからドキドキするようなお話を読み聞かせたり，興奮するようなテレビ番組を見せたりしない。落ち着いたお話を読み聞かせたりテープを聞かせたりする。
- 子どもたちが自分で寝る準備ができるようになるため，養育者が子どもの寝る準備を手助けするのを減らしていく。

寝室
- 快適な寝具。
- 室温，光，騒音を調整する。
- 不快でなくとも，興奮しすぎるような刺激を避ける。

起床
- だいたい決まった時間に起床すること（長時間寝ていると睡眠覚醒リズムがリセットされてしまう）。
- いつもより早く起きすぎてしまったことを，たとえば大好きなビデオを見せるなどといった行為で評価しない。

図 19.2　睡眠のためのよい習慣

要とする場合もある。たとえば，睡眠ポリグラフィ polysomnography という，睡眠中の脳波，筋の緊張度，眼球運動を同時に記録する装置を用いた検査である。

睡眠妨害の特殊型

睡眠の問題は，子どもの心の健康に携わる専門家にとって関連深く，次のように分類されている。

入眠困難あるいは熟眠困難 difficulty getting to sleep or staying asleep

乳児から高齢者まで，最もよくみられる睡眠の問題である。就学前の幼児には，とくによくみられる。この問題は，図 19.2 に示したような睡眠習慣の改善や，起きていることで得をすることを減らしていくことでだいたい解決する。自分で寝つく習慣が身についていないと，子どもが夜中

に目覚めるたびに，養育者が寝かしつけないと眠れなくなる。こういった自分で寝つくための習慣は，就寝時に徐々に教えていくのが有効である。養育者が子どもの寝室からだんだんと離れていけば（子どもが寝つく前に寝室から出て行くなど），子どもは自分で寝つく方法を身につけ，夜中に目覚めたときにも自分で寝つけるようになる。ときに恐怖や不安から眠れなくなることがあり，別の取り組みが必要となることがある（**第9章**参照）。

概日睡眠覚醒リズムの障害 circadian sleep-wake cycle disorder

ロンドンからニューヨークへ，またはニューヨークからロンドンへ移動した場合，通常，体内時計と睡眠覚醒リズムは順応する。もし睡眠覚醒リズムが順応しなかったら，どのようになるだろうか。ロンドンからニューヨークへ行った人は，常に誰よりも早く寝て，非常に早い時間に目が覚めてしまう（睡眠相前進症候群）。反対にニューヨークからロンドンへ行った人は，毎日夜遅く，朝方まで寝つけない（睡眠相後退症候群）。この問題は，子どもたちの一部や十代の青年に起きる睡眠問題のメカニズムと共通している。睡眠相前進症候群は，養育者が子どもを早く寝かせすぎることでよく起こる。子どもが朝早く目覚めてしまい，他の家族の安眠を妨害することになってしまう。

睡眠相後退症候群はより一般的に認められ，とくに十代の青年には非常に多い。夜遅くまで起き（テレビ，宿題，パーティ），その結果，可能な限り朝遅くまで眠ってしまう。登校に間に合うように起きることは難しく，眠気のため学校での勉強（および行動）の評価が下がる。いったん睡眠相がずれてしまうと早く寝ることは難しく，本来寝る時間に布団に入るよう叱りつけても，何時間も寝つけず，結局早朝になってようやく入眠することになってしまう。睡眠相の改善には，忍耐と努力と動機（なかには，変えようという動機をもっていない若者もいる）が必要である。睡眠相が2，3時間ずれているだけの場合は，数日間しっかり寝かせた後，1日に15分ずつ早く起こすようにすると，寝る時間も自然に早くなる。睡眠相が3，4時間かそれ以上ずれている場合，寝る時間を遅くしていくほうがよい。すなわち，1晩に2，3時間ずつ余分に起きておくようにし，通常の睡眠相を再構築する。たとえば，6時間早く寝起きするように変える代わりに，1週間以上かけて18時間遅らせた周期に変えていく。これには，養育者による相当な手助けと強い動機づけが必要不可欠となる。

閉塞性睡眠時無呼吸 obstructive sleep apnoea

睡眠中は上気道の筋緊張が低下するため，気道がすでに部分的にでも閉塞していると，睡眠により呼吸不全が引き起こされることがある。成人の場合はほとんど肥満によるが，子どもでは肥満が原因であるのは約2割にすぎない。子どもにおけるおもな原因は，扁桃およびアデノイドの肥大である。ダウン症候群の子どもは閉塞性睡眠時無呼吸の危険度が高い。

慢性的な大きないびきがあり，息を止めては呼吸を再開させるのにあがく，というエピソードを繰り返すため，養育者は周期的な無呼吸に気づくことが多い。子どもたちは，呼吸閉塞の後に呼吸困難で目を覚ますかもしれないし，養育者に気づかれないほどの熟睡を妨げるような短時間の覚醒を繰り返しているかもしれない。十分な睡眠時間をとっているときでさえ熟睡できていないため，日中の眠気（あるいは過活動，集中力の低下，衝動性，過敏さ）が引き起こされる。治療の選択肢としては，肥大した扁桃・アデノイドの外科的切除，肥満の改善があげられる。閉塞性睡眠時無呼

吸の成人には三環系抗うつ薬が使用されることもあるが，子どもでは効果が判然としていない。

夜驚，睡眠時遊行，錯乱性覚醒 night terrors, sleepwalking and confusional arousals

これらはすべて，深い non-REM 睡眠時，すなわち目覚めてはいないが部分的な覚醒状態にあるときに生じるものである。そのため，深い non-REM 睡眠が集中している入眠後 2，3 時間以内に起こりやすい（**図19.1** 参照）。これらの症状は，不安を抱えて生活している子ども（たとえば不法侵入された後）に，より多く生じる。

錯乱性覚醒は通常，乳児および幼児期早期にみられる。すなわち，泣き叫び，大声を上げ，暴れるが，呼びかけには応じない。放置しておくと子どもたちはだんだん静かになり，5 分から 15 分ほどで元の静かな眠りに戻る。子どもを無理に起こそうとすると，たいていは不安興奮が増強し，症状が長引くことになる。

睡眠時遊行は，4 歳から 8 歳をピークに，17％にのぼる子どもにみられる。10 分ほどの間，目を見開き，生気なくどこかを凝視しながら彷徨い歩く。それからベッドに戻るか，どこか他のところで寝てしまう。トイレ以外の場所で排尿するかもしれない。階段を踏み外すなど，怪我をする危険も大きい。できる限り安全な環境にしておく必要がある。睡眠時遊行中の子どもを抑制したり起こしたりしようとすると，たいていは症状がだんだんと悪化することになる。

夜驚は，おもに 6 歳から 12 歳の間に，約 3％の子どもたちにみられる。突然家族を起こすほどの叫び声を上げ，何かに恐れおののいているようにみえる。すなわち，汗をかき，心拍数が上がり，目を見開き，大声で叫んだり泣きわめいたりしている。ベッドから降りて，落ち着かなげに（たぶんあちこちぶつけて怪我をしながら）ぐるぐる走り回っているかもしれない。2，3 分すると子どもたちは元の穏やかな眠りに戻り，翌朝には概して何も覚えていない。もし，夜驚の後に目覚めても，子どもたちは漠然とした強烈な恐怖感を訴えるが，典型的な悪夢のような詳しい筋書きは話さないだろう。おもな鑑別診断は悪夢（鮮明に覚えていて，おもに睡眠の後半に起こる）と，ある種の夜間のてんかん発作である。

夜驚（あるいは睡眠時遊行，錯乱性覚醒状態）が頻繁に決まった時間に起こる場合には，計画的に事前に覚醒させることで予防できることがある。夜驚の起こりそうな時間の 15 分から 30 分前に子どもをそっと起こし，すぐにまた寝かせる。この予防策が効果ない場合，あるいは症状が子どもを危険にさらす場合には，薬物療法が考慮されるべきである。ベンゾジアゼピン系薬剤が有効であることもあるが，専門家の下で短期間のみ使用されるべきである。

悪夢 nightmares

悪夢は一般的によくみられ，REM 睡眠中に起こる。子どもはおびえて過敏な状態で目覚め，夢のなかで何が起こっているのかを鮮明に覚えている。恐怖が治まって，また眠りに戻るまでしばらく時間を要する。養育者が慰め，安心させるとより落ち着きやすい。子どもにストレスがかかっていたり病気であったりする時に，より悪夢を見やすい。心的外傷後ストレス障害では，しばしばトラウマに関連した悪夢を見る。アルコールや薬剤（抗うつ薬，ベンゾジアゼピン系，刺激・興奮剤）により REM 睡眠は抑制される。こういった REM 睡眠を抑制させる薬物を突然やめると，REM 睡眠のリバウンドで悪夢が引き起こされることもある。

律動性運動異常症 rhythmic movement disorder

律動性運動異常症は，眠り始め（あるいは時に夜間覚醒時や起きがけ）に，頭を打ちつける，頭を回す，体を揺らすというものである。15分かそれ以上続く。乳児ではよくみられるが，3歳か4歳にはほとんどみられなくなる。覚醒時に頭を打ちつける子どもは，しばしば学習面や心理面で非常に困難を抱えていることがあるが，睡眠時に頭を打つのは一般的に良性である。養育者が安心させることと，ベッド柵に当て物をするなどの安全対策をすることが必要である。

ナルコレプシーとその関連症状 narcolepsy and related symptoms

ナルコレプシーは，大人では約2,000人に1人の割合でみられるが，その約1/3は，思春期もしくは小児期に最初の症状がみられる（5歳前には5％）。症状は覚醒を誘導するREM睡眠要素に影響する。

(1) 睡眠発作 sleep attacks：食事などの活動中にさえ起こる，突然の睡眠。
(2) カタプレキシー cataplexy（情動脱力発作）：怒りや楽しみといった強い情動がきっかけとなり，突然筋緊張が低下し，意識を失うことなく倒れる。
(3) 睡眠麻痺 sleep paralysis：入眠直前や覚醒直後に，体を動かしたり話したりすることができない状態。
(4) 入眠時幻覚 hypnagogic hallucinations と出眠時幻覚 hypnopompic hallucinations：これらはだいたい白昼夢である。

以上の4つの症状は，典型的なナルコレプシーの四主徴である。これらの症状が単独で生じることも，複数の症状が重複して生じることもある。睡眠発作に対しては，（よい睡眠習慣をつけ，計画的に日中の仮眠をとるようにすると同時に）メチルフェニデートが有効である。また，カタプレキシーの軽減・予防には，三環系抗うつ薬が有効である。睡眠麻痺と幻覚についても三環系抗うつ薬を使用することもあるが，安心を保障することで十分なことも多い。

クライン・レヴィン Klein-Levin 症候群：周期性傾眠症 periodic hypersomnia and megaphagia in adolescent male

周期性傾眠症は，まれな疾患である。典型的には思春期男性に生じ，過眠，過食，性的な脱抑制行動という症状を呈する。ときに，気分障害，落ち着きのなさ，奇妙な言動を合併することもある。発作は，何時間，何日，あるいは何週間も続き，数週間から数カ月おきに繰り返す。視床下部の障害が疑われているが，証明はされていない。発作を起こす子どもにも，その養育者，教師にも，この発作は故意でも精神病でもないと説明し，安心させる必要がある。三環系抗うつ薬あるいはリチウム製剤が再発を減らす可能性がある。

薬物療法 medication

小児，思春期の睡眠関連障害での主要な治療は，心理教育，安心保証，睡眠管理のための助言をすることである。前述してきたように，なかには薬物療法の適応もある。ただし，睡眠剤はめったに使うべきでないと強調しておくことが重要である。睡眠剤は，ごく短期間入眠困難や熟眠困難に

投薬することは有効であるが，長期間の睡眠関連障害には精神療法と比較して，潜在的に有害性をはらんでおり効果がない。ベンゾジアゼピン系睡眠剤は，効果がなくなってからも1，2週間継続投与されるという誤った処方をされやすい。そのことから依存が生じ，最終的に中止するときにリバウンドとして睡眠の問題を増悪させてしまう。メラトニンの使用については注目に値する知見がでている。ただし万能薬ではない。限られた適応ではあるが，重度の知的障害の子どもたちの概日リズムの治療には有効である。

さらに理解を深めるための文献

Stores, G. (2001) *A Clinical Guide to Sleep Disorders in Children and Adolescents*. Cambridge University Press, Cambridge.

第20章

心身症
psychosomatics

　身体から完全に離れた存在として，精神を分離して考えることは，その始まりを，デカルト Descartes, R.（17世紀）の心身二元論に帰するが，現代ではあまり受け入れられなくなってきている。実のところ，プラトン Plato（紀元前4世紀）は「医者が身体から精神を引き離して考えるのはわれわれの時代の大きな過ちである」と述べているのである。

　近年では，多くの小児科医や児童精神科医は，ホリスティック（全人的）なアプローチに対する必要性を認めており，まさに本書に記載されている精神障害が身体的側面をもつように，小児医学書に載っている身体疾患が精神的側面をもつことを認識している。児童精神医学が身体を欠いたものであってはならないのと同様に，小児医学も精神を欠いたものであってはならない！

　身体と精神両方に影響を及ぼす全疾患と考えると，潜在的に医学の全分野が含まれるだろう。影響の方向性が，おもに**身体精神性**，つまり身体的な先行症状が精神症状をもたらすことがある。またその逆に，影響の方向性が，おもに精神的な先行症状から始まり，身体症状をもたらすこともある。これがすなわち**心身症**ということである。心身症による症状とそうでない症状を分類別に識別することは恣意的であり，十分予測できるように，どこに境界線を引くかの論争に繋がる。たとえば喘息の場合，心理的ストレスがもともと素因のある児童において喘鳴発作を引き起こしたり，増悪させたりすることは明らかだが，多くの人びとは喘息を身体表現性障害と呼ぶことに抵抗があるであろう。なぜならストレスは喘息の多くの悪化因子のうちのたったひとつに過ぎないからである。一方，児童の頭痛や腹痛をしばしば心身症と認める人は多いが，しかしこれとて身体的な病的素因や悪化因子に気づいていない現状を部分的に反映しているだけなのかもしれない。それよりもここでは，どの疾患にもある程度関連性のある**心身症のアプローチ**に関して述べるのが，おそらく最も有意義なことであろう。

　本章では，まず心身症のアプローチの一般的な紹介に続き，3つの実例となる疾患，反復性腹痛，慢性疲労症候群，転換性障害に関する段落を記す。器質的な精神障害に関することは，児童の脳障害の一般的な精神症状を述べる**第25章**にまとめている。

一般的原則

ストレスと不安は身体症状を誘発し増幅させる

　読者の多くは自身の経験や直接観察したことから，ストレスが頭痛，嘔気，腹痛，下痢，頻尿などを含む多様な身体症状を誘発しうるということを知っているだろう。またその症状に対して不安が集中すると，しばしばその症状が悪化したようにみえ，結果としてさらに不安が増大し，より顕著な症状に対する病的執着を引き起こす。それに加え子どもの不安や苦痛は，親に無力感や恐怖感を与える。そしてもし親がこれらを隠しきれなければ，子どもの不安が，さらに煽られるのである。この悪循環，そしてそれらの緩和因子，誘発因子は**図20.1**に示すとおりである。家族内の病気に対する信条は重要な鍵となる。身体症状の原因に関して，「正常な」起因を考えるか，もしくは「病的な」起因を考えるかの程度は人によって異なる。つまり正常な起因を考える場合は，（たとえば「私はストレスがあって昨夜すごく遅くまで起きていたから頭痛がある」など）症状を環境や精神的要因に関連させ，一方病的な起因を置く場合は，（たとえば「ことによるとこれは脳腫瘍であろう」など）器質的，または病因的起因をおもに考えることになる。正常範囲内に起因を求めれば安心し，不安に関連する悪循環が起こるのを防ぐことができる。いかなる家庭でも「正常」と「病的」な起因づけのバランスは時間の経過と症状の性質により変化するものである。また，家族内のストレスは正常な起因づけを徐々に害し，たとえば脳腫瘍で最近友人や親類が亡くなった場合，親や子どもはそれが頭痛の原因かもしれないということに敏感になるだろう。多くの場合，不安によって起こる悪循環は，信頼のおける医師が適切な検査を施行して安心を裏づけることによって防ぐことができる。しかしながら，ときとして，より専門的な検査やセカンドオピニオンにより，これが心配すべき深刻な問題に違いないという家族の見解が裏づけられると，医師ですらパニックを起こし，病的な悪循環に引き込まれることがある。

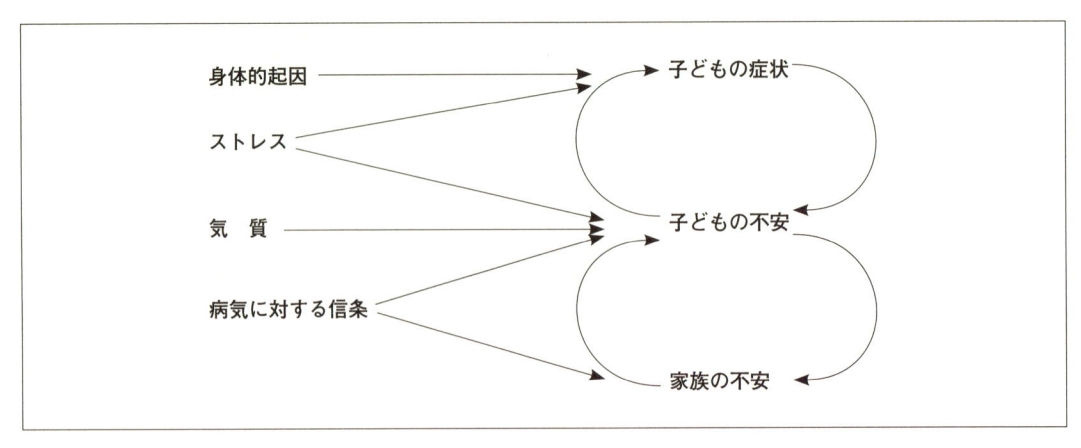

図20.1　拡大する不安と身体症状

身体症状はときに「仮面」症状となりうる

心理的もしくは社会的要因により引き起こされた精神的苦痛は，ときとして身体症状に置き換わることがある。これはとくに幼い子どもに分かりやすい例がみられる。たとえば，ある幼い子ども

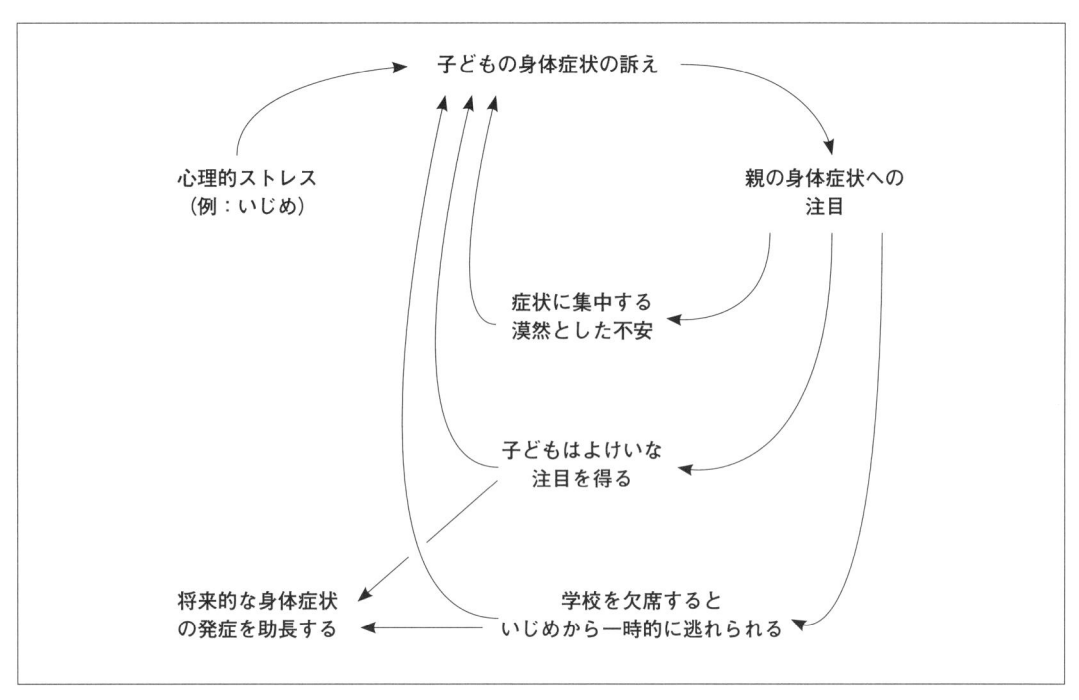

図 20.2　家族と子どもの身体症状の連鎖

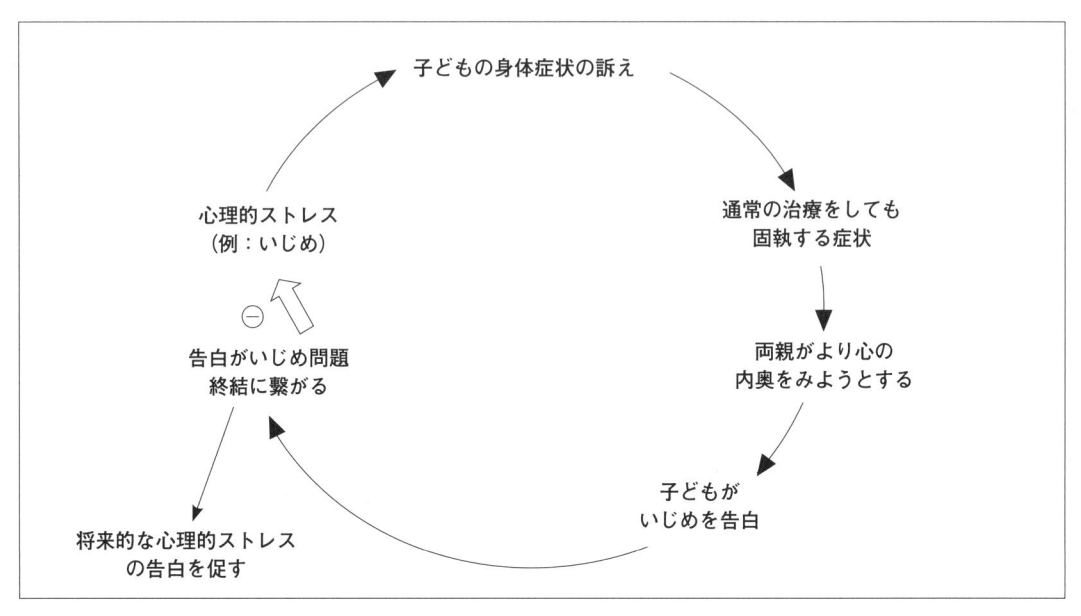

図 20.3　心理面に敏感に子どもと向き合うことで，子どもも心理面に関心をもつようになる

が友達と喧嘩をした後にも泣くのをこらえていたのが，少し経った後で，ちょっと転んだ拍子に悲しみに沈むように泣くことがある。体の痛みのように受け入れられやすい身体症状を訴えて，このように慰めや同情を得ようとすることは，子どもが将来的にも精神的苦痛を身体症状化するようになるといった望ましくない悪影響があるかもしれない（図20.2）。望ましい育児は，子どもが心理的ストレスを身体症状で覆い隠す必要なしに，それを表す方法を学ぶことを助けるものである（図20.3）。しかしながら両親も専門家も逆の極端な方向にいきすぎる危険性がある。つまり心因を深く追求し，身体症状を心理学的に解明することに過度になってしまう恐れがある。

健康と病気はそれぞれ自己増幅していく

病気の子どものたいていは，また元気になって友達のところに戻ったり，通常の活動を取り戻したいと願っている。しかし病気にもまた，それはそれで普通に要求するだけで余分に親から注目や同情，プレゼント，なぐさめをもらえるといった魅力がある。通常は病気よりも健康のほうが魅力的だが，子どもが急性，あるいは慢性のストレスに曝露され，とくに病気以外に逃げ場がないような場合にそのバランスが変わることがある。耐え難い，しかし明らかに逃げることが困難な状況というのは，隠された性的虐待から，勉強のペースを維持できなかったり，他人に追い越されるのが耐えられないような学業優秀者の地位に追い込まれた場合まで多岐にわたる。健康と病気の相対的魅力度は，病気の期間にかかわらず，それが純粋な身体疾患であろうがなかろうが変化しうる。いったん，しばらくの間病気になると，回復したいと思う理由は減ってしまう。たとえば，以前の友達は他の遊び友達を見つけてしまったかもしれないし，気の遠くなるような学習事項の蓄積ができるし，以前の遊びへの興味や能力がなくなってしまうこともある。さらに病気が長期に及ぶと，家だろうが病院だろうが，子どもは，病気の子ども同士の社会に浸るようになる。そして，いったん病気の魅力が健康の魅力を超えてしまうと，子どもを回復させようといかに働きかけても，かえって症状の悪化を引き起こすことになるだろう。

非難めいた姿勢は逆効果である

子どもが初めて症状を訴えたとき，親たちは子どもをおだてて訴えを笑い飛ばしたり，「ばかなことを言うな」的アプローチを使ってうまくやれるかもしれない。しかし，彼らの症状が専門家の診察を受ける段階にまでなっても，もし専門家から子どもは感情を大げさに出しているとか，くだらないことを大げさに騒ぎ立てているだけといわれてそれで改善してしまったら，子どもの面目は潰れるだろうし，両親もきっと子どもの訴えを真に受けてしまったことをばかばかしく思うか，腹立たしく思うだろう。当然予想されることであるが，「しっかりしなさい！　時間の無駄よ！」などと言うことは，子どもが自分たちは本当に病気なんだと主張しようとするため，かえって症状の固執や悪化に繋がるであろう。実際に，子どもについての批評的なコメントは明らかに逆効果になりうる。子どもや家族は専門家の軽蔑的あるいは非難的態度には大変敏感なのである。

子どもの要因

心身症の子どもは，一般的に誠実，強迫観念が強い，神経過敏，不安定，または心配性であるなどと描写され，これらは症状というよりは個人の特性としてみなすのが最適とされる。これらの子どもは気質上，新しい状況からひきこもりがちで，そして友達関係で問題を起こすことが多い。少数の子どもだけが精神障害を併発するが，これがどのくらいの頻度で彼らの身体的訴えの原因あるいは結果になっているかは分からない。つまり「もちろん私は落ち込んでいますよ（うつですよ），先生。でももし先生も私と同じ症状があったらうつになりませんか？」ということである。

家族の要因

心身症の家族がいると，それは症状形成自体においても，状況を対処する方法という点でも，子どもに見本を与えていることになるだろう。もし親類に，腹部症状，頭痛，痙攣などを訴える人がいれば，それは子どもをこれらの症状に対して敏感にさせ，子どもが意識的，もしくは無意識的にまねをする見本となるかもしれない。もし家族のなかの大人が，自分たちのコントロール不可能なことは非常にわるいことだとみなし，自分の身体症状に対して概して不安な反応をみせれば，おそらくそれにより子どもも不安感や，「病的」な起因づけ，症状のコントロールは外部にあるという考えを育ててしまうであろう。家族内ストレスは病気を引き起こしたり悪化させたりするが，特定の種類の家族内ストレスが特定の種類の疾患に関連しているという説得力のあるエビデンスはない。「心身症の家族」は，ときとして直接精神的な心配事を表現するのが困難で，身体症状という表現手段を通じて注目や安心感を求めたり与えたりするなど，閉鎖的という特徴がある。その他，心身症になりやすいと考えられる家族の特徴は，

- 一方の親のみの影響力が強く，もう一方の親に距離がある
- 親の不調和
- 親の過保護
- 安定した柔軟性のある規則でなく，厳格な規則がある，あるいは無秩序である
- 家族内の軋轢を解決できないコミュニケーション不全

好ましい家族の特徴は，温かい，団結力がある，家族の現状に十分満足して適応しているなどといわれている。これらリスクファクターや保護因子は確かに妥当なものではあるが，観察に基づいた研究というよりは，おもに臨床上の印象（潜在的に誤りに陥りがちな基準である）から導かれたものである。

外部ストレス因子 external stressors

長く続く逆境や急性のライフイベントはともに一要因となりうる。虐待が関与しているのは少数の症例と考えられ，いじめや学業上のストレスがより一般的な原因だろう。

アプローチからマネジメント

　心身症の子どもは，多くの場合まず最初に小児科医に紹介される。家族は，彼らの主治医や小児科医が，初診時から生物学的要因と心理的要因の相互作用を考慮に入れて，ホリスティックなアプローチを施行するほうが，アセスメントや治療に対する心身医学的アプローチを受け入れやすくなるだろう。そうすれば，「われわれが検査をした結果では，特別お子さんに異常はありませんので，代わりに精神科へかかって下さい」と言われて，突然方向転換する必要はなく，簡単に精神科を紹介するだけで済むことになる。

　家族は，医師からそれまでのアセスメントにより，彼らが心配していたような恐ろしい器質的疾患（たとえば，腫瘍，潰瘍，閉塞など）は除外されたということを聞く必要がある。そしてこれは子どもの症状が重要ではないということを意味するのではなく，単に症状に対する効果的な治療が，背後に何かより恐ろしい疾患があるのではという心配をすることなしに展開できることを意味するのである。このメッセージは症状に関する不安による病的執着を段階的に減少させるのに有用だが，もし身体的診察が，万が一に備えて必要以上に継続された場合はその効果は弱まってしまう。

　家族に，彼らが望む以上に心理的な側面に関心を向けるよう強いることは有害無益である。もし家族が身体的要因の重要性を感じ続けているならば，それは一考に値する。身体と精神に関する現代の医学的観点は，将来的には，途方もなく原始的なものであるかもしれないからである。「精神による身体的困難の克服 mind over matter」と段階的リハビリテーションアプローチの意義を強調するのは有用なことだろう。精神療法や行動療法は，身体的原因による症状にも効果が期待できるもので，たとえば，子どもが痛みを伴う医学的処置や器質的原因による慢性疾患と闘うさいの手助けとしても利用されうる。子どもや家族に「自己催眠療法」やリラクゼーション療法などの技術を教えることはしばしば有効である。これらの技術により，子どもやその家族は自身の症状をよりうまくコントロールする感覚を養うことができる。これは現在の症状に対する治療であり，また将来の予防的治療ともなる。さらに心理学に長けている家族は，心理的ストレスが心身症の要因となりうるため，心因についてさらなる追求が必要であるということに最初から応諾するであろう。一方，心理学に疎い家族は，最初はこれを受け入れることはとても困難なことだと感じるが，「精神による身体的困難の克服 mind over matter」の技術が効果をもたらすようになるとそれを受容できるようになることがある。身体症状に加え，うつ病などの精神障害をもつ子どもは，精神療法などで症状が改善しない場合は，それらの精神障害自体を治療する必要がある。

反復性腹痛 recurrent abdominal pain：RAP

　この疾患は，子どもの10〜25％，とくに3〜9歳の年齢に好発する。多くの親は痛みの発現と心理的ストレスとの関連性を認識し，医学的な治療を必要とすることなく心身症状に対処している。それにもかかわらず専門家の意見を求め紹介される一部の症例は，小児科初診外来患者の約10％を数えるほど，十分多数存在する。第三次小児センターにおいてですら，深刻な器質疾患との関連が証明されるのはRAPの10％以下である。なかには身体的にRAPに罹患しやすい素因を

もつ子どもがいると示唆するエビデンスはあるが，心理的ストレスが誘発因子や悪化因子としてのおもな役割を担っていると考えられる。

子どもの要因

多くの RAP の子どもは精神医学的には健常であり，精神障害併発の割合がわずかに上昇しているが，それは器質的原因による慢性腹痛の子どもにおける精神障害の割合と同等である。子どもはしばしば，臆病で，神経質で，大人の承認を求めたがる過度に誠実な子どもとして描写される。新しい挑戦をしたがらない子どもや，ストレスがかかるとぎこちなくなったり，いらいらしたりする傾向をもつ子どもがいる。

家族の要因

家族の特徴は，閉塞性，高い期待，親の子どもに対する心配の度合いが高いことなどといわれている。家族員においても，感情の問題や，原因が判明しているものもそうでないものも含め，とくに消化器系の身体症状の割合が高い。この家族集積の傾向が，モデリング，遺伝的要因，または逆境への曝露を共有するためであるかは，いまだ確立されていない。

外部ストレス因子 external stressors

ライフイベントとの関連性が認められている。多くのストレスは，学校での変化や差し迫った試験など日々のさまざまな出来事である。性的虐待に悩む子どもが，他のもっと広範囲にわたる障害なしに RAP のみを呈するのはきわめてまれなことである。

経過 natural history

多くの子どもは成長に伴い RAP を克服し，見逃されていた器質的疾患が後に判明する例は非常にまれである。一部は成人の過敏性腸症候群の前兆であることもある。

治療 treatment

適切なアセスメントに基づく説得力のある医学的裏づけを行ない，家族に安心感を与える必要がある。また子どもと家族に，症状や症状に先行する出来事，結果を系統的にモニタリングし，記録してもらうことはしばしば有用であり，それにより心理社会的ストレス要因との関連性がすべての関係者に明確になる。子どもにはイメージ療法，自己催眠療法，リラクゼーション療法などの症状をセルフコントロールする技術を教えるのがよいだろう。また子どもには疼痛があってもできる限り正常の活動を取り戻すよう促し，両親には褒めたり注目を与えることで子どもの活動を強化し，同時に症状に余計な注意を払うのを減ずるようアドバイスするのがよい。このようなアプローチを

用いることで疼痛は通常消失し，もし症状が持続したり再発したりしてもコントロールしやすくなる。

慢性疲労症候群 chronic fatigue syndrome：CFS

　CFSは成人で最もよく知られているが，最近の英国の研究によると子どもにおいても1,000人に0.4～2人の割合で発症する。CFSは一般的に，身体的，精神的要因では説明できない，6カ月以上に及ぶ日常の機能障害を伴う身体的疲労に基づいて定義される。しばしば器質的原因が証明されない精神的疲労や他の身体症状を伴う。気分の低下は高頻度で起こり，子どもも家族もこれをCFSの原因というよりは結果と考えている。この気分の低下は自責や自己無価値感を伴うことは多くなく，うつ病と診断されるのは症例のおよそ1/3のみである。成人のCFSでは，器質的原因に対するエビデンスは弱く一貫していないが，証明の欠如が器質的原因の欠如を示すことにはならない。

　これは身体的要因と精神的要因の比較重要度に関する医師と家族の間の議論が，どちらかというと解決よりは軋轢を生みやすい疾患である。最善なのは，現状のエビデンスでは解決できないような議論に引き込まれるのは避け，判断保留としたまま治療に着手することである。子どもや家族が，「前向きに考える力」と，徐々にリハビリを行なう方法を身につけることで，問題に立ち向かうよう励ますことは有効である。家族と協力することで，子どもに毎日もうひと頑張りするように取り組ませれば，徐々に通常の身体活動や遊び，学業などに復帰できることが多い。しかしこれらの認知行動療法の有用性を強調する価値はあるが，治療が功を奏したからといって，症状が初めから「ただの気のせいである」ということを証明するものではない。

転換性障害 conversion disorders

　転換性障害は，随意運動や感覚機能を侵す症状や障害が出現するものである。そしてこれらの症状や障害は器質的疾患を示唆するにもかかわらず，器質的原因を示す所見がなく，逆に精神的要因に対して肯定的な所見がある。子どもは，一風変わった歩行や，下肢の衰弱や麻痺，奇妙な方向転換などの症状を呈することが多い。それらの症状は，「病気のようにみえるもの」についての患者の見解に一致するが，医師の見解とは部分的に一致するのみであり，多くの場合この見解の「不一致」が，この病気が「ヒステリー性（転換性）」であることを示唆するのである。

　転換性障害の診断は困難に満ちている。この診断を受けた子どもの一部では，最終的には症状を説明する器質的疾患をもつことが判明する。奇怪な症状が，診断医が考えたこともないような，まれな疾患にみられる特徴であったと，後に証明されることもある。あるいは，子どもがもっと一般的な症候群における，まれな症状をもっているのかもしれない。さらに複雑なことには，事実として，精神的要因がいくつかの徴候の主因であったとしても，器質的要因もまた重要な主因として関与している可能性がある。身体症状を信じてもらえない子どもは，それを真剣に受け取ってもらえ

るよう症状を誇張することがある。それに加え、子どもは自身が時どき起こす症状を真似ることがあるため、子どもがときに偽発作を起こすからといって、本当のてんかん発作を実際に起こす可能性が否定されるわけではない。

このような診断における落とし穴のすべてを考慮しても、大部分の臨床医は転換性障害が存在すると確信している。それは耐え難い逆境に対応するための（無意識の）病気の演技とみることもできる。子どものなかにはストレスに対し、強靭に振る舞ったり、大人のように振る舞ったり、感傷的になるものもいれば、病気のふりをするものもいる。医師は多くの検査を行なったり、セカンドオピニオンを求めることが、このような子どもの症状の悪化に繋がらないかを確認する必要がある。さらに医師は、このような症状を誘発したいかなるストレスにも対処できるような、より順応的手段を探す手伝いをするべきである。

開発途上国では、多くの報告により、転換性障害がときにかなりの頻度で存在すると示唆されている。しかしながら欧州や米国では、これらの障害をみることはそれほど多くない。精神科入院のおよそ1％程度が転換性障害と診断されるが、おそらくその割合は外来患者のなかで、とくに小児科医から紹介された子どもにおいてより高いであろう。これらの症状は5歳以前の発症はまれで、大部分は10歳以上の子どもに発症する。思春期以降の女児にとくに好発しやすい。

子どもの要因

病前の適応性は多くの場合、正常である。なかには、とくに完全主義的であったり、几帳面であるものもいる。ほんの少数のみが転換性障害に加え、他の精神障害を併発する。

家族の要因

ほとんどの症例で家族は健常範囲であると思われる。約1／5程度で明らかな異常がある。彼らは、一般的に障害が器質的なものだと確信しており、さらなる身体検査を要求し、精神科への紹介に抵抗する。この場合、しばしば身体障害や精神障害の家族歴を認める。

疾患背景と転帰

子どもはしばしば、隠された性的虐待や、継続不可能な（周囲からの）高い期待など、耐え難い逆境に曝されていることが多い。症状は不都合なライフイベントや、ささいな身体疾患によって誘発されることがあるが、ときに先行因子が不明なこともある。症例の80％では演技されている症状のモデル、たとえば家族内や子どもの仲間に起きている病気など、を同定することが可能である。大部分は完治するが、一部はかなり慢性的な経過を辿ることがある。

治療 treatment

理学的検査は中止する必要がある。まずは潜在的な心理的ストレス要因よりも、子どもの症状に

焦点を当てることにより家族の参加が得られやすくなる。これには時間を要し，容易にせかすことができない過程である。身体的リハビリテーションと「精神による身体的困難の克服 mind over matter」の手段を合わせて使用することにより，子どもは自尊心を保ち，症状の打開策を得ることができる。子どもは病気であることより，元気になることに対し，より多くの賞賛を与えられるべきである。これは，ときとして家族の行動を変えることで達成しうるが，場合によっては入院が必要なこともある。もし子どもが耐え難い逆境に追い詰められているなら，その事実は明らかにされ，問題視されるべきである。長期的には子どもがストレスを対処するためのより順応性の高い手段を学ぶ必要がある。

参考文献

Garralda, M.E. (1996) Somatisation in children. *Journal of Child Psychology and Psychiatry*, **37**, 13-33.
Mrazek, D.A. (2002) Psychiatric aspects of somatic disease and disorders. *In*: Rutter, M. and Taylor, E. (eds) *Child and Adolescent Psychiatry*. 4th edition. Blackwell Science, Oxford, pp. 810-827.

さらに理解を深めるための文献

Chalder, T. *et al.* (2003) Epidemiology of chronic fatigue syndrome and self reported myalgic encephalomyelitis in 5-15-year-olds: cross-sectional study. *British Medical Journal*, **327**, 654-655.
Goodyer, I.M. (1986) Monosymptomatic hysteria in childhood: family and professional systems involvement. *Journal of Family Therapy*, **8**, 253-266.
Sokel, B. *et al.* (1991) Getting better with honour: individualised relaxation/self hypnosis techniques for control of recalcitrant abdominal pain in children. *Family Systems Medicine*, **9**, 83-91.
Taylor, D.C. (1982) The components of sickness: diseases, illnesses and predicaments. *In*: Apley, J. and Ounsted, C. (eds) *One Child, Clinics in Developmental Medicine. No. 80*. SIMP/Heinemann, London, pp. 1-13.

第21章

就学前に起こる問題
preschool problems

多くの就学前児童が情緒や行動の問題をもっているが，分類は難しい。たとえば自閉症や愛着障害といった，本書の他章で解説されている，広く知られた症候群をもつ子どもは少数に過ぎない。よりしばしば，子どもはひとつの領域のみ（偏食，かんしゃく，恐怖といったような）か，あるいはいくつかの領域にわたる問題をもつが，結局は確定診断には至らない。そのため，就学前児童のアセスメントにおいては，たいていは特定の診断ではなく，問題のリストを作ることになる。

よくある問題

就学前児童の古典的なコミュニティ研究として，「就学前から就学後までの追跡調査 Preschool to School Study」がある（図 21.1）。就学前児童が呈する精神医学的な問題は，より年長の子どもたちが呈するのと同じ種類の問題であり，それは心配・恐怖・みじめさ・攻撃性・かんしゃく・多動・不注意などである。図 21.1 で示すように，年齢における傾向は症状で異なる。すなわち，子どもが大きくなるにつれて，過活動・恐怖は減り，心配が増える。コントロールが難しくなりやすいものは 3 つの年齢群すべてでほぼ同じである。

発達や習癖の問題もまた，就学前児童の間でとても一般的である。トイレットトレーニングの遅れは非常にしばしばある。体を揺らすこと，指しゃぶり，頭を振る，マスターベーション，髪を吸うといった快感をもたらす習癖も同様である。他の一般的な問題として，食欲不振，偏食，入眠困難や頻回の中途覚醒，がある。図 21.1 のように，成熟することで多くの発達や習慣の問題は解決する。いったん，これが分かると，多くの親は子どもがこれらの行動を卒業するのを待つことをいとわない。

家族が保健師やかかりつけ医，小児科医，精神保健の専門家からの助けを欲している場合，行動管理についてのアドバイスが，しばしばその答えとなる。

児童期後期の予後

就学前児童の問題のいくつかは一過性だが，持続するものもある。いくつかの就学前児童の問題が慢性の経過を取ることは，前方視的研究でも後方視的研究でも明らかである。「就学前から就学

方法
　ロンドン郊外から3歳児の4人に1人をランダムに選んだ。初めのスクリーニング面接で「スクリーニング陽性」の子どもとそれに対応する「スクリーニング陰性」の子どもに，3，4，8歳で詳細な評価をするという2段階の研究デザイン（**第3章参照**）である。

3歳でのおもな結果
　中等度あるいは重度の行動の問題は7％に，軽度の問題は15％に現れていた。男性がわずかに多かった。男児はより多動で，女児はより恐怖が強かった。精神的な問題は，特定の言語遅滞あるいは逆境的な養育環境（夫婦不和，温かみのなさ，非難が多い，母親のうつ，家族構成員の多さ，高層階に住んでいること）の存在下で，より一般的であった。

8歳でのおもな結果
　問題のあった3歳児のうち，73％の男児と43％の女児で5年後にもまだ問題があった。多動・知能の低さによって，男児では持続すること予測されたが，女児ではそうではなかった。多動によって素行障害が，恐怖によって情緒障害が予測された。逆境的な養育環境は問題を維持する原因よりも，予測するものとして関連があった。すなわち，逆境的な養育環境によって，新しい問題の出現が予測されたが，すでにある問題が持続するか否かについては予測されえなかった。

異なる年齢でのいくつかの特定の問題の割合（％）

	3歳	4歳	8歳
恐怖	10	12	2
過活動，落ち着きのなさ	17	13	11
心配	4	10	21
コントロール困難	11	10	11
便もらし（週1回以上）	16	3	4
多くの快をもたらす習癖	17	14	1
夜間覚醒（週3回以上）	14	12	3

図 21.1　就学前から就学後までの追跡調査（リックマン Richman, N. ら，1982）

後までの追跡調査」のような前方視的な追跡研究では，非常に問題があった就学前児童の大部分は，大きくなるにつれて明らかな行為・情緒・多動性障害に発展することを示している。後方視的研究によれば，学校の児童を評価すると，その問題は就学前に遡ることが親の評価で明らかになる。したがって，この持続性は明白である。反抗挑戦性障害の子どもの多くは，幼少期からいつも易刺激的でかんしゃくを起こしている傾向がある。分離不安の子どもの多くは，幼少期からいつも親にべたべたして怖がりである。注意欠如・多動（性）障害（ADHD）の子どもの多くは，幼少期からいつも多動で不注意である。

　そうであれば，なぜ，素行障害，情緒障害，多動性障害を3歳児のうちに確定診断することが難しいのだろうか。それは，シグナル（有益な情報）対ノイズ（注目に値しない情報）の割合の問題と考えることができる。たとえば，多くの3歳児は，非常に活発で課題に取り組むことが難しいが，小学校入学時までに，大部分は適切な注意と活動のコントロールができるようになる。ごく少数のみが，持続する問題をもち，ついにはADHDの診断に至る。自己制御できる過活動と

不注意という形で，背景の「ノイズ」がたくさんあるときは，早期のADHD（「シグナル」）を特定するのは難しい。どの就学前の問題が慢性的な障害の徴候なのかを予測できる評価技術が早急に必要である。そうすればそれらの子どもたちを，深刻な問題に発展する前に，持続的な支援の対象とすることができるだろう。反対に，就学前の問題を卒業できそうな子どもにとって必要なことは，親に大丈夫だと保障すること，または短期の介入のみで十分であろう。

成人期の予後

「就学前から就学後までの追跡調査」のサンプルは，その後再び追跡調査されたが，それは「就学前から裁判所までの追跡調査 Preschool to Court Study」と呼ばれてもよいようなものであった。というのは，若年成人の生活のなかで得られた唯一の予後を測る要因はその個人が犯罪歴をもつかどうかだけだったからである。おそらく最も重要な結論のひとつは，どの3歳児が犯罪者になるかを正確に予測することはできないということである。この結果に，多くの人は安心するが，落胆する人びともいるだろう。とはいうものの，性別・社会背景・発達の遅れを考慮したとしても，いくつかの就学前児童の行動の問題によって，控えめながら成人の犯罪が予測された。すなわち，3歳で多動であり管理しにくいことは，一般的に成人の犯罪を予測していた。また，3歳でかんしゃくを起こしやすいことによって，成人期における暴力的な犯罪が予測された。これらの結果から，反抗挑戦的である就学前児童の親には効果的な援助を提供すべきであり，単に「やがてよくなる」と決め込まないほうがよいということが理解された。

治療 treatment

就学前児童が本書に記載された精神障害のひとつをもつのであれば，一般的に，治療は関連した章のなかで述べられている標準的な方針に沿う。教育機関との連携は，自閉症といった慢性的な障害の子どもでとくに重要である。教育機関にとって，特別な教育上の準備を必要とする情緒・行動・学習の問題について前もって知ることは有用である。早期の警告によって，子どもを適切なプレイグループや保育園に入れることができ，それはしばしば子どもにとって役立つだけでなく疲れ切った親の助けにもなる。

もしアセスメントによって，特定の診断ではなく，ひとつ以上の問題をもっていることがわかれば，対応はそれぞれの問題に対して考慮される必要がある。たとえば親は，問題が「一般的で長くは続かないだろう」と，いったん保障されると（そしてその問題が思いがけなくも持続したときには，いつどうやってまた連絡を取るべきかを指示されれば），何の治療も必要ないと思うだろう。治療を必要とするときは行動療法的アプローチがしばしば有効である。たとえばかんしゃくや夜間の中途覚醒が親の注目によって強化されているならば，解決法はその問題に注意を向けなくすることになろう。ただし，行動療法プログラムは子どもの性質と同様に親の性質にも合わせる必要がある。たとえば，もし親が「鋼鉄の神経」をもっていなかったら，真夜中に子どもが呼んだり泣いたりするのを完全に無視するようなやり方で，夜間覚醒を「根絶」するのは難しいかもしれない。そのような親には，より「ゆっくり，あわてない」アプローチが合っているかもしれない。たとえば，

うまくいった夜ごとに徐々に注目を減らしていくというようなやり方である。

親が完全に実行できない行動療法プログラムは，何もしないことより害があるということを覚えておくことが重要である。というのは，それは親のやる気をなくし，子どもは問題行動に取り組んだ後，いかなるアプローチに対しても耐性ができてしまうからである。

参考文献

Campbell, S.B. (1995) Behaviour problems in preschool children: a review of recent research. *Journal of Child Psychology and Psychiatry*, **36**, 113-149.

さらに理解を深めるための文献

Douglas, J. (1989) *Behaviour Problems in Young Children*. Tavistock/Routledge, London.
Richman, N. and Lansdown, R. (1988) *Problems of Preschool Children*. Wiley, Chichester.
Richman, N., Stevenson, J. and Graham, P.J. (1982) *Preschool to School: A Behavioural Study*. Academic Press, London.
Stevenson, J. and Goodman, R. (2001) Association between behaviour at age three years and adult criminality. *British Journal of Psychiatry*, **179**, 197-202.
Tremblay, R.E. *et al.* (2004) Physical aggression during early childhood: trajectories and predictors. *Pediatrics*, **114**, e43-e50.
Zeanah, C.H., Boris, N.W. and Scheeringa, M.S. (1997) Psychopathology in infancy. *Journal of Child Psychology and Psychiatry*, **38**, 81-99.
Zeanah, C.H. (2000) *Handbook of Infant Mental Health*, 2nd edition. Guildford Press, New York.

第22章

青年期の障害
disorders in adolescence

　子どもと成人の中間に位置する青年期の精神障害は，小児期の障害が遷延された場合か，成人期の障害が早期に発現する場合と考えることができる。しかし，青年期は単に小児期と成人期が混じった状態ではなく，この時期に特有な生物学的，社会的特徴をもち，十代独特の行動が出現する。青年期の精神障害を概観する前に，人生のライフサイクルにおけるこの時期の身体の成長と精神世界の独自性について理解する必要がある。非行，物質乱用，自傷行為，神経性無食欲症など十代に特有な問題行動の多くは，ライフサイクルにおける青年期の課題が解決せず，誇張された形と考えることができる。

青年期における発達の概略

　思春期 puberty は生物学的な過程であるが，ここでわれわれが扱う青年期 adolescence の概念は，比較的新しい社会現象である。開発途上国では，人びとは思春期かその前の小児期に教育を終え，働き始める。身体の成熟は，経済的・社会的な成熟と並行する。先進国でもごく最近までは同様であった。その後，栄養と健康状況の改善により思春期の初来が早まる一方で，教育を受ける期間が延長したため，子どもと大人の間のどちらにも属さない期間が延長した。身体的には大人だが，大人としての役割や権利を与えられず，経済的にも自立できない。もちろんこれは簡略化した話だが，青年期は生物学的のみならず文化的にも規定される（もっとも，それは青年期に限らず，どのライフサイクル上の時期もあてはまる）。

規則と自律 rules and autonomy

　青年期は，他者から決められた規則と境界を受け入れる時期から自分自身で決定する時期へ，あるいは他者によるコントロールから自己によるコントロールへと変化する時期である。青年は，自分の欲求を親や社会によりきめられた枠組みのなかに収めることに苦労する。ある研究によると，この時期の親子喧嘩の原因は，規則と自律に関することが最も多い。それが極端な場合，青年は自制がきかなくなり社会の規則や他者への配慮を無視して，自分の欲求を追い求める。外部から与えられた規則と自己コントロールの両者が欠落すると，青年は親，ソーシャルワーカー，精神科医な

ど，彼らに関わる人びとの手に負えなくなる。親が対処できなくなり，青年を養護施設などに預けようとすれば，状況はさらに悪化する。これらの施設の対応が適切でないと，早熟で危険な性行為，大量服薬，リストカット，物質乱用，家出，窃盗などさまざまな抑制不能の行動に発展する。

生物学的・社会的影響の関連

　人間は他の動物同様，思春期の生物学的変化により性的・攻撃的な行動が誘発される。これは，思春期の発来が遅れる事例により裏づけられている。これらの生物学的性質の発現はそれぞれの文化で異なり，ある特徴は強調され，別のものは抑圧される。凶悪な非行や性犯罪累犯者のホルモン代謝レベルは高値であると常識的には考えがちだが，そのようなエビデンスはなく，彼らに対する「化学的去勢」の効果は疑わしい。思春期以降の病的な性的・攻撃的「動因」は，生物学的要因よりも社会的・心理的な要因が強い。

　青年期の発達における生物学的要因と社会的要因の関連性を理解するために，思春期前期の女子に関するスウェーデンの研究を紹介する。約10％の女子対象者が，平均より2年以上早く思春期が発来した。これらの女子たちは青年期に喫煙，飲酒，窃盗，無断欠席，親への反抗そして怠学などを引き起こす割合が高かった。その原因として，早期に成熟する女子は年上の女性，とくに社会に不満をもち学校に適応しない女性たちとの接触が多いことが指摘された。生物学的な要因（早期の成熟）とともに社会生活の相違（仲間の選択）が社会での適応状況に影響する。早期に成熟しても，年上の仲間がいない女子たちは，社会規則を破る危険性は低かった。

認知発達 cognitive development

　14～15歳以降の十代の若者は，抽象的思考や「前頭葉」機能など，成人と同様の認知能力をもつ。青年の認知能力が親や教師と同レベルであるということは，両者の経験や力の差が大きいだけに，葛藤を生じやすい。成人たちは青年の思考能力を過小評価し，青年は経験の重要性を過小評価する。

　青年が成人の身長に達する年齢は個人によって異なるように，成人の認知レベルに到達する年齢も人により大きく異なり，そのことが心理社会的な適応に影響する。少年犯罪者たちは，両親と他者への配慮の発達が遅れているとする研究もあるが，その判断は難しい。

アイデンティティ identity

　現代社会が示す成人の役割は，青年を困惑させる。建前では「本当に努力すれば，なんでもやりたいことができる」と言いつつ，実際にはほとんどの青年にとって現代社会が用意する選択肢は限定的であり，魅力的であるとはいいがたい。青年がアイデンティティを獲得しようと自己の願望と社会の現実をすり合わせる作業は困難をきわめる。自分のアイデンティティに混乱をきたすと，十分に社会で機能できなくなる。DSM-IVでは「臨床に関与するその他の状況」として，アイデンティティの問題を挙げている。ICD-10では該当する項目はない。

成人の世界が提供するアイデンティティを受け入れたり拒否することで、さまざまなリスクを負う。自分が希望するものより低く、魅力的でないアイデンティティを受け入れると、自尊心が傷つき、うつ病になるリスクが高まる。逆に、成人の権威や規範を拒絶するかたちで自己のアイデンティティを形成すると、非行や物質乱用に走りやすい。成人の価値を拒絶するアイデンティティは、親からの批判、学業の失敗や非行グループへ同一化などの影響が積み重なることで形成される。

性的アイデンティティも青年期ではまだ十分に自覚されない。少なくとも3％は確実に同性愛であり、また同数が一時的な両性愛の時期を経過する。

問題を解決し，ストレスを乗り越える

子ども時代にも多くのストレスがあるが、成人への過渡期には、試験、失恋、失業、親との不和など、さらに多くのストレスを経験する。他者との関わりや危機を切り抜けることを学ばなかった子どもは、おそらく親もそのスキルに欠け、青年期の新たなストレスへの対処を困難と感じる。暴力、物質乱用、自傷行為などはストレスの一時的な回避や解決にしか過ぎない。

青年期精神障害の疫学 epidemiology of adolescent psychiatric disorders

14〜15歳を対象とした「ワイト島研究」は青年期の精神病理に関する古典的な研究である（図22.1参照）。発表された当時は代表的な研究であったが、その後の研究によると青年期のうつ病が2％であるという点では議論がある。最近の研究では、青年期の大うつ病エピソードは1〜5％とされている。また青年期の行為の問題には2種類あるという見方が一般的になりつつある。すなわち、青年期の前から後まで継続的に問題を呈する群と、それまでは問題がなかったが思春期に入り一時的に規則をやぶったり反社会的になる群である。

情緒障害と素行障害は小児期のみならず青年期でも最も一般的な障害である。このふたつと、青年期に発症のピークがみられる少年非行と自傷行為は、それぞれ該当する章で述べる。本章では、他章では触れられておらず、小児期と比較して頻度が高まる4つの障害、すなわち物質乱用、統合失調症、神経性無食欲症、神経性大食症について述べる。

特異的な障害 specific disorders

精神作用物質の使用と乱用 substance use and abuse

成人が快楽とストレス除去のために精神に作用する物質（以下、物質）を利用する社会では、青年もそれらを常用し、公衆衛生上の課題となる。物質を試したり常用する人の割合は年齢、性、国そして時代によって異なるが、1990年代中頃に英国で15〜16歳に行なわれた調査では、使用パターンが共通していることが明らかになった。3／4が過去に飲酒した経験があり、喫煙も同様であった。過去1カ月間に約半数が5杯以上飲酒し、約1／3が喫煙していた。約半数が不法の薬物を経験したことがあり、40％が大麻を、20％が揮発性薬物（接着剤や有機溶剤）を使っていた。LSD、覚せい剤、向精神薬、エクスタシーなどの使用は5〜15％であった。これらの不法薬物を

> **方法**
> イングランド南部にあるワイト島の青年 2,303 人に 2 段階の調査が行なわれた。調査は，対象者全員の親・教師による行動に関する予備質問紙調査と，予備調査陽性群全員および予備調査陰性の無作為抽出群に対する精神医学的診断からなる。新たな転入者以外の対象者はその 4 年前にも同様な調査が行なわれている。
>
> **主要な結果**
> (1) 親・教師調査によると，明確な精神障害は対象者のおよそ 10% にみられ，児童中期の発症率よりわずかに高かった。さらに別の 10% は明らかな外的徴候はないものの，自覚的には著しい苦悩と無価値観を訴えた。これが，潜在的なうつ病なのであろうか。潜在的な青年期の苦悩が成人期のうつ病に発展するか否かは，長期追跡調査よってのみ明らかにされる。
> (2) 最も多くみられた精神障害は感情障害と素行障害であった。うつ病は，10 歳時の 0.2% に比べ 2% と高率であった（自覚的な苦悩感はさらに高率で，女性の 48%，男性の 42% にみられた）。不登校も 10 歳時に比べ，14 歳では多く，広義の不安障害および感情障害の一部としてみられた。
> (3) 14 歳時に障害がみられた半数弱は 10 歳時にも障害があった。14 歳で新たに障害がみられた群は 10 歳初発群に比べて次の 3 点で異なる。①教育の困難さを伴わない，②やや男性に多い，③家族の負の要因が少ない。
> (4) 親から疎外されている（これは口論，身体的情緒的ひきこもり，拒絶などによって判断された）青年は少なかった。青年が精神障害，とくに慢性の場合に疎外されやすい。小児初期・中期から始まる親からの疎外は，10 歳時における精神障害の要因となるが，十代以降に始まる親からの疎外は精神障害の要因とはならない。

図 22.1　ワイト島の追跡調査（Rutter ら，1976）

吸引しても多くは常用に至らないが，ほとんどすべての物質乱用者は学校で物質を使い始め，年齢が若いほど常用するようになることは重要な点である。

物質の使用と乱用について単一の原因論はない。入手可能性，習慣性，体質，若者文化，メディアの影響，および成人の役割モデルなどすべてが影響する。使用する前の心理社会的な適応も要因のひとつである。素行障害の子どもは青年期・成人期になって物質乱用に陥りがちである。とくに素行障害と多動が重なる場合はリスクが高い。物質乱用者の社会的・精神医学的問題はその習慣自体によるものか，物質乱用以前から継続している長期的な適応障害の一部であるかの判断は困難である。

有機溶剤の吸入（揮発性有機溶剤乱用（VSA）やシンナー吸入）は，とくに若者が社会におかれた立場と関連する。英国では有機溶剤乱用のピークは十代前半で，11〜15 歳人口のおよそ 1% が常用しており，とくに恵まれない環境におかれた子どもの割合が高い。世界の他の地域でも同様で，ブラジルのストリートチルドレンのように恵まれない環境にいる子どもに多くみられる。使用する者にとって，有機溶剤は安いので手に入れやすく，吸うと気分が昂揚し，耐えがたい生活状況から逃避する手段として好まれる。その効果はアルコールと似ているが持続時間は短い。副作用として嘔気，嘔吐，頭痛，耳鳴り，腹痛などがみられる。袋から吸引すると口と鼻のまわりに発疹を生じる。頻度が低い副作用として肝障害，腎障害，呼吸困難，脳障害などがある。心停止，嘔吐物の誤嚥，喉頭部のけいれん（とくに比重の軽い液体や防臭剤が喉の奥に直接流れた場合）などにより死亡することもある。英国では現在 18 歳以下で年間 65 名の死亡が報告されており，十代後半

> (1) **低体重**：年齢・身長から期待される体重の85％未満（体重減少，もしくは子どもの場合，期待される体重増加がみられないこと）。
> (2) **原因**：意図的な食事制限，もしくは過度の運動，食欲減退剤，排出（意図的な嘔吐，下剤，浣腸・利尿剤の乱用）などが挙げられる。
> (3) **随伴する認知障害**：肥満への極端な恐れ。低体重でも太っていると認知する（あるいは，極端な低体重においてちょうど良いと感じる）。
> (4) **内分泌系への影響**：月経開始後で，ピルを使用していない女性の無月経（男性においては性的関心と性能力の喪失，早期発症例における思春期初来の遅延・停止）

図 22.3　神経性無食欲症の診断基準

制限型は絶食による体重減少があるが，むちゃ喰いや排出行為がみられない。**むちゃ喰い／排出型**は体重減少があるうえに，絶食とともにむちゃ喰いと排出がみられる。これらが，明確に二群に分類できるのか，ひとつの疾患の連続線上にあるのかは不明確である。抑うつと強迫症状を伴うことが多く，診断が追加されることもある。

　双生児研究によると遺伝的要因の関与は否定的である。双生児間の有病率は一般の確率より高いが，これが共通の遺伝子によるものか，共通の環境によるものかは定かでない。疫学研究によると社会的な要因が重要である。現代西欧社会の美しい女性の基本はやせていることであり，多くの青年期女性はダイエットを強いられる。食行動の異常は，モデルやバレエダンサーなどやせていることが重要視される職業に，とくに多くみられる。ほとんどの女性のダイエットは良性であるが，ダイエットとやせていることを強いる社会的圧力が摂食障害のリスクファクターとなる。神経性無食欲症は，経済的に豊かな国に多く，経済的に貧しいあるいは中程度の国では，富裕層（したがって西欧化された階層）に多くみられる。無食欲症を引き起こす特異的な家族要因はなく，非特異的な家族のコミュニケーションと家族関係の問題や，親族における体重の問題，身体的疾患，うつ，アルコール問題などと関連する。

　性的虐待を含め，子ども時代の体験が誘因となるかは明らかでない。多くの場合，無食欲症は過酷なライフイベントに誘発されるが，そのライフイベントの種類は非特異的である。思春期における体重増加や体型の変化自体がこの障害の誘因となりうる。その傾向は，子どもっぽい依存をやめ，性的に成熟し，親から自立するという変化に不安を感じる時期に強く現れる。

　体重への関心が極端なダイエットに走るなど，やせたいという認知 anorexic cognition が，やせる行動 anorexic behaviour を導き出すが，その逆もある。ある状況下では，自己飢餓行動自体が飢餓行動を引き起こす。飢餓状態に加え，便秘や減食に伴う胃内容物の停留があると，食べていないのに満腹を感じることがある。しかも，やせることによってエンドルフィンが分泌されたり，まわりからの注目を集めるなどの報酬が得られたりする。そうなると，やせること自体が目的となってしまい，やせへの嗜癖を説明するため，自分は太りすぎているからという，事実ではないがもっともらしい口実を述べるようになる。このように，はじめはストレスや文化的なダイエットの流行により始まった体重減少は徐々に悪循環となり，抜け出せなくなる。

　適切な治療者がいれば，家族と生活している無食欲症の子どもの治療は外来通院で可能である。徐々に体重を回復し，標準体重の10％以内に収まることが治療の第一目標となる。これは，少量

の食事を頻回（日に4〜6回）摂ることにより達成される。それとともに，家族療法，行動療法，個人精神療法などが組み合わされる。家族面接では回復に協力できる体制を整える。それは，多くの場合，体重が戻るまで両親が責任をもって食事量を管理できるよう促すことである。無作為化比較試験（RCT）のエビデンスによると，合同面接，個別面接にかかわらず，子ども以外に両親が治療プログラムに参加することが効果的である。数組の家族が同時に参加する集団療法も効果的である。行動療法としては，食事や体重の増加に対して報酬を与える方法が用いられる。個人精神療法では，支持的精神療法，認知再構成法，食事教育，洞察的アプローチ，解決志向アプローチなどを混合して行なう。抗精神病薬と食欲刺激剤の効果は一定しないが，抗うつ薬は食欲増進や併存するうつ病の改善につながる。

　ある長期の臨床的予後調査（重症例に偏っている可能性がある）によると，およそ50％は回復，30％が部分的に改善し，20％が慢性的経過をたどる。つまり，約1／5が感情障害に発展し，安定した長期の親密な人間関係を保てるものは，半数以下である。約2％が飢餓もしくは自殺により死亡する。いくつかの例では制限型無食欲症からむちゃ喰い／排出型無食欲症，そして神経性大食症に移行する。困難な予後を予測する因子は過度の体重減少，嘔吐，むちゃ喰い，慢性化，発症前の異常所見などである。良好な予後を予測する因子は早期発症，良好な親子関係，早期発見・治療である。

神経性大食症 bulimia nervosa

　神経性大食症では，抑制できない過食衝動によって，短時間に大量の食物を摂取する。神経性無食欲症の経過中にみられるむちゃ喰いは除外される。食物を切望し，食物に夢中になるため過食が起きる。肥満を避けるため意図的嘔吐，排出，絶食などの手段を用いる。体重は正常範囲に近いが，体重へのこだわりが強い。

　大食症の好発年齢は無食欲症よりやや高く，圧倒的に女性に多い。疫学調査によると大食症は一般人口中には無食欲症より多いが，臨床例のなかではそれほど多くない。大食症は一般的な精神病理のリスクファクター（親からのネグレクト，虐待など）と食事に特化したリスクファクター（発症前の肥満など）の組み合わせにより発症する。多くの例では外来での認知行動療法が治療の第一選択となるが，フルオキセチンなどの選択的セロトニン再取り込み阻害薬（SSRI）などの薬物療法にもいくらかのエビデンスがある。長期的予後は50％が完全回復，25％が改善，そして25％が慢性経過をたどり，寛解・再発を繰り返す。うつ病が併発もしくは続発する場合は，その治療も並行して行なう。

参考文献

Hollis, C. (2002) Schizophrenia and allied disorders. *In*: Rutter, M. and Taylor, E. (eds) *Child and Adolescent Psychiatry*. 4th edition. Blackwell Science, Oxford, pp. 612-635.

Rutter, M. (2002) Substance use and abuse: causal pathways considerations. *In*: Rutter, M. and Taylor, E. (eds) *Child and Adolescent Psychiatry*. 4th edition. Blackwell Science, Oxford, pp. 455-462.

Steinhausen, H.-C. (2002) Anorexia and bulimia nervosa. *In*: Rutter, M. and Taylor, E. (eds) *Child and Adolescent*

Psychiatry. 4th edition. Blackwell Science, Oxford, pp. 555-570.

Weinberg, W.A. *et al*. (2002) Substance use and abuse: epidemiology, pharmacological considerations identification and suggestions towards management. *In*: Rutter, M. and Taylor, E. (eds) *Child and Adolescent Psychiatry*. 4th edition. Blackwell Science, Oxford, pp. 437-454.

さらに理解を深めるための文献

Asarnow, J.R. *et al*. (2004) Childhood-onset schizophrenia: clinical and treatment issues. *Journal of Child Psychology and Psychiatry*, **45**, 180-194.

Carvey, P.M. (1998) *Drug Action in the Central Nervous System*. Oxford University Press. Oxford.

Eisler, I. *et al*. (2000) Family therapy for adolescent anorexia nervosa: the results of a controlled comparison of two family interventions. *Journal of Child Psychology and Psychiatry*, **41**, 727-736.

Gilvarry, E. (2000) Substance abuse in young people. *Journal of Child Psychology and Psychiatry*, **41**, 55-80.

Gowers, S. and Bryant-Waugh, R. (2004) Management of child and adolescent eating disorders: the current evidence base and future directions. *Journal of Child Psychology and Psychiatry*, **45**, 63-83.

Graham, P. (2004) *The End of Adolescence*. Oxford University Press, Oxford.

Miller, P. and Plant, M. (1996) Drinking, smoking and illicit drug use among 15 and 16-year-olds in the United Kingdom. *British Medical Journal*, **313**, 394-397.

Magnusson, E. *et al*. (1985) Biological maturation and social development: a longitudinal study of some adjustment processes from mid-adolescence to adulthood. *Journal of Youth and Adolescence*, **14**, 267-283.

Jacobsen, L.K. and Rapoport, J.L. (1998) Childhood-onset schizophrenia: implications of clinical and neurobiological research. *Journal of Child Psychology and Psychiatry*, **39**, 101-1 13.

Rutter, M. *et al*. (1976) Adolescent turmoil: fact or fiction? *Journal of Child Psychology and Psychiatry*, **17**, 35-56.

第23章

子どものマルトリートメント
maltreatment of children

　子どものマルトリートメントは，1960年代に米国で広く認識されるところとなった。それ以来，系統的な調査が実施された地域であれば世界中のどこでも，その存在が明らかになっている。マルトリートメントの大まかな定義は2つの要素からなる。①子どもに対する有害な行動についての証拠，②その行動の結果，子どもにもたらされた実際の危害の証拠，である。この定義には行動がどのような意図をもってなされたかは含められていない。ある親たちは子どもを深く愛していると感じているかもしれないが，たとえ意図しなくとも子どもに危害をもたらした場合には，その行為はマルトリートメントとなるのである。ときには，マルトリートメントとして認識することが容易な場合がある。たとえば，ある女児は臀部に熱傷を負っていたが，親はその子のしつけのために，煮え立った風呂に浸したと告白しているという場合などである。マルトリートメントとして認識することが困難な場合もある。たとえば，素行障害を示しているネグレクトを受けた男児で，その親の知的水準が低い場合などである。こうした場合，実際には回避できた傷害がどの程度なされてきたか，あるいはもし適切に養育されていても，今のように育っていたのかについての答えは必ずしも明らかではない。ネグレクトがどの程度特異的で測定可能なダメージを与えるかに関しての情報は，現状では明確とは言い難い。

　虐待やネグレクトを受けた子どもの症例は，児童精神医学の臨床において，最も心が痛み，かき乱される経験となる。ときには恐怖が引き起こされ，すぐにでも子どもを救出したいと望むようになる。したがって，実際に虐待が起こっているという証拠がどれくらい確かなのかについて，広い視野を保つことが重要である。さらに，情緒的なサポートが得られる共感的なチームをもつことも重要である。それによって（臨床の場で）見聞きした事実に圧倒されることや見て見ぬ振りをするのを防ぐことができる。

　マルトリートメントの下位分類は，以下のものを含む。

- **身体的虐待**：事故によらない外傷（頭部外傷，骨折，火傷，あざ），代理ミュンヒハウゼン症候群（身近な人間に人為的な病気を起こすこと），非器質性成長不全，心理社会的低身長。
- **ネグレクト**：身体的または医療的ケア，安全のための監護や情緒的親密さ，発達に必要な刺激の欠如。
- **心理的虐待**：敵意，注目を与えないこと，遺棄するという脅し，不適切な要求。
- **性的虐待**：①性交を伴う場合と伴わない場合，②家庭内で起こる場合と家庭外で起こる場合，

③女児と男児の場合，がそれぞれある．

疫学 epidemiology

　明白なことであるが，調査方法と虐待の定義によって，報告される発生率は強く影響を受ける．英国では毎年13歳以下の子どもの約3％が，虐待の疑いありとの理由で専門機関から注視されている．この数字の1/10，すなわち0〜18歳の子どもで，1,000人中3人が公式に児童保護登録下（欧米では，虐待は児童保護サービスに登録される）におかれている．この有病率の数字は，生後1年間では2倍以上であるが1〜16歳の子どもではおおよそ1,000人中3人の頻度に落ち着き，それ以上の年代ではかなり低下する．別の見方をすると，10〜15歳の青年期の子どもにおいてさえ，まだ深刻な虐待が明るみに出ていることは明記されるべきであろう．致死的な虐待は1万人あたり1件の頻度で起こり，暴力が原因で生じた知的障害も，生後1年間では同じ頻度で生じている．

　イングランドとウェールズでは，登録される頻度の最も高いマルトリートメントの分類は身体的虐待である．それに次いで性的虐待の登録が多く，次いでネグレクトとなる．心理的虐待はめったに登録に至ることはない．しかしながらこれらすべての分類を合わせたよりも多く，登録件数の半分以上を占めるのは「重大な懸念」という区分である．このような区分には虐待の深刻なリスクがあると考えられるケースが該当し，たとえば，きょうだいがすでに虐待されているとわかっている場合や，性的犯罪の加害者の疑いのある者が家庭で一緒に生活している場合などがある．

　以上に示したのは専門機関に虐待として報告された数字である．2000年に，大規模な疫学調査が英国で実施され，3,000人がこれに回答した．この結果，子どもの7％が，家庭で深刻な身体的虐待を受けていると評価され，6％の子どもは身体的ケアが欠如しており，同じく6％の子どもが心理的虐待を受け，5％の子どもはまったく監督されていない状況に置かれていると評価されていた．

　米国では，政府が国内で疫学調査を定期的に実施しているが，それらの結果をみると，概ね18歳以下の子どもの2.5〜4％に虐待が生じている．低い数字（2.5％）は，子どもに有害な行為が明らかになった場合のみであり，高い数字（4％）は，地域の専門家や児童保護サービス従事者の目からみて，子どもが被害を受けている危険があるとされた場合を含めた数字である．この数字は，英国の同様な調査で確認された結果と類似したものであった．しかしながら，米国は英国とは異なり，心理的虐待が登録されたケースのなかで最も広くみられ，大半を占める（1.2％）．次に多いのは身体的虐待（1％で，その3/4が重篤なケースとみられる）であり，それらに続いてネグレクト（0.9％），性的虐待（0.7％）が報告されている．虐待やネグレクトの事実が認識されたケースとしては，年間2,000人以上の死亡が報告されている．これらに加えて，8歳以下の子ども6,000人が，殺人の犠牲となっており，その多くは家族成員によるものである．

　以上の数字は，登録された時点での主要なマルトリートメントの分類についての報告である．しかしながら詳しく調査していくと，相当数の事例で複数の虐待が重複してみられる．これは，例外的というより，そのほうが一般的といえる．たとえば，公式に保護登録されるほど重度の虐待で心理的虐待を伴わないものはめったにみられないし，かなりの程度のネグレクトもまれではない．家

庭内での性的虐待は，不適切な個人間の境界や情緒の歪みといった雰囲気のなかから生じてくることがある。

臨床像 clinical picture

身体的虐待 physical abuse

子どもは，まずなんらかのかたちの外傷を負って受診する。外傷を負った経過について家族から病歴聴取すると，以下に示すような重要な意義をもつ指標が含まれることが多い。

(1) 医療面の支援を求めることが遅れたり，支援を受けなかったりしている。
(2) どのようにして外傷を受けたかの説明が曖昧で，具体的な詳細を欠いており，その他の状況について伝えられることが，説得力のある具体性をもっていることとは対照的である。
(3) 何度か話してもらっていると，そのたびに説明や理由づけの仕方が変わってくる。
(4) 出来事についての説明が，受けた外傷の状態と矛盾している。たとえば，子どもは境界鮮明な挫傷や裂傷を負っているのに，ベッドからカーペットがきちんと敷かれた床に転がり落ちたと説明しているなど。
(5) 説明しているときの親の感情が普通でなかったり，通常予想されるような不安や心配の程度を反映しているとは思えない場合。
(6) 問診を受けているときの親の行動が，疑り深かったり，敵意に満ちていたり，（受傷に先立って，子どもが聞き分けない行動を取っていたにもかかわらず）子どもに対する怒りを過剰に共感的な態度によって否認している，医学的検査が終了していないのに病院から帰ろうとするなど。
(7) 虐待を受けた子どもの多くは，悲しげだったり，ひきこもりがちだったり，怯えているように見える。凍りついたようなまなざしを示す者もいる。
(8) 子どもが虐待を強く示唆する，なんらかの発言をすることがある。

診察や検査の所見から外傷が事故によらないものであることが強く示唆される場合がある。特定の1つのパターンの外傷が虐待の病的兆候となるわけではなく，すべての診察から得られる証拠，とりわけ病歴を参照して，個別のケースごとに考慮される必要がある。小児科医の一部は身体的徴候のみを過大視しすぎているきらいがある。たとえば，肛門拡張症は虐待の確実な徴候のひとつであるという仮設がかつて支持されていた。しかし，その後の研究で，その仮説はすべての場合に当てはまるわけではないことが示され，いくつかの注目を浴びる重要な判例で「専門家が指摘した」エビデンスは覆されることになったのである。

ほとんどの小児科学の教科書には，虐待を示唆する身体所見がよく記述されている。すなわち疑わしい骨折のパターン（全身を調べると，広範囲に異なる時期の骨折の痕跡があるなど），強く揺さぶられたことによる網膜や頭蓋内の出血，火傷（煙草を押しつけたり，熱湯につけられたり）や特徴的なパターンのあざ（強く掴まれたり，首を絞められたときに生じる）などである。

身体的虐待のその他のかたちとしては，意図的な窒息や毒物投与がある。窒息の事例では，診療場面では無呼吸発作，新生児突然死症候群（SIDS）やその未然型として受診する。ある報告では

SIDSの10%は窒息によるものではないかと推計されている。また，児童保護登録下にある子どものきょうだいにおけるSIDSの発生率は，比較対照群の子どもよりずっと高くなっている。毒物投与は，事故によって摂取したとして受診するか，まったくの謎の疾患として受診する。

　代理ミュンヒハウゼン症候群は，代理人による虚偽性障害という診断名でも知られている。この診断を受けた事例では，子どもはまず一方の親（ほとんどいつも母親）が受診させているが，その親が子どもに病気の状態を引き起こしている。また，このような事例で，母親は症状や徴候がなくなったとしても，検査を受けさせるために繰り返し病院を受診するのが常である。両親ともその病気の原因について何も思い当たらないと否認する。問題となっている子どものきょうだいも，この作り上げられた病気にしばしば巻き込まれており，実際にある研究では代理ミュンヒハウゼン症候群のきょうだいの10人に1人が，謎の多い状況で死亡していた。作り上げられた疾患の形態は，報告頻度の高い順に，窒息による呼吸停止，毒物による中毒，けいれん発作，口，鼻など開口部からの出血，発疹などの皮膚病変，発熱や高血圧などであった。母親は多くの時間を病棟で過ごすので，医療の現場で注目を浴びることを楽しんでいる様子がしだいに明らかになる。このような母親たちは，自分自身が看護や医療保健分野のトレーニングや経験を積んでいる場合も多い。事故によらない外傷のような他の種類の身体的虐待や，非器質性成長不全症候群（NOFT）などもミュンヒハウゼン症候群にしばしば併存する問題である。

　成長不全の場合は，予想される体重増加よりも少ないという理由で受診する。これは小児科外来では比較的よく見る状態像である。その大多数では，心臓疾患や肺疾患，胃腸疾患や内分泌疾患などの医学的疾患が合併している（器質性成長不全）。一方，割合としては少ないものの，医学的な理由が見つからない事例もある。これらの事例が，NOFTと診断される子どもたちの一群を形成している。このなかには，医学的疾患がいまだ診断されていない例が含まれているかもしれないが，多くの場合は歪んだ親子相互作用パターンに関連して生じている。歪んだ相互作用パターンは，とくに食事時間にしばしば生じ，その結果としてNOFTの大半の事例で不十分な栄養しか与えられていない状況となる（多くの器質性成長不全の事例では，それとは対照的に親子の相互作用は正常な範囲にある）。劣悪な養育状況が原因であることを示すためには，子どもが好ましい環境に置かれたさい（たとえば病棟や里親のもとで生活している期間）に，正常の体重に回復しているかどうかを追跡し記述することが不可欠である。NOFTの子どもでは，対照群と比較して，その後に虐待やネグレクトが発生するリスクがかなり高くなることが示されている。

　心理社会的低身長は，重度の虐待やネグレクトの条件下で，連続的な成長発達が障害されることと関連している。NOFTよりもずっとまれで，かつ重篤である。長期間にわたって著しく不適切な養育がなされる状況を背景として起こり，心理的虐待やネグレクト，しばしば性的，身体的虐待も伴っている。ことさら特徴的な所見として，しばしば記述されているのが，大食を伴う低身長ということである。この状態像には以下のような特徴がある。子どもたちは発育が阻害されているが栄養失調の所見はない。その身長からみた体重はほぼ正常範囲にあるが体のバランスは未熟な幼児の体型である。睡眠パターンは不規則で障害されている。また家庭内にある食物や，ときには他の子どもの食べ物まで取って大量に，最後には吐くまでむちゃ食いをしてしまうこともある。遺尿症や遺糞症もしばしばみられるが，わざとしているように見える場合も多い。彼らの気分は抑うつ的であり，自責的で自己評価が低い。社会的関係は非常に貧困で，友人がいなかったり，周囲から積

極的な拒絶にあっていたりする。知能指数は正常域の下限で，注意の持続時間は短く，言葉の遅れ，学業の達成度も非常に低い。子どもの成長ホルモンの分泌レベルは，ストレスに曝露されているあいだは減少し，病院に入院すると，正常域かほぼ正常域まで回復する。NOFTに関しては，虐待的な環境から離れることによって，臨床像の大部分は著明に改善する。初期に報告されたエビデンスでは，大食を伴う低身長はまれな状態像で，重篤な虐待とストレスを受けたさいに成長ホルモンの分泌が低下するという子どもの要因とが組み合わさった結果として起こると考えられている。

ネグレクト neglect

ネグレクトでは，不適切な行為が積極的になされたことではなく，適切なケアがなかったことが問題となる。しかしながらネグレクトが子どもに与える影響は，虐待が与える影響以上ではないとしても，同程度に圧倒的なものである。ネグレクトは，以下に示すように子どものケアのほとんどの領域にわたって存在する。

(1) **身体的ケアの欠如**：これには低栄養やNOFT，反復性の感染症，手入れされない汚れた身なり，汚れて乱雑な住環境などが含まれる。
(2) **医療的ケアの欠如**：子どもを予防接種に連れてこない，病気や事故にさいして，適切な医療的支援を求めないことなどがある。その結果として，医療的に避けうる合併症が生じる。たとえば斜視を治療しなかったことによる視力障害，中耳炎を治療しなかったことによる聴力障害などが挙げられる。ときには死亡することもある。たとえば低体温に処置をしなかったことよる死亡などがある。
(3) **家庭生活における習慣づけ，ルールや監督の欠如**：これらのケアがなされないことで，どの年齢の子どもでも，家庭内や路上で事故にあう危険が高まる。幼児では器質疾患がなくても，排尿や排便をがうまくできないことがしばしばである。年長の子どもでは家から離れて徘徊することになり，線路上で遊び，薬物常習者，軽犯罪者，性的虐待を行なうような人物と関わるなど，さまざまなリスクに曝される。社会的規範に順応することを学びそこね，他者や組織だった取り決め，とくに校則と協調することが困難となる。また行動障害や素行障害も起こりやすくなる。
(4) **情緒的な暖かさや応答性の欠如**：このような養育のもとでは，子どもは標準的な相互的で親密な関係性を体験できないので，他者とお互いに思いやりを示すような親密な関係を築く能力に深刻な影響を受ける。彼らの友情をはぐくむための社会的，情緒的なスキルや気持ちの持ち方はしばしば損なわれており，一個人としての自己価値感はとても低い。ときには明らかなうつ病に陥ることもあるが，多くの場合は，意欲の喪失や社会的な興味や応答性の欠如とみなすことができる。その他に不安や恐怖などの情緒問題もまれではない。幼児では養育者との分離や再会時に評価されるアタッチメントパターンがしばしば不安定であり，未統合型に分類される頻度が高くなる（**第28章**参照）。また，その他のネグレクトを受けた子どもでは，無分別な親密さを示し，愛情を示してもらうことや身体的な接触を強く求めるため，虐待を受ける危険にますます曝されることになる。さらにネグレクトや虐待のある環境で育った子どもは，学齢期では意義ある友情関係を維持することができず，成人になると，不適切に親密な関係性

を示すことがある。こうした特徴は，アダルト・アタッチメント・インタビュー（AAI，第28章参照）によって見出されるような，親や親密な関係にある対象との関係性の歪みにも反映されている。
(5) **構造化された遊びによる認知発達を促進する刺激の欠如**：これによって言語獲得の遅れや注意の持続の短さや集中力の障害，低いIQ，習得したスキルの乏しさ，達成度の低さ，学業や試験での成功体験の欠如，自分自身が能力や主導権をもっている感覚が大幅に損なわれることなどが生じる。

心理的虐待 emotional abuse

英国では，心理的虐待が公的な児童保護登録において記録されることは少ないが，家族のなかでしばしば起こるマルトリートメントとしては主要なものである。さらに，他のマルトリートメントの分類で登録されたほとんどの事例で，心理的虐待が同時に存在していると考えてよい。しかしながら直接の現れる徴候はそれほど劇的ではなく子どもの障害との関連は証明しにくいため，心理的虐待については，あまり多くのことは調査されていない。しかしこれはより害が少ないという理由によるものではない。この20年間の調査で，しだいに心理的虐待のもとに育てられた子どもへの深刻で持続的な影響が明らかになってきた。

心理的虐待の各要素を以下に示す。

(1) **極端な敵意や批判**：親は子どものなかに，わるい側面のみを見出すようになり，子どもに批判や貶めるようなコメントを浴びせて縮み上がらせて服従させる。そうした批判やコメントは，子どもにとってはまだ対処できないような内容である。縦断研究の結果では，子どもが過酷でとげとげしい情緒的雰囲気に曝されると，残酷な態度をとったり他の子どもをいじめたりしやすくなることが示されている。
(2) **愛情を示すことの撤去や拒絶**：暖かい態度や抱擁はまったく示されず，子どもが関わりを求めると，その始まりの時点ではねつけられてしまう。このようなことが続くとひどい情緒的欲求不満状態に陥り，親密な関係は障害され，親しくなることに深い不信感をもつ。最後にはひきこもってしまうか，いかなる犠牲を払っても親密さを渇望するようになる。とくに，きょうだいが区別されてまったく違う扱いを受けている場合，親の拒絶の感情は激しくなり，区別されて拒絶された子どもの予後は悪化する。
(3) **子どもへの注意や関心を払わないこと**：子どもは無視されている。とくに子どもが静かに，秩序だって振る舞っているときは目もくれられない。子どもが誰かと遊ぼうとしたり，達成したことを承認されたいときも，それらへの注目は与えられない。このようなことが続くと，子どもの社会的に容認される行動は減っていき，反社会的で攻撃的な行動が増えていく。
(4) **一貫性の欠如**：ある時に受け入れられた行動が，次には激しい非難に遭い，重い罰を与えられる。朝には暖かく受け入れてくれたはずの親が，午後には冷たく拒絶的になっている。子どもは混乱してしまい，予測したり信頼する能力を失ってしまう。
(5) **見捨てるという脅し**：ほんのちょっとした行為でも不作法とみなされると，家から追い出すといって脅され，荷物をまとめさせられ，ときには社会福祉局に連れて行かれたりする，と

いうものである。常に見捨てると脅されて育つと，関係性を築く土台となる心の安全基地の発達は阻害され，子どもは不安に満ちたアタッチメントパターンをもつようになる。

(6) **子どもに不適切なストレスや要求を与える**：子どもは，うつ病の母親がパートナーに繰り返し殴られたり，大量服薬をするのを目撃するかもしれない。子どもは自分自身が離婚の原因だといわれ，夫婦のどちらにつくかを問われたり，相手への伝言を伝えさせられたりなど，長引く夫婦間の辛辣ないがみ合いのなかでサッカーボールのように利用される。子どもが仲裁人として振る舞うと，はじめて慰めや保護を与えられる。

性的虐待 sexual abuse
性的虐待は次のように定義される。「まだ大人の庇護下にあり，未熟な発達段階にある児童青年期の子どもが，子どもには十分に理解できず，十分に説明されて同意することもあり得ない，家族の役割に関する社会的禁忌に抵触するような性的活動に関与させられること」である。性的虐待行為は，その重症度によって起きる頻度もさまざまに異なる。たとえば露出症の成人に遭遇するといった身体接触を伴わない性的虐待は，女性の約半数が小児期に経験しているという報告がある。不適切な身体接触など「接触を伴う」性的虐待は，同じく 15〜20％の女性が経験している。性器や肛門に挿入されたり，口を使うような性行為についても約 2％の女性がその被害にあっている。このような数値は確認が難しく，正確なものではない。地域での調査では女性のほうが男性よりも被害に遭いやすく，その比は 2 または 3 : 1 と報告されている。臨床例への調査ではこの比率はさらに女性のほうが多くなり，4 または 5 : 1 となる。性的虐待を受けた子どもの臨床例では，社会経済的逆境が背景にある場合が若干多くなる。しかしながら性的虐待では社会経済的階層の偏りは身体的虐待やネグレクトの場合よりもはるかに少なく，地域調査ではこの偏りはみられない。

性的虐待はさまざまなかたちで明らかになる。通常最も多いのは，子ども自身が他の子どもや親または信頼している大人に虐待について打ち明ける場合である。子ども自身が虐待被害者のための専用電話相談を利用することもしだいに増えている。性的虐待が起こると子どもの行動に変化が現れることも周囲の気づきのきっかけとなる。早熟な性的行動（性化行動）がみられると虐待の疑いの度合いは明らかに高くなるが，しばしばより非特異的な行動の変化が生じる。不機嫌，ひきこもり，明らかな理由がないのにいらだつ，攻撃的になる，学業成績が下がる，友人を失うなどが例としてあげられる。年長の子どもであれば，大量服薬や家出，他の子どもを虐待するなどの行動も加わる。性行為に直接関連する所見が得られる場合もある。肛門や膣からの出血や感染症，尿路感染症，遺尿や遺糞，性感染症や妊娠などである。

マルトリートメントのリスクファクター risk factors for maltreatment

身体的虐待や心理的虐待については，養育者に子どもを虐待させるような単一のリスクファクターはない一方で，虐待の可能性を増すような一連の影響因子がある。それらは大まかに以下のように分類される。

(1) その時どきに生じる相互作用パターンの障害につながる，養育スキルの乏しさ（これは虐

待の世代間伝達における決定的な共通経路と考えられる）
(2) ストレスの多い養育環境
(3) 子どもの特性
(4) 子どもに対する親からのアタッチメントの脆弱さ

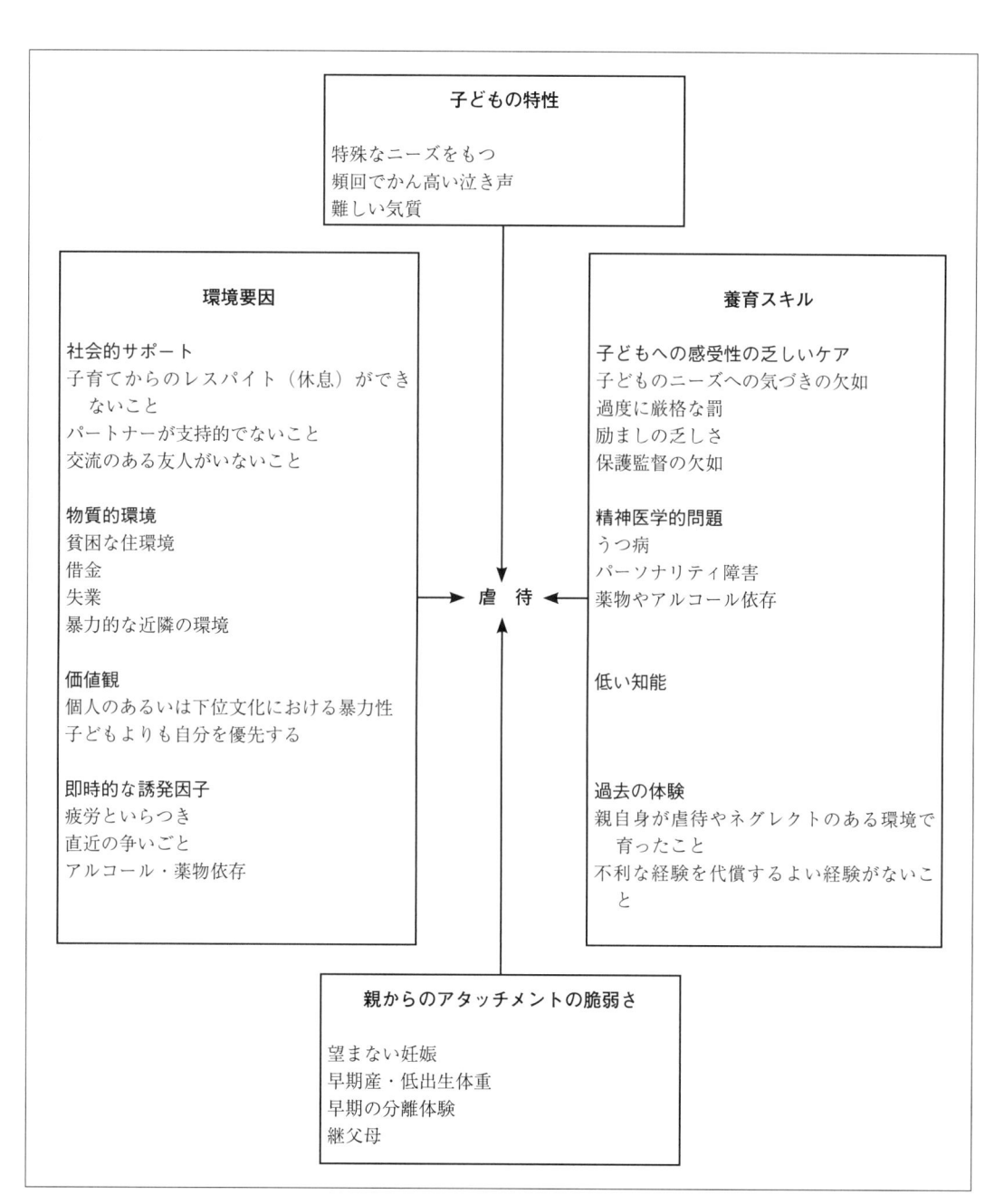

```
┌─────────────────────────────────────────────────────────────────┐
│                        子どもの特性                              │
│                                                                 │
│                   特殊なニーズをもつ                             │
│                   頻回でかん高い泣き声                           │
│                   難しい気質                                     │
│                            │                                    │
│                            ▼                                    │
│  ┌──────────────────────┐       ┌──────────────────────┐        │
│  │      環境要因        │       │      養育スキル      │        │
│  │                      │       │                      │        │
│  │ 社会的サポート       │       │ 子どもへの感受性の乏しいケア │
│  │ 子育てからのレスパイト（休息）ができ │ 子どものニーズへの気づきの欠如 │
│  │   ないこと           │       │ 過度に厳格な罰       │        │
│  │ パートナーが支持的でないこと │ 励ましの乏しさ        │        │
│  │ 交流のある友人がいないこと │ 保護監督の欠如         │        │
│  │                      │       │                      │        │
│  │ 物質的環境           │       │ 精神医学的問題       │        │
│  │ 貧困な住環境         │       │ うつ病               │        │
│  │ 借金                 │──▶ 虐 待 ◀──│ パーソナリティ障害    │        │
│  │ 失業                 │       │ 薬物やアルコール依存 │        │
│  │ 暴力的な近隣の環境   │       │                      │        │
│  │                      │       │                      │        │
│  │ 価値観               │       │ 低い知能             │        │
│  │ 個人のあるいは下位文化における暴力性 │                      │        │
│  │ 子どもよりも自分を優先する │                      │        │
│  │                      │       │                      │        │
│  │ 即時的な誘発因子     │       │ 過去の体験           │        │
│  │ 疲労といらつき       │       │ 親自身が虐待やネグレクトのある環境で │
│  │ 直近の争いごと       │       │   育ったこと         │        │
│  │ アルコール・薬物依存 │       │ 不利な経験を代償するよい経験がないこ │
│  │                      │       │   と                 │        │
│  └──────────────────────┘       └──────────────────────┘        │
│                            ▲                                    │
│                            │                                    │
│                 親からのアタッチメントの脆弱さ                   │
│                                                                 │
│                   望まない妊娠                                   │
│                   早期産・低出生体重                             │
│                   早期の分離体験                                 │
│                   継父母                                         │
└─────────────────────────────────────────────────────────────────┘
```

David Jones が考案したシェーマから一部を転用している。転用の許可に深謝する

図 23.1　虐待の先行因子

これまでの調査研究で確立された虐待のリスクファクターを，**図23.1**に要約した。性的虐待に関しては，虐待者はほとんどの場合男性であるが，10％程度は女性によって行なわれている。女性は男性による虐待の手助けをしている場合や，ときには強要されて行なっていることもある。虐待者が家族である比率は，約1／3から2／3と報告によって異なる。家庭内の虐待者は父親が最も多く，臨床場面で診察がされたケースの半分が父親によるものである。継父が虐待を行なっている場合も，臨床事例では1／4と，人口統計上の継父の割合に比べてずっと高くなっている。継父のみと女児が同居している場合，実父母の両方と同居している場合よりも6倍近く，性的虐待の頻度が高くなる。性的虐待が家庭外で起こる場合でも，虐待者は，近所の住人，家族の友人，子どもの友人，教師，ベビーシッター，クラブチームの指導者など子どもの顔見知りであり，子どもは信頼して彼らのもとに預けられていた。見知らぬ他人による虐待はそれに比べると少なく，虐待事例全体の約5〜10％に留まる。英国では「Sex Rings」という犯罪組織の存在がしだいに明らかになってきている。この組織は複数の子どもを虐待している成人のグループである。最初，彼らは，標的とした子どもにいろいろな贈り物をして取り入る。次の段階では子どもたちを脅迫するようになり，児童ポルノビデオの制作に参加させたり，児童売春をさせたりするようになる。どのくらいの頻度でこのような犯罪が起きているかは定かではないが，英国の都市の居住者100万人のうち，3／4を対象として2年間に及ぶ調査が行なわれた結果，47人の成人が関わる31のSex Ringsが見つかり，4歳から15歳の子ども334人が犠牲になっていることが判明した。犠牲となった子どもの90％が女児で，2／3の子どもが口腔性交を，1／3が膣および肛門性交を強要されていた。

マルトリートメントの影響

　今のところ，あるマルトリートメントのパターンと特異的に関連している転帰は明らかになっていない。その理由として，マルトリートメントの分類はしばしば重複することが挙げられる。このため「純粋な」ひとつのタイプの虐待について調査することは難しい。また「純粋な」ひとつのタイプの虐待の影響について調査できたとしても，その結果生じた障害は，広範囲な機能に及ぶ。子どもにみられる障害の多くが，マルトリートメントに起因していると考えるのはもっともなことである。この因果関係についての推論は，子どもが病院や児童福祉施設などに保護されるなどして不適切な養育がなくなったとき，これらの障害が改善したり，消失した場合にはじめて支持される。このような改善がみられない場合には，別の説明を追加する必要が出てくる。子どもが虐待を受ける前に，すでに存在していた生来的な障害があり，それによって子どもが虐待を受けやすくなっているかもしれない。たとえば，いらいらしやすい気質は虐待の結果ではなく，虐待の誘発因子である可能性もある。別の仮説として，子どもが虐待を受けやすくなることと関連している同じ遺伝的・心理社会的要因が，子どもが示している障害に対しても，虐待とは独立して直接関連している場合も考えられる。たとえば，遺伝的および心理社会的要因の結果として，親のIQが低い場合，そのことによって虐待のリスクが増すと同時に，同じ要因によって虐待の有無にかかわらず，子どものIQが低くなる可能性は高くなる。

　身体的影響：深刻な虐待の事例ほど，先述したNOFTや心理社会的低身長などを伴い，身体発育そのものへの影響は著しいものになる。

感情の制御への影響：否定的な感情の表出が増し，ストレスの高い状況に対して，感情的反応を即座に示し，落ち着くまでに時間がかかる。子どもは過覚醒で過度に警戒した状態のこともある。大人の口論に反応して恐怖や敵意をより強く示す。以下の4つのパターンがしばしばみられる。

(1) 情緒的に鈍麻した状態で社会的刺激への反応性に乏しい
(2) 抑うつ的な情動が主で，悲しげな表情を示す。ひきこもりがちで目的のない遊びをする。
(3) 感情易変性。関わりを持ち楽しんでいるかと思うと，突然ひきこもり，怒りを示す。
(4) 怒りが感情の中心となる。統合されていない遊びを示し，ちょっとした欲求不満にも，たびたびかんしゃくを起こす。

虐待を受けた子どもでは，コルチゾールの分泌の日内変動などに異常があり，1年間の里親によるケアを受けた後はそれが正常化したという生理学的研究の結果も，最近報告されている。同様にストレスに対する激しい反応として，不安を惹起する刺激に対するアドレナリンやノルアドレナリンの反応など，他の生理学的諸指標についても異常なレベルを示すことがある。

アタッチメント形成の問題：虐待を受けた乳幼児では親との分離や再会への反応として，不安定なアタッチメントパターンを示す割合が高くなる。とくに多くみられる類型は未統合型の反応であり，分離と再会場面で恐怖や，失見当，接近と回避の行動パターンの入れ替わり，奇妙な感情表現，凍りつきや，その他の奇妙な行動を示す（**第28章**参照）。不安定なアタッチメントパターンは小児期から成人期にいたるまで持続する傾向がある。

自己概念の発達：虐待を受けた子どもでは，自分自身について，とくに自分の感じている否定的な感情について語ることが難しくなる。これはおそらく否定的な感情を表すと罰を受けることを家庭で学習したためだろう。また自分自身についてどのように感じているかに関する心理検査では，自己価値や自己の能力の感覚が低いことが示される。

象徴機能および社会性の発達：虐待を受けた子どもでは，遊びは量的にも減少し，質的にも貧しく，決まりごとやステレオタイプな活動が多くを占める。他の子どもとの社会的な相互遊びはうまくいかない。これらの象徴の使用や社会性の発達の障害は，母子相互作用の質や感受性ともよく相関している。虐待を受けた子どもは他者の感情に対して感受性が低く，周囲の人びとに対して否定的な予測をして信頼せず，社会的関係性を築いたり，維持するためのアイディアに乏しい。彼らは曖昧な刺激を攻撃的な意味をもつものとして解釈することが多く，その解釈と同じ種類の反応を返す傾向がある。実際の同世代集団での対人関係を観察すると言語表現などの能力が欠けており，周囲が友好的に関わり始めたとしてもそれに反応して不適切な攻撃性やひきこもりの混合した対人行動パターンを示す。これらの対人行動パターンによって，子どもの同世代集団からはことさら強い拒絶にあう。圧倒的に脅威となる経験を繰り返すことにより，未統合型の「闘争か逃走か fight or flight」という反応パターンを示すという調査研究のエビデンスもある。

認知発達の障害：言語および非言語的能力の両方の発達が，虐待を受けていない対照群と比べて不良であり，学業成績の達成度はさらに低かった。このような認知発達の遅れが生じることには多くのメカニズムが関わっていると思われる。たとえば，相互的なやりとりに報酬が与えられなかったり社会的刺激を欠いた家庭環境で認知発達が損なわれること，学業に集中したり組織立てて学習することが困難であること，無気力や動機づけの欠如などである。

情緒および行動面の障害：これらはいずれも虐待を受けた子どもではしばしばみられるものであ

る。障害が重篤な事例では，青年期になると精神病質パーソナリティに伴う暴力傾向や自殺または自傷傾向などを示す場合もある。重篤な身体的虐待を受けた子どもでは，心的外傷後ストレス障害の発症率が増すことが報告されている。これらの報告では，虐待を受けた子どもを同じような社会経済的階層にあって同一地域に住んでいる子どもを対照群として比較しているが，虐待を受けている子どもの家庭では慢性的な逆境的，剥奪的生活環境など高いストレス状況に継続して置かれている割合が対照群の家庭よりも不釣り合いに高い。そこで虐待の影響と慢性的な剥奪的環境の影響との交絡を分けて吟味することは困難になる。このように多重のストレス要因が存在する場合には，精神医学的問題の頻度は一般人口よりも不釣り合いに高くなる。

レジリエンス：虐待を受けた子どもが，その有害な経験にもかかわらず正常な発達を示す，すなわちレジリエンスを示すのは，よくみられることだろうか？　虐待を受けた子どもでレジリエンスをもつと判定される数は，著しい問題がないという基準を比較的控えめにとったとしても，非常に少ないだろう。広範囲の領域で能力を評価した場合には，レジリエンスをもつと判定される子どもの比率はさらに下がって，多くの研究ではゼロに近いと報告されている。しかしながら，いくつかの領域に限ってみれば，正常に発達している子どもも多い。

世代間伝達：虐待を受けた子どもが，虐待を行なう親になる比率については，報告によってさまざまであるが，平均すると約30％程度になる。虐待的な養育は明らかに強い影響力をもっているが，最悪の結果は決して避けられないものではない。著しく不適切な養育を受けたために養護施設で育った女児でさえ，約半分の子どもたちは成長して自らの子どもに適切な養育を行なっている。

性的虐待の影響：虐待の分類のすべてにいえることであるが，性的虐待のみによって特異的に生じた障害はどの程度で，より一般的にみられる無秩序で無方向な家族背景から生じた障害はどの程度かを分けて考えることは困難である。臨床例の予後調査では，虐待経験にもかかわらずレジリエンスを示した事例は見過ごされる可能性が高いので，もっぱらどのようなダメージを生じたかが強調され，長年続くさまざまな否定的な転帰が示されるのが常である。

性的虐待を受けた子どもの情緒面では，とくに性的な興奮や快感を得る経験をした場合に，しばしば罪深いと感じ，虐待が起きたことが自分の責任であると感じてしまう。性的虐待の犠牲者はまた，自分の身体に繰り返し加えられる侵入を止めることができなかったことで，なすすべのない無力感を経験している。他者，とくに虐待者と同じ性別の年長者に対しては信頼することができないと感じている。性的虐待によるトラウマは，不眠，悪夢，食欲不振，種々の身体的訴えや自傷行為を生じることがある。ときには明らかな心的外傷後ストレス障害を発症し，実際に起こった虐待の過程に関連する侵入思考や，虐待に関係のある場所や人物の回避がみられる。自己評価もしばしばとても低く，自分への嫌悪感や，汚されてしまい，淫らで価値がないという感情で占められている。被害を受けた子どもでは，救いのなさや望みのなさも怒りの要素を含んでしばしば認められる。うつ病の発症率も非常に高くなる。

性的虐待を受けた子どもの行動面では，慢性的な不服従や攻撃性，いじめや反社会的な行為が男女の性別を問わずみられる。ただし男児にとくに多い。女児には手首自傷，煙草で火傷を作るなどの自傷行為，拒食などの反応をより多く示す。他の成人や子どもとの性的な接触や行為，あまり縁のない他人，たとえば養護施設や入院病棟の職員への誘惑的行動などの不適切な性化行動を示す子どもの比率も高い。人目のあるところで公然と自慰行為にふけることもある。成人に近づくにつれ，

売春行為に関わる子どもも相当数いる。同性による性的虐待を経験した男児は，性同一性についての混乱や不安を示すことが多い。性的虐待を受けた後，性的加害行動を示す子どもの割合は明らかではないが，相当少数であることは間違いない。

性的虐待の影響の大きさに関わる要因は以下のとおりである。

- 強制や暴力の用いられた程度
- 虐待を受けた期間
- 虐待の性質と重症度（性交があったかどうかを含む）
- 虐待者との関係（父親など信頼していた存在による虐待が与える否定的影響はことさら大きい）
- 性的虐待に続いて起こった出来事（家庭から引き離され破壊的な施設環境に移されるなど）

もうひとつの性的虐待の影響を悪化させる要因として，親，典型的なケースでは母親が，虐待が起こったことを信じないということがある。深刻な虐待を受けた女児の1/3では自分の母親からの支持を得られない。ある例では，母親は明らかな証拠にもかかわらず，虐待を否認して虐待者であるパートナーのもとに留まることを選び，娘の立場に立つことを拒絶していた。性的虐待の影響についての研究では，どの年齢層で生じたらダメージが少ないかを示す明らかな結果は示されていない。

アセスメント assessment

　子ども虐待が疑われている場合に最優先されるべき原則は，周囲からの援助を得るということである。発見者は職場の上司に可能な限り早く報告するべきであり，地域の社会福祉部門にコンサルトするべきであろう。身体的虐待は，しばしば最初に小児科医に気づかれ，社会福祉サービスと連携してマネージメントが行なわれる。しかしながら，児童精神科医も子どもの情緒や行動上の問題の診察をしているときに，外傷やネグレクトやその他の虐待を発見する可能性がある。法廷での手続きが考慮される場合には，児童精神科医は，有害な行為が子どもになされたかどうか，養育方法に改善の余地があるか，子どもを家庭から分離する必要があるかなどについて問われることがある。

　虐待の状況のみに焦点が当てられると，目立たない部分については見過ごされる可能性があるので，詳細で総合的なアセスメントが必要である。血縁関係にかかわらず継父母や間借り人など，家庭で子どもと同居しているすべての者と会うことは重要であろう。客観性のある第三者による報告は不可欠である。地域のかかりつけ医や保健師の記録から，問題となっている子どもや家族の定期的な通院および以前の外傷の記録や，（親の許可を得たうえで）親の健康状態や行動などについての情報を得る。学校からの報告も同じくらい重要である。虐待のアセスメントは図23.1で図示したすべての要因を含めてなされるべきである。同時に養育や家族生活全般についても，虐待的な慣習が定着していないか調査すべきであろう。子どもは個別に診察をする必要があり，学業の達成度が著しく低下している場合は，種々の心理検査も実施する必要がある。社会福祉サービスに対しては問題となる子どもの家族について関知していないか，子どものなかの誰かが児童保護登録されていないかを確認する。虐待の可能性が高い場合には児童保護のための会議を開き，子どもと家族に関与している一定範囲の多職種のスタッフを招聘する。現在は，こうした会議のすべてあるいは一

部に親が招かれ参加することも多い。会議の結果を受けて勧告書を作成し，そのなかに当該の子どもの名前が要保護として登録されることや今後の保護のための段取りを記述する。

性的虐待の疑いがある事例の調査は，疑いのレベルが中等度の場合は，スクリーニングとして実施されるし，疑いが高い場合には，本調査として実施されることになるだろう。調査がどのようになされるべきかについての包括的なガイドラインが作られているが，同時にこの領域の経験を積んだ上級医師にも必ず助言を求めるべきである。子どもに明らかな障害がない場合には，ソーシャルワーカーが調査のための面接を実施する担当者となる場合が多い。子どもに著明な混乱が認められる場合や，学習障害を伴ったり，非常に低年齢の子どもなどの特殊な状況がある場合には，児童青年期精神保健の専門スタッフが参加する必要がある。

スクリーニング面接は子どもに対して個別に実施されるべきである。家族メンバーが虐待を行なっている場合，子どもは引き起こす結果を怖れて，親の前ではそのことを明かさない場合も多いからである。たとえば，明白な暴力などの身体的な脅威や，情緒的脅し，もしそのことを話したら家族が壊れてしまったり，親を失うだろうという子ども自身の恐怖などが存在する場合である。家庭の内外の様子はどうなっているか，ルールやしつけはどうなっているか，子どもは誰を好きで誰を嫌いかなど一般的な話もした後で，子どもの睡眠や入浴の段取りをどうしているか，身体的ケアをどうしているかについて質問をすることも役立つであろう。秘密に関わる質問や，これまで誰にも話すことのできなかった事柄について，心配事があったら打ち明ける相手がいるかどうか，子ども自身が嫌がるようなやり方で誰かが何かをしたり，触ったりしなかったかについても質問していく。このような具体的な質問をしていくことで，性的虐待の事実について，自ら打ち明ける頻度が増すことが示されている。

ガイドラインに則った包括的な調査面接は，しばしば警察と連携して専門的なスキルを用いて実施される。英国など多くの国では正式な調査面接は，ビデオテープに録画され，法廷での証拠としての価値をもち，子どもが法的証人として発言したり，二重に内容を確認されたりせずにすむようになっている。生物学的に正確な形態の人形を用いて，子どもの記憶の想起を促すように働きかける。幼児でも，人形を使えば，疑うのが難しいほど鮮明に，何が起きたのかについて描写することができる。しかしながら子どもの行動について過剰に解釈したり，まだ疑いの余地があるのに虐待の診断をすることに入れ込みすぎないように，慎重な判断が必要である。

肛門や外性器の身体診察は役に立つが，小児科医，産婦人科医，この目的で訓練を受けた警察医のみが実施すべきものである。裂傷や内出血は虐待を強く示唆するが，より軽微な徴候については，その意義づけは不確かであり，判断の基準としてはこれから確立されるというところである。精液や性病，妊娠の有無についての検査も考慮すべきであろう。身体的なダメージからの回復は速やかであるため，身体的所見が陰性であったからといって性的虐待の発生を除外診断することはできない。性交を伴う性的虐待の事実が確証されている一連の事例をみても，身体的徴候は40％以下の子どもにしか認められなかった。

介入 intervention

虐待の事実が確定した場合，3つの目的をもってマネジメントが進められる。第一の目的はさら

なる虐待を予防することである。第二の目的はすでに起きてしまった虐待の影響を緩和することである。そして第三の目的は，長期的にみた子どもの情緒的，社会的，教育的なニーズに応えることである。これには，子どもが自分の家庭で暮らすのが最善の選択なのか，特別支援教育の提供や家庭外での肯定的な社会経験を積むことが必要かなどの判断や決定が含まれる。これらの目的のために，事例のおかれた特殊な状況や関わっている関係機関のもっている資源に応じて，さまざまな対策がとられる。あるケースに採られた介入方法は以下のようになる。

- 継父が接近することを禁止する裁判所命令
- 母親が子どもの行為の問題に取り組むのを支援するために，養育スキルの訓練を行なう
- 母親の気分の落ち込みに対する抗うつ薬による治療
- 子どもに対する個別カウンセリング
- 子どもの学習上の問題への特別支援教育の提供
- 学校におけるいじめ防止プログラムの実施
- 家族がよりよい状況で暮らせるように新しい住居を与える

これらの介入がすべて達成されるためには，良好な多機関連携が必要である。

性的虐待のマネジメントも，同じ3つの目的を有する。

（1）子どもが性的虐待の起こった現在の家庭に，留まったり，戻されることで再び虐待を受ける可能性を評価する必要がある。

（2）さらなる虐待が繰り返されることを予防するためには，虐待の加害者を退去させるか保護のための措置を強制執行できるシステムが必要である。

（3）母親が起きた事実を受け入れて，子どもを守る能力があることは，虐待者が自らの責任を認識する能力と同様に重要である。

リスクアセスメントの結果とも関連するが，子どもが自らを罪深いと感じ，自分を責めることに対する援助としては，虐待者が最終的には家庭に再統合されるという道筋も選択肢として開かれているかもしれない。しかしながら子どもがリスクに曝されていると信じられる場合には，接触を禁止する裁判所命令が必要となる。虐待の影響を緩和するには高いレベルの治療が必要である。性的な事柄について自由に話すことができるようにすると，子どもは安全な状況で恐ろしい経験に向かい合うことができるようになる。そこで解離を起こしたり，過去の体験を切り離したり，恐怖や不安に対して麻痺状態に陥ることなしに，体験の情緒的な側面も含めて処理することができるようになる。さまざまな精神療法的，認知行動療法的技法がこの処理作業の助けになる。多くの無作為化比較試験（RCT）では，治療技法の多くが症状や苦痛の軽減に役立つことが示唆されている。集団療法は，子どもが認知的な理解に達することを助け，自分の経験の全貌を見渡せるようにし，同じ経験をした他者からの援助を受けることにつながる。子どもの長期的なニーズに応えることには，自己価値感や感情を伝える力や脅かされる状況でアサーティブ（自己主張的）な態度がとれる力を育むことが含まれている。また性的虐待を受けた子どもに対しては，自分自身の性的反応や適切な性行動と不適切なものの境界についての理解も啓発される必要がある。家族との作業では，母親が性的虐待の被害者と加害者の間で信頼を引き裂かれた状況をどう解決するかという問題を取り扱う

必要がある。著しいダメージを受けた子どもでは，重度の気分障害，自傷行為，拒食やその他の症状を示すため，治療的作業を行なうために広範囲にわたる支援プログラムが必要となる。このような強力な介入は，入院や施設への入所といった状況で引き受けられることが，最善の選択肢となる場合が多い。

マルトリートメントの事実が広く認識されると，しばしば子どもを家族から引き離せという強いプレッシャーが生じるが，これは周囲の人びとの憤りの感情に影響されている。けれども，不適切な養育を受けた子どものその後の転帰の調査をみると，家族からの分離は，代わりになる養育に欠陥があったため，状態が悪化している子どもが多かった。このことが当てはまるのは，一部の児童

表23.1 虐待への介入の成功の予測因子

予測因子	良好な転帰	不良な転帰
親の要因	問題の受容 治療のコンプライアンスがよい 歪みの少ない人格 支持的なパートナー 精神障害がないこと	問題の否認 協力を拒否する 人格の問題 ・反社会的 ・加虐的 ・攻撃的 ・小児期の虐待経験 虐待的なパートナー アルコール依存 物質依存 精神病
虐待の性質	重症度の低い身体的外傷	重度の身体的外傷 熱傷 成長不全 混合したタイプの虐待 性交を伴う性虐待 長期間にわたる性虐待 加虐的な虐待 代理ミュンヒハウゼン症候群
子どもとの相互作用	正常なアタッチメントパターン 共感を示すことができる 応答性のある養育 子どものニーズを優先する	愛着障害 共感を示せない 感受性のない養育 親のニーズを優先する
子どもの要因	健康な子ども 虐待経験に対するレジリエンス 肯定的な養育的な関係を1つはもっている	特別なニーズ 心身の問題 広範囲の精神医学的問題 肯定的な影響を与える存在がない
環境要因	地域によい子どものケア施設がある 非公式な関わりのネットワークがある	利用できる施設がない 社会的孤立
専門家の介入のあり方	よく訓練され社会資源に恵まれている 治療的な関係性	スキルや社会資源が乏しい 関係が成り立たない

養護施設であるが，それらの施設ではほとんど訓練を受けていない職員が，次つぎに交替するような職場環境であり，子どもたちはケアワーカーや他の入所者から虐待を受けるリスクに曝されていた。このため，最近は可能な限り，家族内でリハビリテーションを行なうほうが強調されている。そこで重要となるのは，それが達成可能なのかどうかの予測である。臨床例での研究では，治療を受けながら，子どもが元の家族に留まった場合，確認された虐待の再発率は20～40%であった。介入の転帰の予測因子を**表 23.1**にまとめている。親が虐待が起きたことを認識していることと，親の側から治療プログラムに進んで留まろうとする動機づけがあることの2つが，リハビリテーションの転帰が良好であることを予測する重要な因子であった。

改善の機会が少ない場合には，裁判所が子どものために代わりとなる養育の提供を命ずることになる。代理の養育としては，里親や養子縁組，年長児の場合は入所施設への処遇などがある。イングランドとウェールズでは児童保護法が次のように規定している。「州が強制力の行使を求める手続きを開始することを正当化する根本的な理由は，現実に子どもに有害な行為がなされている，あるいはその可能性があるということである。有害な行為には，マルトリートメント（性的虐待や非身体的な不適切な養育として心理的虐待など）と健康や発達の阻害の両方が含まれる。この場合の健康には身体と精神の両面が含まれる。**発達**についても，身体的，知的，情緒的，社会的，行動的の各側面の発達を含んでいる」。

児童保護法は任意に基づいて親と共同作業して可能な範囲で子どもの家庭内処遇を維持することを強調している。

出産前から接触をもち，虐待のリスクが高いことが判明した母親には集中的に家庭訪問する，というプログラムによる子ども虐待の一次予防は，有効であることが示されてきたが，まだ広く展開はしていない。

参考文献

Cicchetti, D. and Lynch, M. (1995) Failures in the expectable environment and their impact on individual development: the case of child maltreatment. *In*: Cicchetti, D. and Cohen, D. (eds) *Developmental Psychopathology*. Vol. 2. Wiley, London, pp. 32-72.

Emery, R.E. and Laumann-Billings, L. (2002) Child abuse. *In*: Rutter, M. and Taylor, E. (eds) *Child and Adolescent Psychiatry*. 4th edition. Blackwell Science, Oxford, pp. 325-339.

Fergusson, D.M. and Mullen, P.E. (1999) *Childhood Sexual Abuse*. Sage, London.

Glaser, D. (2002) Child sexual abuse. *In*: Rutter, M. and Taylor, E. (eds) *Child and Adolescent Psychiatry*. 4th edition. Blackwell Science, Oxford, pp. 340-358.

Putnam, F. (2003) Ten-year research update review: child sexual abuse. *Journal of the American Academy of Child and Adolescent Psychiatry*, **42**, 269-278.

さらに理解を深めるための文献

Cawson, P. *et al*. (2000) *Child Maltreatment in the United Kingdom: a Study of the Prevalence of Child Abuse and Neglect*. National Society for the Prevention of Cruelty to Children, London.

Cohn, A.H. and Daro, D. (1987) Is treatment too late: what ten years of evaluative research tells us. *Child Abuse and*

Neglect, 11, 433-442.

Craft, A.W. and Hall, D.M.B. (2004) Munchausen syndrome by proxy and sudden infant death. *British Medical Journal*, 328, 1309-1312.

Department of Health (2003) *What To Do if You're Worried a Child is Being Abused*. Department of Health, London.

Jones, D.P.H. (2003) *Communicating with Vulnerable Children*. Gaskell, London.

Olds, D.L. *et al*. (1986) Preventing child abuse and neglect: a randomised trial of nurse home visitation. *Pediatrics*, **78**, 65-78.

Ramchandani, P. and Jones, D.P.H. (2003) Treating psychological symptoms in sexually abused children. *British Journal of Psychiatry*, **193**, 484-490.

第Ⅲ部

リスクファクター
risk factors

第24章

知的障害
generalised learning disability

DSM-IVとICD-10は「**精神遅滞** mental retardation」という用語を使用しているが，専門家や一般市民でこの用語を好ましくないと考える人の割合が増えている。対照的に「**知的障害** generalised learning disability：GenLD」は英国で幅広く使われており，障害をもつ人びとを代表する多くの機関で採用されている。筆者らは，このより新しい用語を使用してきた。しかし，米国では「学習障害 learning disabilities」という用語が，読解や書字に困難があるが正常知能範囲内にある状態を表わすことが一般的なので，国際的な混乱を招く可能性がある。

定義 definition

簡潔にいうと，知的障害は知的水準で定義される。IQ50〜69は軽度知的障害であり，IQ50以下は重度知的障害である。しかし，多くの知的障害は，個人の不完全な自立，あるいは特別な介護や保護を含む社会機能の障害も含めている。知的かつ社会的な機能障害という2つの必要条件が，ICD-10とDSM-IV上の知的障害の定義で見出される。たとえば英国の法律で，通常の精神障害と重篤な精神障害を定義するように，知的障害の法的かつ行政的な定義に対しても同様のことがあてはまる。知的障害をもつ大部分の人が，知的な障害と合わせて教育面での困難をもつけれど，これらの教育面での機能障害は，知的障害の定義では重要でない。

有病率 prevalence

(1) **軽度知的障害**は，IQ診断基準によって定義されており，IQの正規分布から予測される一般人口の約2％が該当する（IQ70は平均から2標準偏差下回り，正規分布上の2.3％が，平均より2標準偏差以上下回っている）。これらの人びとの多くは，医療や教育あるいは社会サ

訳者注　「全般性学習障害 generalised learning disability」は，英国においては幅広く用いられている用語であるが，米国や国際的診断基準においてコンセンサスを得られている名称ではない。わが国においては，1998年の知的障害者福祉法の改正において，これまでの「精神遅滞 mental retardation」という名称が「知的障害」と呼称されるようになった経緯もあり，本書では「知的障害」の名称を用いる。なお日本精神神経学会による『精神神経学用語集・改訂6版（2008）』では精神遅滞と知的障害が併記されている。

ービス機関で同定されていない。彼らの社会機能が適応的で，通常学級でも十分に適応している例もある。しかし，知的障害であると周囲に認識されて得られるようなサポートもないまま，気づかれずに放置されている例もある。

(2) **重度知的障害**は，IQ50以下と定義されており，人口の約0.4%が該当している。これは，IQの正規分布から予測されるよりも約10倍高い。その理由は通常のIQ分布に加えて特異な病的な一群が存在するからである。重度知的障害をもつ人びとは，保健機関や教育の場，社会サービスでほぼ全例認知されている。教育的困難の重症度か，脳性麻痺やてんかんといった身体症状の合併のどちらかが，その理由になっている。

二つの群モデル

知的障害を2群に区別することは，いくつかの目的に対して有用である。**器質群**および**正常異型群**（ときに**下位文化的**と記述される）の差異は，類似したモデルによって理解される。たとえば，成人身長の正常範囲を確定する遺伝的および環境的要因からは，必然的に，成人の一部が必然的に身長分布の下限として低身長と呼ばれる（正常異型群）結果が生じる。このような正常異型による低身長の人びとに加えて，臨床的には，軟骨異形成症といった遺伝的な症候群などの器質的障害のために低身長となっている人もいる。器質群は，より低身長で医学問題を有する傾向がある。正常異型群は，平均身長以下の親族が多数いる（環境と多遺伝子を共有するためである）。一方，器質群の親族の多くは，同じ器質的障害がないため，ほぼ平均身長である。身長のカットオフを使用すると，著明な低身長（大部分は器質群）と，それに対する中程度の低身長（大部分は正常異型群である）を区別することが可能である，しかし，器質群および正常異型群を完璧に区別する身長のカットオフは存在しない。

知的障害に関しては，身長のカットオフに相当するのが，IQ50周辺というIQカットオフである。**表24.1**で示すように，このアプローチは2つの比較的特徴的な集団を識別する。軽度知的障害と比べると，重度知的障害は神経疾患を併発することがより多いが，社会的不利との相関はより低い。軽度知的障害では，親族が平均以下のIQであることだけが有意に多く認められる。もっともなことだが，IQ50のカットオフは，器質群および正常異型群の症例を完全に区別することができない。概念上のモデルとして有効ではあるが，知的障害の2つの群モデルをあまり額面どおり

表24.1 重度および軽度知的障害の特徴（ブローマン Broman, S.H. らからのデータ（1987））

		重度知的障害	軽度知的障害
粗大な中枢神経系疾患		72%	14%
有病率	高い社会経済的地位	0.4%	0.3%
	低い社会経済的地位	0.8%	3.3%
男　性		63%	46%
同胞の平均IQ		103	85

捉えてはいけない。知的障害の器質群および正常異型群の原因は，付加的かつ相乗効果的に共存する可能性がある。

知的障害の原因

(1) **軽度知的障害**：最も軽度の知的障害は，IQを正常範囲に確定する，同じ部類の多遺伝子性と環境的な要因に起因すると考えられている。多遺伝子性の構成要素は，おのおのがIQに小さいけれども，付加的な影響を与える多くの遺伝子によってできていると考えられる。それと同様に，心理社会的な構成要素は多くの因子を含み，それぞれがIQに小さな付加的影響を与えていると考えられる。負の心理社会的要因の例は以下を含む。乳幼児期早期の刺激の欠如，言語経験の乏しさ，教育的な成果に対する親の無関心，などである。低レベルの鉛への曝露など，身体環境における有害因子もまた，遺伝的かつ心理社会的要因の影響を増加させる可能性がある。

(2) **重度知的障害**：多数の重度知的障害（そして少数の軽度知的障害）を説明する器質的原因は，慣例的に発症時期によって細分化されている。

 (a) **出生前**：たとえば，染色体異常，単遺伝子欠損，先天感染，胎児アルコール症候群。

 (b) **周産期**：たとえば，未熟児における脳室内出血，重度の新生児黄疸など，分娩時の合併症の役割が従来の教科書では強調されたが，現在はこれらが知的障害の主要因である可能性は低いと考えられている。ある子どもが難産で，その後，重度知的障害をもつことが判明した場合，分娩が原因と考えられるだろうか？ いや通常はそうではない。ほとんどの場合，分娩時の合併症は無関係であるか，あるいは胎児奇形が先に存在する。すなわち，染色体の問題または出生前の脳障害をもつ小児は，異常分娩のリスクがより大きいのである。

 (C) **出生後**：たとえば，脳炎と髄膜炎，小児虐待や事故による外傷，重篤な鉛中毒。

脆弱X染色体症候群と胎児アルコール症候群を含むいくつかの症候群は，**第1章**ですでに議論されている。他に以下のような関連した症候群が存在する。

- **ダウン Down 症候群**：出生600人に対して1人が罹患し，高齢の母親であるほどリスクが大きくなる。これは重度知的障害の最も一般的な単一原因であり，全例の1/3まで占めている。95％は，不分離の結果生じた余分な21番染色体によるものであり，高齢の母親でよりよくみられる。4％は転座型で，家族性である。そして1％はモザイク型である。身体の特徴は，以下を含む。小頭，丸い顔，つりあがった目，内眼角贅皮，大きく亀裂のある舌，低位付着の単純な耳，低身長，猿線，内側に曲げられた小さな指，筋緊張低下，である。心臓および消化器の奇形が一般的に認められる。難聴，白血病およびアルツハイマー Alzheimer 病のリスクが年をとってから増大する。
- **単一遺伝子疾患**：ときに，あるいは，常に知的障害の原因となる珍しい遺伝子病が多くある。経験則として，例外を知らない限り，これらの疾患は常染色体劣性遺伝であると考えるべきである。数少ない例外がある。レッシュ・ナイハン Lesch-Nyhan 症候群とハンター Hunter 症候群（ハーラー Hurler 症候群ではない）は，伴性遺伝である。また，結節性硬化症と神経線

維腫症は，常染色体優性遺伝である。
- **性染色体異常**：一般的な異常（XO，ターナー Turner 症候群，XXY，クラインフェルター Kleinfelter 症候群，XXX および XXY）をもつ人は，通常は知的に正常か正常下限であるが，軽度および重度知的障害をもつ例もある。

知的障害の診断アセスメント diagnostic assessment of GenLD

　重度知的障害をもつ子どもは，関連する身体的異常，あるいは両親の記録か発達検診で見つけられた発達の遅れのために，通常は小児科医に紹介される。軽度知的障害は，学習の困難さが学校で明らかになるまで気づかれる可能性はない。両親と教師は，通常は子どもの能力レベルの公平で正確な判定者である。質問されれば，彼らは小児の精神年齢をよく推定することがしばしば可能である。にもかかわらず，経験豊かな両親と教師であっても，子どもの知能を大きく誤って判断することが時どきある。すなわち，自閉症で正常知能（非言語性検査で判断されたもの）をもつ子どもは，言語性検査における能力の弱さや常識の欠如が基盤にあるため，重度の知的障害があると考えられる可能性がある。この種の誤解は，重度の学習障害のために，学校における不適切な配置を導く可能性がある。より一般的には，軽度知的障害をもつ子どもは，努力の欠如，情緒の問題，あるいは社会的な不利のために学業成績が悪いが，能力的には平均に近いと教師に信じられている。繰り返しになるが，誤解は不適切な教育を提供し，圧力をかけることにつながる。その点を考慮すると，正式な心理検査の結果を親と教師に対して報告することは賢明である。確実に IQ を測定する他に，詳細な心理学的なアセスメントを行なうことで，子どもの認知的な長所と短所の概要が効果的に表出される。学齢期の子どもに対しては，「ウェクスラー式児童知能検査第 4 版 Wechsler Intelligence Scale for Children：WISC-IV（訳者注：日本では第 3 版 WISC-III まで。第 4 版は提供されていない）」または「英国式能力尺度第 2 版 British Ability Scale：BAS-II」が，広範囲にわたる言語性および視空間認知能力のテストバッテリーを適切に提供している。適応機能を調べる「ヴァインランド・テスト Vineland test」は，とくに広範囲の集団規準（ノルム）をもつので，社会的機能の指標として有用である。

　知的障害の基盤にある原因の診断は，以下に基づく。

（1）詳細な**病歴**，とくに家族歴，出生前の感染症と出生前のアルコール曝露に留意する。
（2）慎重な**身体的診察**，とくに神経疾患の徴候，形態異常や神経皮膚症候群（**第 1 章**を参照）の皮膚徴候に対して行なう。
（3）選択的な**特定の検査**，とくに脆弱 X 染色体症候群，染色体異常，および代謝性疾患に対して行なう。

　治療可能な原因が発見されることは，きわめてまれである。しかし，遺伝カウンセリングのためと多くの両親は診断がつくことで安心感を得るという理由から（一部では，関連した親のセルフヘルプグループに参加する道が開けるという理由から），原因検索は価値がある。英国では，診断とカウンセリングは通常精神科医よりも小児科医によって行なわれている。

知的障害の予防 prevention of GenLD

　ときに，あるいは，常に知的障害の原因となる器質的な症候群の有病率を低下させることが可能なアプローチは多数ある。たとえば，広範囲にわたる風疹の予防接種は，先天性風疹症候群の予防を可能にする。受精前後や妊娠初期に葉酸を補充することで，神経管欠損を予防することができる。そして，妊娠中のアルコール摂取量についてアドバイスすることで，胎児アルコール症候群を予防することができる。器質的症候群の出生前診断は，血液検査，超音波検査，絨毛の採取および羊水穿刺などにより，格段の進歩をみせている。特異的な治療法はほとんど利用できないため，両親は妊娠中絶を選ぶかもしれない。産科と新生児医療が継続的に進歩することにより，たとえば未熟児の率や合併症が減少し，早期の脳障害の率がさらに下がるかもしれない。フェニルケトン尿症，ガラクトース血症および甲状腺機能低下症のための新生児スクリーニングは，不可逆的脳障害が起こる前に早期治療することを可能にしている。予防接種は，髄膜炎（例：B 型インフルエンザ桿菌）と脳炎（例：百日咳）を起こす疾患から子どもを守ることができる。家庭内の事故，道路交通事故および身体的虐待の率を減少させる対策によって，頭部外傷によって二次的に生じる脳障害を減らすことができる。

　正常異型群の知的障害の率を低下させることに関しては，進歩が乏しい。社会経済的に貧困な地域で，知的障害の母親をもつ乳幼児を対象にいくつかの介入がなされた。このような取り組みは，少なくとも短期間，学校の成績と IQ を著明に改善する可能性がある。学齢期に継続的に支援することは，長期間にわたって改善を維持する助けになるだろう。環境的な障害が不可逆的となる臨界期などはなく，同様に，環境調整がもはや必要ないとされるような治療域などもない。しかし，環境への介入に対して，その効果を過大評価しないことが重要である。社会経済的に最も高い群と最も低い群で親から与えられる効果を比較調査した養子縁組研究で，約 12 点の IQ の違いが生じることがわかった。この持続的な効果は介入計画がすでに達成してきたいかなるものをも超えている。

知的障害の子どもに対する各種サービスの提供

　「ノーマライゼーション」，つまり地域社会のなかで，障害をもった人びとが通常の生活を可能な限り促進することに関するニーズが増え，それに呼応して各種サービスが提供されることが増えている。

社会的なサービスの提供

　子どもは家族のなかで育てられることで，最もよく発達する。今日では，知的障害の子どもの大部分は，実の親と一緒に生活している。これは両親と同胞にとって，とてもよい経験になりうる。しかし，とくに重度知的障害では，相当な介護負担であることも多い。一方で，たとえば移動手当やレスパイトケア（通常は社会福祉サービスによって調整される）といった補助的な援助と支援によって，この負担が緩和されることがある。もし可能な限りレスパイトケアを利用しても家族の負担が大きいような場合は，養子縁組か長期間の里子など，他の養育環境に配置されることが望ましい。子どもが児童養護施設への入所を必要とすることは非常にまれである。

教育的なサービスの提供

どれほど学習障害が重度であっても，すべての子どもに適切な教育を受ける権利があると，多くの国の法律で認められている。どのような子どもも，「教育不可能」という理由で学校教育を拒否されるべきではない。軽度知的障害の子どもは，統合教育を行なう学校内で必要な追加援助を受けることができるということが，徐々に認識されてきている。重度知的障害の子どもは，特別支援学校または統合教育を行なう学校内の特別支援学級に参加する必要性が高い。医師や他の保健専門家からの報告は，彼らに対する特別なニーズやサービスの提供を決定するうえで有用である。

医療的なサービスの提供

適切な医学的治療は，一般的に家庭医と子ども発達センターの小児科チームが関与している。児童精神保健サービスの関与は，常に必要なわけではないが，精神医学的な問題を併存している知的障害の子どもの多くに有用であると考えられる。

知的障害の子どもにおける精神障害

ICD-10 と DSM-IV の多軸体系では，知的障害と精神障害は，別々の軸にコード化される（**第2章を参照**）。知的障害そのものは精神障害でないが，精神障害の強力なリスクファクターである。軽度知的障害をもつ子どもの約1／3は精神医学的診断を有しており，重度知的障害の子どもの約半数も同様である。同じ診断基準で判断された場合，これは知的障害をもたない子どもの10〜15％に匹敵する。知的障害と精神障害の併発は，とくに家族にとってストレスが多く，知的障害固有の問題よりも，精神医学的な問題に対処しながら生活していくことのほうが難しいと感じる家族が多数いる。精神医学的な問題は，家族関係に不調和をもたらす最も一般的な原因である。

精神障害のタイプ

精神障害の併存に関して，軽度知的障害の子どもは，情緒障害，行動障害そして多動障害が多いという点で，知的障害のない子どもとおおむね類似している。重度知的障害においては，精神障害の併発はより特徴的である。情緒，行動および多動障害ももちろん一般的であるが，自閉症スペクトラム障害（**第4章を参照**）の併発も同様に一般的なのである。重度知的障害の子どもは社会的に孤立しているか，奇妙な方法で他者と関わりをもっている。想像的な遊びは顕著に障害され，常同運動が目立つことがある。また倦怠感，孤立感，視力障害あるいは聴力障害などによって，さらに状態が悪化することもあるだろう。重篤な多動は単独でみられることも，ときにあるが，自閉的な特徴または単純な常同運動に併発してみられることもある。

目を突く，頭を叩く，手を噛むといった自傷行為は，重度知的障害で，とくに一般的にみられる特異な行動障害である。これらの行動は，個人によって異なる意味をもっている。したがって，自傷行為は人によって，倦怠感を軽減させるため，注意をひくため，あるいは欲しくない注意を阻止するために役立つことがある。自助スキル（摂食，トイレ，更衣）の獲得に関する障害もまた重度

知的障害で一般的であり，睡眠の問題も同様である。

特異的な行動パターン

知的障害の器質的原因のいくつかは，特異的な精神的な問題ととくに関連性が高い。たとえばレッシュ・ナイハン症候群は，同程度に低い IQ を呈する他の器質性障害よりも，重篤な自傷行為を呈する可能性がずっと高い。器質的な症候群が遺伝子性か染色体性の場合，共通した行動特徴はその障害における**行動上の表現型**とみなされる。他の例として，脆弱 X 染色体症候群と関連する社会不安と視線回避，あるいはプラダー・ウィリ Prader-Willi 症候群と関連した飽くことがない過食などがある。非遺伝的な症候群もまた行動特徴と関連性があり，そして，これらも行動上の表現型とみなされることがある。また，先天風疹は自閉的な特徴と関連があり，一方で胎児アルコール症候群は多動と関連がある。

図 24.1 に，知的障害と精神障害の間に認められる関連性について，4 つの原因経路の可能性を示す。いくつかの精神障害では，その所見から可能性 B，すなわち知的障害の原因となる生物学的要因が，独立して精神医学的問題の原因ともなるということが支持されている。たとえば，自閉症を取り上げてみよう。IQ40 で結節性硬化症の小児は自閉症のハイリスクだが，IQ40 で脳性麻痺の子どもではそのリスクはかなり低くなる。このように，2 つの障害における異なった生物学的器質とほぼ確実に関連があるこの違いを，IQ は説明することができない。

しかしながら，他のいくつかの精神障害では，その所見から可能性 A，すなわち原因が何であれ，低い IQ が子どもの精神医学的問題の素因を作っているということが支持されている。低い IQ と学業成績の低さが，しばしば自尊心を損ない，同級生によるいじめの原因となることは確かである。加えて，IQ が低い子どもは日常的なストレスに打ち勝つことがより難しいことが明らかであり，ストレス下で行動化する傾向がより強い可能性がある。これらすべての理由のために，低い IQ は不安，苦悩，そして怒りに結びつく可能性が高い。素行障害の場合，可能性 A は，IQ と明確に反比例する関係にある。社会経済的背景を考慮した場合であっても，正常の IQ 範囲のなか

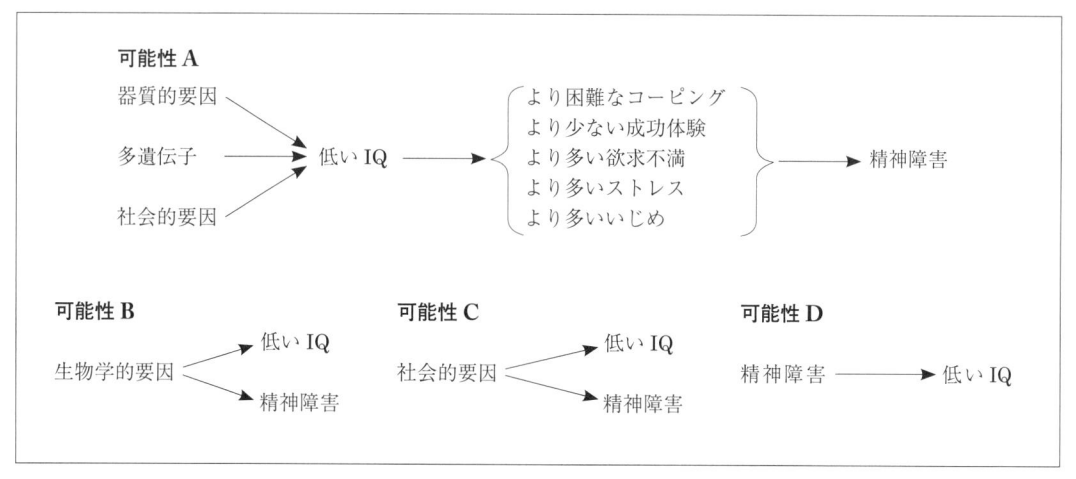

図 24.1　知的障害と精神障害はなぜ併発しやすいのか？

でIQが低いほど素行障害につながりやすい。知的障害をもつ子どもにおいて素行障害と持続的な挑戦的行動が高率で併存するのは，この傾向の延長にあるようにみえる。より低いIQでは，その原因が器質的，多遺伝子的，あるいは社会的のいずれであっても，素行障害のリスクが増加するようにみえる。

知的障害と精神医学的な問題の関連に対する他の2つの可能性のある説明に関しては，そのいずれも支持する所見がほとんどない。低いIQの原因となる有害な社会的要因は，精神医学的なリスクを増加させる有害な社会的要因と異なっている（可能性Cに反する議論である）。最後に，精神医学的な問題が学校活動を妨げる可能性はあるが，通常はIQ値を下げることはない（可能性Dに反する議論である）。

治療 treatment

知的障害の子どもにおける精神障害の治療と，その他の子どもにおける同様の障害の治療は，原則的に同じであるが強調点が異なる。行動療法は，自助スキルを作り上げ，自傷，常同運動および頻回の夜間覚醒といった望ましくない行動を減らすという点で，とくに有用である。行動療法の効果を上げるためには，個々の子どもに合わせて注意深くやり方を調整しなければならない。たとえば，自傷行為に対しては，自傷している間はその子どもを無視するようにアドバイスする。特別な関心を引きつけるためにその行動をとる子どもに対しては，この方法が適切であると考えられる。しかし，注目してほしくないためにその行動をおもにとる子どもに適用されれば，自傷行為を強化するだけだろう。行動療法に加えて，広範囲にわたる他の治療法が展開されており，家族療法，認知療法および支持的精神療法（問題の性質と年齢，および子どもの認知レベルによる）が含まれる。

知的障害に関連する，精神医学的な問題の治療における薬物療法の役割は，議論の余地がある。短期的には，神経遮断薬は重篤な攻撃性を減らすため緊急時には役立つ可能性がある。しかし，長期的には，有益性は通常きわめて急速に減少していく。そしてさらなる一時的な鎮静を得るために投薬量の増加に至ることになる（**第34章**参照）。この悪循環を防がない限り，投薬量はしだいに増加し，副作用の危険をはらんだまま，子どもを高容量で長期間の神経遮断薬治療の下においておくことになる。長期間の薬物療法の無意味さは，薬物療法が最終的に止められたときのみ明らかになる。すなわち，攻撃性は通常しばらくの間悪化して，それから以前の程度に戻る。一般的に，挑戦的な行動においては，薬物療法よりも社会的および心理的アプローチが必要であるとされる。しかしながら，この条件の下でも，薬物治療が役立つこともときにはある。おそらく，とくに知的障害と自閉的な特徴をもつ青年では，適切な量の神経遮断薬は，常同運動，多動，自傷および興奮を減らすことが可能である。中枢神経刺激薬は，IQ40程度かそれ以上の小児の多動を改善させる可能性がときにあるが，それ以下のIQをもつ子どもに効くことはまずない。IQレベルに関係なく，中枢神経刺激薬は併存する儀式的で反復的な行動を悪化させる可能性がある。

参考文献

Bernard, S.H. (2002) Services for children and adolescents with severe learning disabilities (mental retardation). *In*: Rutter, M. and Taylor, E. (eds) *Child and Adolescent Psychiatry*. 4th edition. Blackwell Science, Oxford, pp. 1114-1127.

Skuse, D.H. and Kuntsi, J. (2002) Molecular genetic and chromosomal abnormalities: cognitive and behavioural consequences. *In*: Rutter, M. and Taylor, E. (eds) *Child and Adolescent Psychiatry*. 4th edition. Blackwell Science, Oxford, pp. 205-240.

Volkmar, F. and Dykens, E. (2002) Mental retardation. *In*: Rutter, M. and Taylor, E. (eds) *Child and Adolescent Psychiatry*. 4th edition. Blackwell Science, Oxford, pp. 697-710.

さらに理解を深めるための文献

Moldavsky, M. *et al.* (2001) Behavioral phenotypes of genetic syndromes: a reference guide for psychiatrists. *Journal of the American Academy of Child and Adolescent Psychiatry*, **40**, 749-761.

第25章

脳障害
brain disorders

　前章では，知的障害に関連した精神医学的合併症を扱ったが，既知の脳障害の有無にかかわらず議論した。本章では，おもに知的障害のない子どもに脳障害が与える精神医学的影響について述べる。

比較的まれなリスクファクター relatively rare risk factor

　明らかな脳障害は小児期には比較的まれで，たとえばてんかんの子どもは全体の0.5％，脳性麻痺は0.2％である。最近の研究によると，これらの脳障害は以前に思われていたほど周産期合併症の影響によるものは少なく，むしろ遺伝的要因や，胎内や出生後の問題が関係している。

　「周産期における損傷の影響の連続性 continuum of reproductive casualty」という考え方はいまやほとんど支持されていない。この理論によると，重篤な産科的，新生児期の合併症があるとその子どもは死亡，脳性麻痺，知的障害となるが，産科的合併症が軽度であれば子どもは多動，特定の学習障害や不器用になり，ときに「微細脳損傷 minimal brain damage」をもたらすといわれる。しかし，社会的に恵まれない家庭の子どもは，より産科的および新生児期の合併症を伴いやすいため，これらの合併症の影響を調査する場合には社会経済的地位を一致させる必要がある。そのような手法で研究した結果，ほとんどの研究で，明らかな脳障害のない子どもでは産科的および新生児期の合併症は，あるとしてもまれにしか精神医学的問題を起こさないことが，報告されている。唯一の例外は，たいていは著明な早産の結果として，出生体重1,500g以下で生まれ，神経学的には正常な子どもにおいて多動性およびおそらく社会性の問題が現われやすいということである。これらの著明な早産児は脳室周囲白質に対する損傷に脆弱であり，この損傷のために明らかな神経学的問題が見当たらなくても注意障害が引き起こされる可能性がある——もっともこれらの子どもでは平均IQが低くなるので，それが一部注意障害に影響しているとも説明できるだろう。

非常に強力なリスクファクター extremely powerful risk factor

　明らかな脳障害は児童精神医学的な問題の強力なリスクファクターであり，他の身体的疾患によるリスクよりもはるかに影響力がある。このことはワイト島の神経精神医学的研究からの疫学デー

表25.1 ワイト島における神経精神医学的研究 (Rutterら, 1970)

子どもの障害	精神障害併発の割合 (%)
身体障害なし	7
脳障害を随伴しない身体障害あり	12
特発性てんかん	29
脳性麻痺および類似障害（IQ > 50）	44

タによってよく表現されている（**表25.1**参照）。大脳の損傷が精神医学的問題にとくに高い割合で関連しているということは，単に障害の程度やスティグマの影響だけでは説明することはできない。つまり，直接的な脳障害と行動とのつがなりにも確固としたエビデンスがある。驚くことに，たとえば片麻痺の子どもを集めた大きな疫学的サンプルを調べたところ，身体障害の程度は典型的には軽度でほとんどの子どもが正常範囲の知能をもち通常学級に通っているにもかかわらず，その半数以上の子どもが精神障害を患っていた。神経学的因子の重要性は他のデータでも示されている。最近の英国の児童精神保健に関する疫学的調査によると，神経発達上の問題のある子どもは全体の3%を占めているだけだったが，精神障害をもつ子どもの15%を占めていた。

どの精神障害に対するリスクが高いのか？

　脳障害をもつ子どもの精神医学的問題は，脳障害をもたない子どもの精神医学的問題と類似性がある。つまり，どちらの群でも行動および情緒に関する疾患が最も多くみられる精神保健上の問題である。「脳障害症候群」といわれるような単一の疾患はない。一方で，この類似性に当てはまらないいくつかの違いが強調されている。神経学的な問題のある子どもでは，すべての精神障害がより多くみられるが，自閉症および多動性障害は，とくにより多く認められているようである。たとえば，ワイト島研究では脳性麻痺の子どもの精神障害の19%が多動であった一方，神経学的に正常な子どもの精神障害ではその1%だけが多動であった。

　親や教師は，脳障害をもつ子どもが反抗的である，いらいらしているとよく表現する。このような状態は，しばしば反抗挑戦性障害の診断基準を明らかに満たすことがあるが，これらの子どもが重篤な素行障害に特徴的な，さらに深刻な反社会的行動を起こすようになることは比較的まれである。いらいら感と同様に不安も，激怒や苦痛のもととなることがある。神経学的問題をもつ子どもは応えられない要求に直面したときに，容易に影響されて昂ぶってしまいがちである。エピソード性の爆発はてんかんよりも行動上の問題とされることが多いであろう。しかし，とくにその爆発のエピソードが完全に環境に誘発されたものではない場合や，てんかんを示唆するような場合，たとえば意識の変容やその後に眠るなどの状態があれば，てんかんの可能性も考える必要がある。

　特定の神経疾患のなかには，ある特定の精神医学的問題にとくにリスクが高いものがある。たとえば，シデナム舞踏病 Sydenham chorea は以前に考えられていた以上に高頻度に強迫性障害に関連している。小児期の脳障害に起因した行動異常が成人になってようやく明らかになる場合もある。たとえば，側頭葉の発達学的異常が成人期発症の統合失調症を高率に引き起こす。最近のエビデン

スによると，側頭葉の異常が右半球であろうが左半球であろうが，精神医学的問題にはほとんど差がないといわれている。小児期の頭部外傷の研究からは，外傷の部位や時期が精神医学的問題の頻度やタイプに一定の影響を及ぼすかどうかはまだ分かっていない。

他のリスクファクターとの相互作用

脳障害をもつことによって，「普通」の精神医学的リスクファクターによる悪影響（たとえば，両親の不仲）に対する「免疫」ができるわけではない。脳障害のある子どもが通常のリスクファクターに対して，**より**脆弱なのか，もしくはただ**単に**脆弱なのかについては，まだまだ議論のあるところである。

仲介となるつながり

脳障害と行動障害の間には，さまざまなつながり方がありうる。もっとも，それぞれの異なるつながり方が相対的にどう重要であるのかはまだ確立されてはいない。なかには，そのつながりが比較的に直接的なつながりであるものがある。たとえば，自閉的孤立はコミュニケーションや社会的相互作用に関わる脳機能の損傷を反映しているかもしれない。一方で，貧弱な自己イメージ，家族からの非現実的な期待，仲間からの拒絶などといった心理社会的因子が重要な役割を果たしている場合もある。特定の学習障害や平均以下のIQは，脳の異常に起因する一般的な結果である。このような問題がある場合，（非常によくあるケースであるが）とくにその子どもの特別支援教育のニーズがあまり理解されていない場合や，不適切な教育がなされている場合には，子どもにさらなるストレスが加わることになる。身体疾患に対する治療もまた，精神医学的問題を引き起こすことがある。抗てんかん薬が精神医学的問題の原因になることもあるし，定期的に理学療法に通う必要により遊ぶ時間が削られてしまい子どもが憤りを感じることもあるし，たび重なる入院のために家族間の関係が壊れてしまうこともありうる。

予後 prognosis

子どもに脳障害があれば，随伴する精神障害はいずれも予後がわるいのだろうか？　臨床家や家族はしばしばそのように思いがちで，この悲観主義によって不適切に低い期待しかもたなかったり，中途半端な治療になってしまうことで，予測どおりの悲観的な結果になってしまうこともありえる。現時点ではエビデンスは限られたものなので，より楽観的に，精神障害の予後は随伴する神経学的問題の有無には関係ないと考えて対応するほうが望ましいだろう。実際，脳障害のある子どもの家族はしばしば専門家からのアドバイスに対して，とくに受容的であり，結果的に，児童精神保健サービスを受ける平均的家族よりもより容易に援助を受け入れる。

治療 treatment

一般論として，脳障害のある子どもの精神医学的問題は，神経学的に正常な子どもの精神医学的

問題とまったく同様に扱うべきである。生物学的な治療が，通常の精神科診療よりも有用であるともあまり有用でないともいえない。しかし，抗てんかん薬が行動異常にも関係することは心に留めておくべきであり，投与量や抗てんかん薬の種類を変えることが効果を示すこともある。個人精神療法，家族療法，また学校での対応もいずれも有用であろう。親はしばしば子どもの問題が神経学的な損傷の結果による一般的な症状であると聞くだけで救われることがある。そして親は自責感から解き放たれて，そのエネルギーを子どもにとってより有益な方法を探すことに向けることができる。同様に，同じ疾患の子どもをもつ親の会に参加することも家族の孤独感や無力感を和らげることにつながるだろう。また，子どもの認知能力の得手不得手を神経心理学的に評価することは，学校や教育委員会へ助言するさいに有用な情報を提供することになるだろう。今まで認識されていなかった学習の問題が判明し，通常学級で特別な補助がついたり養護学校へ編入したりして，最終的にその問題が解決されると，その子どもの情緒的および行動の問題が一挙に改善することがしばしば認められる。

脳と行動の特定のつながりに関する特殊な点

(1) きわめてまれな，さまざまな認知症は，小児期に一度獲得した機能を喪失したり，さまざまな付随される感情的および行動の異常を呈する。認知症の初期症状はただ純粋な心理社会的問題（性的虐待など）に似ていることがあるが，一度獲得した機能を喪失するという症状が随伴しているときには認知症を考慮するべきである。全体の身体診察をすることは必須であり特殊検査も必要な場合もある。心理社会的なストレスがあるからといって，器質的疾患を除外できない（たとえば，性的虐待を受けた子どもや，薬物依存の母親の子どもであったとしても，HIV脳症を随伴していることもある）。

(2) 前頭葉てんかんは，簡単に偽発作と誤診されやすい。動き，姿勢や発声が奇妙である，発作のエピソードが短い，発作が終わるときは突然反応が戻る，そして通常の脳波検査が有用でない，といった特徴がある。ビデオ撮影と脳波モニタリングが非常に有用である。

(3) 軽度な頭部外傷（小児期には非常によくあるものである）が，精神医学的問題の原因になるかどうかについてはいまだ明らかではない。しかし，明らかに重度な頭部外傷の後には重篤な認知障害や精神医学的問題がよくみられる。たとえば，閉鎖性頭部損傷の後，少なくとも2週間以内に外傷性記憶消失を引き起こすことがある。概して，重度の頭部外傷の患者の半数に精神障害が併発し，とくに外傷以前に軽微な感情障害や行動の問題があった場合や，母親のうつ病や狭い住居に過密に住んでいるなどの心理社会的逆境に曝されている場合には，外傷に続く精神障害を併発しやすい。精神障害を併発するリスクは，年齢，性別，外傷部位には関係しない。重度の頭部外傷に続く精神障害は，ほとんどが通常の児童精神医学的診断で重要な感情障害や素行障害に関連したものであるが，重度の閉鎖性頭部外傷のなかには，社会的脱抑制が起こる特有の症候群の原因となる場合もある（成人の「前頭葉症候群」に類似している）。

参考文献

Goodman, R. (2002) Brain disorders. *In*: Rutter, M. and Taylor, E. (eds) *Child and Adolescent Psychiatry*. 4th edition. Blackwell Science, Oxford, pp. 241-260.

さらに理解を深めるための文献

Goodman, R. and Yude, C. (2000) Emotional, behavioural and social consequences. *In*: Neville, B. and Goodman, R. (eds) *Congenital Hemiplegia: Clinics in Developmental Medicine. No. 150*, Mac Keith Press, London, pp. 166-178.

Rutter, M. *et al.* (1970) *A Neuropsychiatric Study in Childhood: Clinics in Developmental Medicine. No. 35/36*. SIMP/Heinemann, London.

Rutter, M. *et al.* (1983) Head injury. *In*: Rutter, M. (ed.) *Developmental Neuropsychiatry*. Guilford Press, New York, pp. 83-111.

第 26 章

言語障害
language disorders

　特異的言語障害の多くが子どもの精神医学的問題の増加と関連している。これにはもっともな理由が3つある。第一は，言語障害と精神医学的問題が，「高次脳機能」に支障をきたす脳障害という共通の原因による場合があるからである。第二は，言語がわれわれの生活の大部分を占めているからである。言語は思考や問題解決のための有力な手段であり，われわれが欲しいものを他者から手に入れるために最も重要な手段であり，また，人間の会話はチンパンジーがお互いに毛づくろいするのと同じ機能があり，社会的な絆のための重要な役割を担っている。その結果，言語障害により，挫折感を抱いたり孤立する可能性が高い。第三に，同じ社会コミュニケーションの障害を，言語療法士は言語の問題と捉え，精神医学の専門家は精神医学的問題と捉えることがある。材木の商人と植物学者と芸術家では，一本の木を同一のものとしてみていないのと同じである。

疫学 epidemiology

　おもに用いられる定義の違いなどの理由により，特異的言語障害の有病率はさまざまである。極端な例では，重度かつ持続的で大きな社会的障害をきたす言語障害で，正常知能の子どもにみられるものはまれであり，おそらく0.1％未満である。逆に，幅広く定義された言語障害の有病率は高ければ15〜25％にもなるかもしれないが，これらの子どもの多くは，比較的軽度の遅れや発音の問題のみであり，社会的障害はあったとしてもわずかであり，治療しなくとも改善する。これらの極端な例を除けば，およそ1〜5％の学童で明らかな言語障害が認められる。どのような定義であれ，すべての発達性言語障害において男児のほうが多く，有病率は男児が女児の2〜3倍である。

種々の言語障害 varieties of language disorders

　発達性言語障害では，言語のさまざまな側面が影響を受ける（図 26.1 参照）。言語障害には以下のものが含まれる。
(1) **音韻的－統語的言語障害**には，言語の形式的な問題はあるが内容的な問題は認めない。子どもはコミュニケーションをとり，適切なことを話そうとするが，発音と音韻のいずれか，または両方に問題がある。**純粋に発音のみに問題があって**，他には何も言語の問題がない場合も

> **音韻／発音**は言語音を出すことである。
> **韻律**は口調や抑揚によるコミュニケーションの側面の表現と理解である。
> **統語**は文法的に正しい文章を作り理解することである。
> **意味論**は言葉に意味を含め言葉から意味を読み取る能力である。
> **語用論**は，より広い社会的対人的な文脈において適切な方法で言語を用いて言語を理解する能力のことである。
> たとえば，言葉そのものからは明白ではない黙示的なメッセージを文脈的な知識に頼って理解する。

図 26.1　言語のさまざまな側面

ある。語音形成の遅れや逸脱により，子どもの言葉は聞き取りづらく，からかいの対象となることがある。**表出性言語障害**の場合，言葉の発達は遅く，統語構築には数年の遅れがみられる。発音も不明瞭なことが多いが理解力は正常範囲内である。**受容性言語障害**はもっと少なく，ほとんどの場合，言語理解，言語表現，発音の問題が混合してみられる。

(2) **意味論的－語用論的言語障害**は，近年になって分類されるようになったばかりで定義はあまり明確ではなく，言語の形式よりも使い方や内容に問題があるものを指している。典型的な例では，子どもの発音と構文は正常で，形式的な言語テストでは点数はよい。しかし，日常生活のなかでの会話や理解では，親や教師もなんとも説明し難いのだが，確かに問題が存在する。文字どおりの解釈をし，文脈的な知識を用いて言われていることを理解することができないのである。子ども自身が何かを説明しようとしたり話をしようとしても，聞き手側の立場に立って話すことができず，重要な細部を言い落したり，わかりやすく順序立てて説明することができない。子どもの話は，まとまりのない長話や反復的な質問がほとんどである。韻律的障害が多く，たとえば単調な声であったり抑揚のない話し方をすることがある。意味論的－語用論的言語障害と自閉症スペクトラム障害の重なりの程度は明らかではない。意味論的－語用論的言語障害の子どもの多くが，（関連する社会性の障害，融通の効かなさなどに関して）小児自閉症かアスペルガー症候群の基準を満たすことについては疑いの余地はないが，意味論的－語用論的言語障害があっても他の点では比較的正常である子どももいる。

(3) **ランドー・クレフナー Landau-Kleffner 症候群**（別名，後天性てんかん性失語症）は，正常な発達経過の後，通常3歳から9歳頃から言語のスキルを失う，まれな疾患である。スキルの低下は徐々に起こることが多く，典型的には月単位の経過で生じるが，もっと急速に起こることもある。理解力が最初に低下し，しだいに話し言葉に反応しなくなる。難聴が疑われることもあるが，検査では聴覚閾値は正常である。言語の変化には脳波異常が伴い，両半球で発作波が通常独立してみられる。この脳波変化はノンレム睡眠中に最も目立つことが多い。てんかんはおよそ50～70％でみられ，失語と同じ頃に出現することが多く，頻度は低いがおもに夜間に全般性発作か単純部分発作がみられる。発症時に混乱，不安，かんしゃくがみられることが多く，とくに明らかな発作がなく子どもの無反応がわがままによると考えられたときなどは，児童精神保健の専門家に紹介されることがある。自閉症的な社会的相互関係の障害はみられないことが多いが，いくらかの多動を認めることが時どきある。

鑑別診断とアセスメント differential diagnosis and assessment

　言語障害の最も重要な鑑別診断は，発症頻度の高い聴覚障害である．聴覚障害にはいくつか有効な治療方法があるが，その介入が遅れると子どもに深刻な不利益をもたらすおそれがある．したがって，子どもの言語発達に遅れが認められる場合は，必ず彼らの聴力を評価しておくことが重要である．言語発達の遅れは，知的障害の一徴候として認められることもあるが，これは全般的な精神機能を評価する適切な検査を行なうことでのみ除外可能である．すなわち，言語障害の場合は，重篤な言語の問題が認められるにもかかわらず，非言語性能力検査では問題がないと明確に判断される必要がある．同様に，全般的な精神機能を評価する検査は，ランドー・クレフナー症候群における言語スキルの選択的な低下と小児期の進行性認知症（**第 25 章**参照）における認知スキルの全般的な低下とを区別するのに有効である．全般的な精神機能の評価は，自閉症スペクトラム障害（**第 4 章**参照）との鑑別においても重要である．なぜなら，自閉症スペクトラム障害では言語発達に遅れや偏りが認められることが特徴であり，ときには一度獲得された言語能力が失われる発達上の「退行」から発症することがあるからである．選択性緘黙（**第 15 章**参照）は，比較的まれな障害で，他人の話を理解できるにもかかわらず，特定の状況になると非常に親しい人にしか話ができない病態を指す．その鍵となる要因は，たいていの場合，社交不安であると思われるが，この不安は，軽度の言語障害が併存すると悪化するおそれがある．構音，表出性言語能力，受容性言語能力を評価する特異的な検査は数多くあるが，「言語基礎能力臨床評価 Clinical Evaluation of Language Fundamentals：CELF」は，特異的言語障害のスクリーニングと診断のために，英国と米国の言語聴覚士によって広く用いられている．

言語発達の予後 prognosis of language development

　言語発達の予後は，言語障害の種類にもよるし，関連する認知障害の有無にもよる．言語障害が低い IQ を伴うときは，一般的に予後は不良である．音韻的－統語的言語障害のなかでは，純粋に発音の問題だけの子どもは完全に回復する可能性が最も高く，受容性言語障害のある子どもは回復の可能性が最も低い．受容性言語障害があっても知能が健常な子どもは，成人するまでにかなり改善して比較的良好にコミュニケーションができるようになることが多いが，通常はいくらか目立つ言語障害が残る．意味論的－語用論的言語障害の予後についてはあまり情報がないが，自閉症やアスペルガー症候群の研究からは，言語の使い方や内容の障害は持続する場合が多いことが示唆される．ランドー・クレフナー症候群の予後はさまざまであり，とくに発症が 5 歳以前の場合は，深刻な問題が持続することもある．

言語障害の治療 interventions for language disorders

言語療法についていくつかの無作為化比較試験があり，以下のことが明らかになっている．
- 子どもが音韻的または表出性言語障害がある場合は言語療法で有意な効果が得られる．
- 受容性言語障害がある子どもについての結果は結論が出ていないが，数少ない研究によれ

ば，言語療法では有意な効果が得られていない。
- 表出性言語障害のある子どもには，専門家の指導のもとに行なう親による言語療法は，臨床家によって行なわれる言語療法と同等の効果があると考えられる。
- それに対し，音韻的なまたは受容性言語障害については，臨床家による言語療法のほうが有意ではないがより高い有効性があるという傾向を認める。

関連する学業の困難 associated scholastic difficulties

重度で持続性の言語障害は，たとえ（非言語性IQで判断して）子どもの知能が健常でも，学業で困難をきたすリスクが高い。このリスクは，おもに読みや綴りの問題であるが，算数の問題が生じることもある。言語能力が完全に追いついた子どもではリスクは高まらない。表出性と受容性の言語障害は構音障害の場合よりも高いリスクがある。実際に，構音障害だけの場合は学業問題のリスクの増加をもたらすことはない。

併発する精神医学的およびパーソナリティの問題

言語障害のある子どもが高い精神医学的リスクをもっていることは，多くの研究によって明らかにされている。コミュニケーションの困難により，からかわれたり，いらいらしたり，社会的に孤立しやすくなる結果として精神医学的リスクが高まる場合のように，言語障害そのものがリスクの原因となることもある。しかし，一方では，言語問題と精神医学的問題が同一の認知障害や神経生物学的障害に由来する場合もある。

言語障害のある子どもは，おもに不安障害，社会的関係の障害，注意障害のリスクにある。これらの問題は低年齢の子どもよりも年長の子どもで目立つことが多い。素行障害が増えることはほとんどあるいはまったくない。低いIQの子どもはとくに精神障害を併存する割合が高いが，IQが健常域の子どもでもかなり比率は高くなる。精神医学的リスクは，おもに表出性と受容性の言語障害と関連しているが，構音障害のみの子どもは情緒面での問題を生じやすい。

受容性の言語障害のある子どもでは，ある程度，自閉症様の社会的障害がみられることが多い。これは，子どもの年齢が高くなるにつれて目立ってくる。IQが健常域で受容性言語障害がある子どもの追跡研究によると，成人後の生活で半数以上が社会的関係に関して大きな問題をもっていることがわかった。多くの場合，友人を作ったり恋愛関係を築いたりすることができないのは，コミュニケーション障害によって二次的に強いられた社会的な制限の結果というよりは，一次的な社会的興味やスキルの欠如を反映していると思われる。

これらの結果は，古典的な自閉症と受容性言語障害の間のある種の連続性を（さらには，自閉症と意味論的-語用論的言語障害の間で考えられる連続性も）示唆するが，別の追跡調査は，自閉症と受容性言語障害の連続性よりも相違点を指摘している。自閉症は後の精神病のリスクファクターとはならないようであるが，（自閉症の特徴の有無にかかわらず）受容性言語障害では，青年期の急激な妄想性精神病のリスクが増加すると考えられている。

参考文献

Bishop, D.V.M. (2002) Speech and language difficulties. *In*: Rutter, M. and Taylor, E. (eds) *Child and Adolescent Psychiatry*. 4th edition. Blackwell Science, Oxford, pp. 664-681.
Toppelberg, C.O. and Shapiro, T. (2000) Language disorders: a ten-year research update review. *Journal of the American Academy of Child and Adolescent Psychiatry*, **39**, 143-152.

さらに理解を深めるための文献

Bishop, D.V.M. and Adams, C. (1989) Conversational characteristics of children with semantic-pragmatic disorder. II: what features lead to a judgement of inappropriacy? *British Journal of Disorders of Communications*, **24**, 241-263.
Law, J. and Garrett, Z. (2004) Speech and language therapy: its potential role in CAMHS. *Child and Adolescent Mental Health*, **9**, 50-55.
Mantovani, J.F. (2000) Autistic regression and Landau-Kleffner syndrome: progress or confusion? *Developmental Medicine and Child Neurology*, **42**, 349-353.
Rutter, M. and Mawhood, L. (1991) The long-term psychosocial sequelae of specific developmental disorders of speech and language. *In*: Rutter, M. and Casaer, P. (eds) *Biological Risk Factors for Psychosocial Disorders*. Cambridge University Press, Cambridge, pp. 233-259.

第27章

読字障害
reading difficulties

　読字障害 reading difficulties は，約 10% の子どもにみられ，行動障害との関連が強いため精神科領域でも注目されている病態である。小児期の読字障害のほぼ全例は，先天的なものであるが，小児期中期から後期における脳障害が後天的な読字障害をもたらしたり，小児期の認知症によって読字スキルの低下が生じる症例もある。

読字能力の正常発達に関する予備知識

　読字能力の発達段階の初期において，子どもは，単語全体の視覚的な手がかりをもとに，とてもなじみの深い少数の単語（たとえば自分の名前）から認知し始める。この早期の段階では，未知の単語を読み解くことはできない。その後，文字と音が対応する原則を理解するにつれて，音韻スキルを獲得し，よりなじみの薄い単語を読み解くことが可能となる。しだいに，滑らかに読めるようになると，ほとんどの単語は単独の存在として認識され，音韻的解読を必要としなくなる。
　滑らかな読字には，多くの言語や知覚機能が関与するが，読字能力における個人差は，知覚より言語能力が密接に関連している。とくに，未就学児では，韻 rhyme や頭韻 alliteration の敏感度などを基に評価した音韻認識によって，（IQ の影響を考慮に入れなかったとしても）その後の読字能力の程度を十分予測することができる。また，音韻認識の改善によってその後の読字スキルを向上させることができる。
　多くの双生児研究は子どもの読字能力における個人差の約 30 ～ 50% は遺伝によるものであることを示唆している。家庭での指導や学校の質などの環境要因も多大な影響を及ぼす。

特異的読字障害 specific reading difficulties：SRD

　特異的読字障害 specific reading difficulties：SRD とは，一部の子どもたちに認められる，読字能力が年齢や IQ から想定されるものより顕著に劣る状態を指し示す。読字の**正確度**あるいは読字の**理解**に関する検査によって読字能力が評価される。子どもに徐々に難易度の増す言葉や文章を読

ませることにより，読字正確度を検査することができる．英語では，子どもが読むのが難しい言葉でつっかかったり，発音を間違えるため，比較的評価しやすい．しかし，スペイン語などつづりから発音が容易に予測しやすい言語では，子どもが知らない言葉でも発音しやすいためその判断が難しい．読字理解は子どもに一節の文章を読ませ，後にその内容を質問することによって，言葉の意味を理解しているかどうかを評価する．SRDの子どもは，いくつかの言葉を読めなくても文脈から文章全体の意味を把握することができるため，読字理解より正確度のほうが苦手なことが多い．一方，**ハイパーレキシア** hyperlexia では，読字正確度検査の成績はよいが，文章の意味を理解している訳ではない．

ある生活年齢における読字年齢とIQの模式関係を**図27.1**に示す．読字年齢とIQの間には十分な相関がみられる（相関係数は0.6）．予想どおり，より聡明な子どもは読字能力も優れているのである．しかし，予測される読字年齢が精神年齢とまったく同じでなく，平均に偏ることは特筆すべきである．つまり精神年齢が13歳である10歳の子どもは，平均して読字能力が13歳レベルにないが，精神年齢が7歳である10歳の子どもは，平均して7歳レベルより上手に読める．だいたい95%の子どもは，期待される読字年齢の2標準偏差内におさまる．SRDは，**図27.1**にみられるBやCのように，読字能力が期待される読字年齢の2標準偏差（SD）より低い子どものことを指す．これは，10歳において期待される能力より2.5歳の遅れに相当する．SRDの子どもの多くは，生活年齢の平均よりもはるかに読字能力が低いが（たとえば**図27.1**のB），一部の聡明な子どもは生活年齢相応の読字能力をもつ（たとえば**図27.1**のC）．反対に，読字能力が低くても全体の知能と同じレベルにあれば，読字能力が顕著に遅れている（読字能力の遅れ）からといって必ずしもSRDという訳ではない（**図27.1**のA）．

期待される読字能力の2SD以上の遅れをSRDと定義するのはいくらか独断的であるが，これによって，実質的かつ持続的なハンディキャップをもつ子どもの一群が同定されることは確かである．これらの子どもたちは，読字能力の正規分布曲線の下方に小さなピークを形成する一群のようである．このような一群が，読字の遅れがそれほど大きくない（たとえば1〜1.5SDの遅れ）子

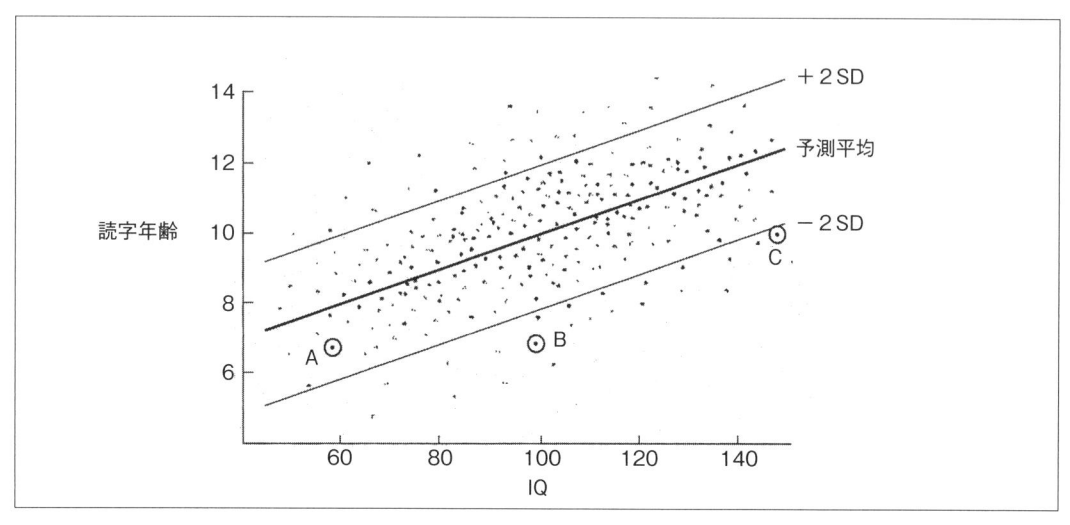

図27.1　10歳児における読字年齢とIQの関係図

どもたちと，質的あるいは量的に異なるかどうかについてはまだ明らかにされていない。

疫学 epidemiology

SRDは3〜10％の子どもにみられる。多くの研究は，女児より男児に2〜3倍多くみられることを示している。SRDは肉体労働に従事する親の子どもに多い。10歳におけるSRDの有病率は，ワイト島で4％，ロンドン市部で10％であり，この地域差は社会，学校および家庭要因によって説明することが可能であろう。

関連する特徴 associated features

（1）書字能力は読字能力よりも著しく劣ることが多く，滑らかに読めるようになっても書字能力の障害が残ることもある。算数能力は，読字能力ほど大きく遅れることはないが，いくらかの遅れを認めるのが一般的である。

（2）書字の誤りは多くが重篤かつ奇異である。多くは，音韻に関連する誤り（たとえば，might（マイト）をmite（マイト））ではなく，音韻と無関係の誤りである（たとえば，umbrella（アンブレラ，傘）をunderlee（アンダーリー））。読みの間違いは，単語を音韻から解読しようとする試みからではなく，単語全体の形から読み取ろうとして生じることが多い。読み書きの両方で，たとえば「p」と「q」，「b」と「d」，「saw」と「was」を間違えるなど，文字や言葉の反転がみられることがあり，これは，**ストレホシンボリア** strephosymboliaと呼ばれる現象である。

（3）SRDの子どもは，他の子どもに比べて，左右の混乱，拙劣な協調運動，拙劣な構成能力，動作維持困難や言語障害など，神経発達学的あるいは神経心理学的な障害をもつことが多い。これらの随伴症状が，特異的ディスレキシア症候群（発達性ディスレキシア）として描写されるかどうかについては後述する。言葉の遅れが早期にみられ，のちに完全に遅れを取り戻す子どもはその後SRDを生じるリスクは大きくない。

（4）SRDの子どものIQは非常な高値から非常な低値まで幅広く分布する。SRDの子どもの平均IQは，だいたい平均から平均よりやや下のレベルである。言語性IQは動作性IQより低い傾向がみられる。このことは，SRDにおいて視覚空間認知の障害よりも言語の障害が重要であることだけでなく，字を読む経験の少ない子どもは言語性検査の下位検査によって評価されるようなスキルを伸ばす機会が少ないことを示す。

（5）SRDで左利きや両利きの子どもが多いとする臨床報告は，疫学研究によって裏づけられなかった。最近のある疫学研究によると，SRDの子どもは，右あるいは左に強く偏った利き手をもった者が多かったことが判明した。

（6）SRDは大家族の子どもに多い。

（7）SRDは他の多岐にわたる精神医学的問題を併発しており，本章の最後に述べる。

	より強い相関がみられる	
	特異的読字障害	読字の遅れ
読字の予後が不良	✓	
男性が優勢	✓	
言葉と言語の発達における比較的特異的な問題の既往歴	✓	
多領域にわたる発達遅滞		✓
顕在する神経学的障害		✓
社会的不利		✓

図27.2　特異的読字障害と読字の遅れとの違い

特異的読字障害と読字の遅れ SRD and reading backwardness

子どものIQによってSRDと読字の拙劣さを識別する意義，たとえば図27.1のAとBを識別する意義はあるだろうか？　これは意見の分かれるところである。一部の研究者らは，この識別の実質的な正当性は低いと主張している。一方で，SRDと読字の遅れはその予後や随伴する特徴が異なることから区別するべきだと主張する研究者らもいる（図27.2参照）。

特異的読字障害と発達性ディスレキシア SRD and developmental dyslexia

SRDの子どものなかに，**発達性ディスレキシア**（読字障害が環境ではなく生得的なものに由来し，より広範な神経発達的徴候を伴うひとつの症候群）の診断を明確に下しうる一群は存在するのだろうか？　ワイト島の疫学研究では，純粋なディスレキシアの下位集団の概念を支持するエビデンスは得られなかった。SRDの子どもは他の神経発達的あるいは神経心理学的問題をもつことが非常に多かったが（協調性の拙劣さ，構成能力の拙劣さ，左右の混乱），多くの子どもは1つか2つの問題が併存するにとどまり，随伴する問題の多いディスレキシア群と随伴する問題が少ないか伴わない非ディスレキシア群といった明らかな2群には分けられなかった。さらに，SRDの子どもに併存する神経発達的な問題の数は，子どもの予後，治療への反応性，他の精神医学的問題を伴う傾向や，読字障害の家族歴の有無との関連を示さなかった。

現時点では，発達性ディスレキシアとSRDを区別する正当性はきわめて低い。教育者や研究者の一部は「ディスレキシア」という名称をあえて用いていない。一方で，（一部の子どもたちはこの障害を克服して十分な読字能力をもつにもかかわらず）音韻の技能に顕著な障害をもつ一群の子どもたちを指して用いる専門家たちもいる。このような矛盾する名称は使用しないのが望ましいが，実際にはディスレキシアという語は広く認識されており，この用語を使用することで，子どもの読字障害が，頭がわるいあるいは怠けているためでないことを相手側に伝えるため，子どもにとって大事な実質的な利益（たとえば，試験での時間延長）につながることもある。したがって，子どもの利益になるようであれば，（他の神経発達的症状の有無にかかわらず）SRDの子どもをディスレ

キシアと診断することを否定する理由はない。

特異的読字障害の原因 causation of SRD

SRDは，均一の状態ではない。その不均質性は次元的に概念化されるべきか，あるいはカテゴリー的に概念化されるべきかは不明である。SRDの疫学と病因もまたさまざまのようである。

多くの症例では音韻障害が重要となる。音読しながら新しい単語を記憶していく過程が阻害されるため，読める語彙が増加しにくい。一部の症例では，視覚認知の障害が言語に関わる問題より重要なことがある。輻輳眼球運動の異常や眼優位性との関連についてはまだ議論の余地がある。読字の正確性検査が良好で，読字の理解力検査が苦手な子どもたちについては，語彙や文法のスキルが低く，文脈を手がかりにすることが少ないという以外に多くのことが知られていない。

SRDは，もともと英語を使用する母集団をもとに研究が進められてきた。英語のつづりがあまりに予測困難であるために，音韻障害とSRDは相関するのだろうか？　予想に反して，イタリア語やドイツ語など発音が予測しやすい言語においても，SRDと音韻障害との間に関連が認められる。これらの言語を母国語とするSRDの子どもたちは，言葉の音読はさほど難しくないが，これを自動化する過程に困難が生じる。

双生児および家族研究は遺伝的要因の強さを示している。遺伝子連鎖研究は，染色体15qと6p上の遺伝子の関与を示唆した。また，たとえばワイト島よりもロンドン中心部に2倍多くSRDがみられるように，心理社会的な環境の役割も大きい。

神経学的異常をもつ子ども（たとえば脳性麻痺やてんかん）には，同じIQで神経学的異常をもたない子どもに比べると，SRDが数倍多くみられる。神経疾患を認めないディスレキシアの子どもは，左半球の言語関連領域の発達上の異常によってSRDが生じることが示唆されている。神経解剖学や神経放射線学の研究では，側頭葉内に位置し，音韻処理を行なうとされる，側頭平面に関心が集中している。読字能力が正常な場合，左側の側頭平面が右側より大きいことが多いが，SRDをもつ場合，この左右差が消失することが多い。利き手が右ないし左に強く偏っている両者が，SRDをもつ子どもに多いとする最近の研究結果は非常に興味深い。アネット Annett, M. の利き手の遺伝モデルによると，強い右あるいは左利きは，おもにホモ接合体であり，軽度から中等度の右利きはヘテロ接合体であることが多い。（鎌状赤血球形質のヘテロ接合体が有利であるように）読字の能力にはヘテロ接合体のほうが，なんらかの理由で有利な可能性がある。

特異的読字障害に対する介入 interventions for SRD

教師がSRDの子どもを頭が悪いか怠けているように思うことは，非常に多くみられる。このようなことが繰り返されると，学業課題の失敗の連続のために低下した自尊心がさらに低くなってしまう。教師，親や子どもに対して，読字障害が低いIQや努力不足の結果ではないことを伝えることは，養育態度を改善させ，現実的かつ建設的なものに変化させられる。一部の親は，ディスレキシアは特別な才能をもつ者のサインだと思っていることがあるので，とくに子どもが正常あるいは正常以下の知能しかもたない場合，あまりに非現実的な高い期待を抱かないように配慮することが

重要である。ディスレキシアをもつ著名人を列挙することは必ずしも有用ではない。

学校の通常学級に留まりながら，読み書きに特別な援助を受けることが可能なSRDの子どももいる。子どもの読み書き能力の障害が重篤で，すべての科目において学業の発達を妨げているような重篤な症例では，特別支援学級や特別支援学校への通学が役立つだろう。「ディスレキシア」に特化された学校もあるが，SRDを含む学習の問題を幅広く扱う学校もある。

古くから，読字を改善させる介入の多くは短期的な効果に結びついても，永続的な改善にはつながらなかった。読字の訓練に加えて，音韻認識や動機づけの訓練を集中的に行なう現代の行動療法的介入は有用だろう。子どもの読字の学習に親を多く関与させることも有益である。

特異的読字障害の予後 prognosis of SRD

SRDの子どもが，完全に他の子どもに追いつくことは困難であり，多くは徐々に遅れの度合いが強くなる。これは，スキルを失うためではなく，同年代の他児に比べて学習の積み重ねが少ないためである。SRDの予後は，高いIQと優位な社会経済的背景によって改善される。学業上の困難は持続するため（多くは読字障害よりも書字障害が長くみられる），SRDの子どもは随伴する行動の問題がないにもかかわらず，低い学歴のままに終わることが多い。学歴の低さと持続する読み書き能力の障害のため，他の仲間に比べて成人期に肉体労働に従事する傾向が高い。

読字障害に併存する精神医学的問題

多くの研究は，SRDと素行障害や非行との相関が比較的強いことを示している。たとえば，ワイト島研究の10歳児では，SRDの子どもの約1／3に素行障害がみられ，素行障害の子どもの1／3にSRDがみられた。最近のエビデンスは，SRDが素行障害とではなく，多動性障害と相関することを示唆している。多動性障害が素行障害や非行と密接に関連しているため，SRDと多動性障害の直接の相関は，SRDと素行障害や非行との間接的な相関につながる（間接的な相関があるからといって，直接の相関がある可能性を否定するわけではない。学習の問題や学校で達成度が低いことは欲求不満を生じさせるため素行障害や非行につながる可能性もある）。

読字障害と素行障害はなぜ併存しやすいのだろうか？　これには3つの説明が可能であり，いずれも場合によっては正しいといえるだろう。まず1つ目は，素行障害が二次的に読字障害を招く可能性がある。教室内の破壊的行動が続けば学習の習得度が低下する恐れはあるが，実証的なエビデンスは乏しい。2つ目に，読字障害が二次的な問題行動を引き出す可能性がある。ワイト島での研究結果からは，SRDが二次的な素行障害を引き起こすことが示唆されており，おそらく成績不良によって欲求不満や疎外感が生じた結果だろう。3つ目は，読字と行動の問題が，生得的あるいは環境による共通の先行要因によって生じるために併存する可能性である。いくつかの研究は，多動性障害が，読字障害と素行障害の両者に先行してみられることを示唆している。また，子どもの問題行動が学校の勉強の妨げとなったり，学業成績の問題から疎外感を感じたりするずっと以前の，就学前の子どもにも問題行動と低い読字の準備スキルが同時にみられうる。

小児期中期に他の精神科疾患の併存がみられないSRDの子どもが，十代に精神医学的な問題が

生じる傾向は，SRDをもたない他の子どもと同程度であることが追跡調査によって示唆されている（ただし，SRDをもつ女児は怒りの制御が困難となりやすい）。

SRDと素行障害が併存すると，十代の予後は増悪する。多くはしかるべき状況になればすぐに退学してしまい，資格や学歴をもたず，技能を必要としない職業に就き，十分な職歴を築き上げることもない。

児童青年期における精神医学的，心理社会的転帰は思わしくないが，SRDを成人期まで追跡した調査からは，成人の適応に及ぼす影響がそれほど大きくないことが示唆されている。ほとんどの読み書き能力の障害は成人期に引き続き認められるが，それに応じて自分の職業やライフスタイルを合わせることができるため，対照群と比べて精神医学的，社会的問題は多くない。

参考文献

Snowling, M.J. (2002) Reading and other learning difficulties. *In*: Rutter, M. and Taylor, E. (eds) *Child and Adolescent Psychiatry*. 4th edition. Blackwell Science, Oxford, pp. 682-696.

さらに理解を深めるための文献

Annett, M. *et al*. (1996) Types of dyslexia and the shift to dextrality. *Journal of Child Psychology and Psychiatry*, **37**, 167-180.

Maughan, B. *et al*. (1996) Reading problems and antisocial behaviour: developmental trends in comorbidity. *Journal of Child Psychology and Psychiatry*, **37**, 405-418.

Vellutino, F.R. *et al*. (2004) Specific reading disability (dyslexia): what have we learned in the past four decades? *Journal of Child Psychology and Psychiatry*, **45**, 2-40.

第28章

不安定なアタッチメントパターン
insecure attachment

　本章ではアタッチメントパターンの発達について論じる。アタッチメント形成の過程は，すべての哺乳類の幼年期に生じるものである。何種類かの共通するアタッチメントパターンがあるが，そのなかのいくつかは，安定ではなく，不安定なパターンである。本章で後述するように，不安定なアタッチメントパターンの少なくとも一部については，後になんらかの精神症状や精神障害を生じるリスクファクターとなる。不安定なアタッチメントパターンには，必ずしも精神医学的問題は伴わない。一方で，すべての領域で特徴的な情緒・行動上の問題が揃った愛着障害はまれではあるが，これには必ず精神医学的問題を伴う。このため愛着障害については**第16章**で別に論じた。

アタッチメントの本質

　アタッチメントに関する臨床的および科学的思索は，この25年間，ジョン・ボウルビィ Bowlby, J.（1907〜1990）の著作に強い影響を受けてきた。ボウルビィは英国の精神科医で精神分析医であるが，その専門領域の垣根を越えて，動物行動学やサイバネティクスの研究成果を重視した。他の多くの専門領域では行動に注目して研究を行なうが，動物行動学者は人間を含む動物の行動を，とくに生態学的，進化論的見地から研究する。動物行動学者は，特定の種類の行動について形態よりもその機能を考え，ある種が占有するようになった生態学的地位 ecological niche において，なぜ特定の行動が適応的であるのかを問う。この意味では，アタッチメントは安全を確保することと，探索や遊びを広げることの間のバランスを制御するものとして理解される。極端な例を挙げると，幼年期の哺乳類が親にしがみついていると，捕食者からは比較的安全に守られる一方，自立に活用される生きた知恵（スキル）を学ぶことはできないだろう。その対極の例として，あまりにも早く自立しすぎた若年の哺乳類は，多くの役に立つスキルを身につけるだろうが，早死にするリスクもある。鍵となる成人は「安全基地」として振る舞い，子どもはこの基地から発進して探索に赴き，脅かされ保護が必要になったとき，この基地に退避するのである。

　ボウルビィによれば，子どもにとって，保護的な対象にアタッチメントをもっていることのニーズ（必要性）は，食物のニーズと同じくらい基本的かつ重要なのである。これは早期の精神分析理論とは矛盾する見解である。それまで精神分析理論では親が食物を与えることに伴って，子どもは親を対象として絆を築いていくという，いわゆる対象関係におけるカップボード・ラブ（欲得ずく

の愛情）理論が大勢であった。ボウルビィの見解はハーロウ Harlow, H.F. の子猿（猿の乳児）についての有名な（しかし胸の痛む）実験によって支持されることになった。猿の乳児がその母親から分離されると，乳児は針金でできたミルクを与える機械モデルよりも，毛布で覆われたモデルのほうにしがみついてほとんどの時間を過ごした。これはカップボード・ラブ理論に基づく，乳児がミルクを与えてくれる針金でできた機械モデルのほうに慰めを見出すであろうという予測とは反対の結果である。

　ボウルビィのアタッチメントについてのアイディアは，サイバネティクス理論からも大きな影響を受けている。サイバネティクス理論とは，生物などのあるシステムが外界から情報を獲得して処理し，それを用いてある目的の達成のために外界に働きかけるような過程について研究する領域である。たとえば室内温度を比較的一定に保つような（これを**制御変数**とする）暖房システムの方法については，いくつかの候補となる戦略が描ける。たとえば屋内に設置した温度調節器が，制御変数についての情報を**フィードバック**し，室内温度が下がりすぎると暖房器の稼働レベルを高めるというシステムが考えられる。この場合はフィードバックによって，システムのループが完成する。すなわち暖房システムは室内温度に影響を与え，フィードバックという方法で，室内温度が暖房システムに影響を与えているのである。他に考えうる制御の戦略として，**予測変数**についての情報を用いる，ときに**フィードフォワード**と呼ばれるシステムも考えられる。ひとつの例として，季節が秋になったらスイッチが入り，春になったらスイッチが切れるという，英国の病院の多くが好んで採用しているぞんざいな暖房システムの方式が挙げられる。より洗練されたシステムでは，屋外の温度調節器を設置して，外気温が低下したら暖房器のスイッチを入れるという方法も考えられる。予測変数についての情報入力はフィードバックシステムのようなループは形成しない。季節や外気温は暖房システムに影響を与えるが，逆方向への影響はない。要約するとフィードバックは制御変数の情報に基づき，フィードフォワードは予測変数の情報に基づいている。

　安全と探索の最適なバランスを維持するために，アタッチメント行動はある部分では予測変数からの制御を受けている。子どもが病気のときや見知らぬ人がそばにいるときや，周りが暗くなったときに，保護的な大人に近づいていくことは未熟な子どもが脅威（を予測する情報を用いて）から身を守るという進化論的意味に基づく行動制御のシステムとしてよく説明できる。このようなフィードフォワードシステムは，制御変数からのフィードバックによって補われる。公園で探検している幼児を見ていると，まるで保護者と長いゴム紐でつながれているように，自分からあちこちに冒険しては，とって返して保護者に近づく様子を目にするだろう。ここで子どもが遠くに行きすぎて迷子になってしまうのを防いでいる行動システムは，保護者と子どもの距離を制御変数とするフィードバックシステムと考えられる。保護者と子どもの距離が大きくなりすぎると，アタッチメント行動が活性化され，子どもを最適な距離に引き戻す。これは室内温度が低すぎるとフィードバック制御による暖房器が作動して温度を引き上げるのと大方同じ方法と考えられる。

　さまざまな種類のアタッチメント行動が，子どもと養育者の十分な近接性を維持する目的で働いている（いろいろな種類の暖房器が家を暖かくするのに稼働しているのと同じである）。子どもが大人に向かって，はいはいや歩いて接近する能力は最も明白なアタッチメント行動の一つである。子どもの呼び声，愛らしい微笑み，泣き声も養育者を傍に引きつける効果的な方法である。子どもの養育者からの分離時の怒りも同じような役割を果たしている。怒ってかんしゃくを起こすことで，

養育者は今後さらなるかんしゃくを避けるために子どもの傍についていようと動機づけられる。しかし怒りはリスクの高い戦略ともいえる。もともと子どもに関わる動機の乏しい養育者の場合，ますます傍についていようとしなくなるかもしれない。養育者に動機づけが乏しい場合，要求を最小限に維持することのほうが，よりよい戦略となる。不承不承関わっている養育者であっても，いないよりはずっとましだからである。

子どもは，生後6カ月までに比較的少人数の大人を対象に明確なアタッチメントを形成する。これらの大人を**アタッチメント対象**と呼び，多くの子どもでは，このアタッチメント対象の間に序列がある。たとえばある子どもは両親に対してアタッチメントを形成しているが，両者がいる状況で慰めや安心を求める場合には，父親よりも母親に向かうという例が挙げられる。アタッチメント形成の途中の乳児期早期の子どもでは，養育者からの分離を経験しても代理となるケアが良好であればよく耐えることができる。一方，6カ月から4歳と年長の乳幼児にとっては，すでに確立したアタッチメント対象からの分離の体験がよりストレスの高いものとなる。アタッチメント対象との分離や喪失のストレスについては次章に述べる。

アタッチメント理論は，発達心理学のなかでも支配的なテーマであったため，親子関係のその他の要素，遊びや教示や限界設定の役割については控えめに取り上げられてきた。これらのアタッチメントとは異なる親子関係への諸側面への注目は，多文化間や同じ文化のなかでも地域や社会階級などの文化的条件によって異なっている。

ボウルビィは，認知心理学と精神分析的対象関係論の諸要素を統合して，子どもはアタッチメント対象との経験を内在化し，子ども自身，他者，子ども自身と他者との関係性についての**内的作業モデル**を生成するという理論を呈示した。子どもからの要求への感受性や応答性が高い養育を経験した子どもは，他者を思いやり深く信頼できる存在としてみるようになる。また自分自身についても愛され，大切にケアされる価値のある存在であると考える。それとは反対に拒絶され無視されて育った子どもは，他者を無慈悲で信頼できない存在とみなし，自分自身も愛されケアされる価値のないものと考えるようになる。小児期の後半や成人期では他者との対人関係行動が発展するが，そこでの新たな関係性も，それまでもっていた想定の延長線上に築かれていく。たとえばある人が他者には思いやりがないと想定していれば，彼（彼女）はそれに応じた対応を他者に対してとるだろうし，そうした対応をされた他者が思いやりのある行動をとることは，めったにないだろう。この意味で当初の想定は自己実現的なものとなるわけである。このような過程がある人がもっている想定を強化するひとつの要因である。その他の要因として，自らの経験において，各自がもっている内的作業モデルを強化するような側面に対して，選択的に注目したり，その側面のみはっきりと記憶したりする傾向が挙げられる。そのとき内的作業モデルに矛盾する経験は無視されたり，忘れられたりしている。内的作業モデルは，早期のアタッチメント体験と後の心理社会的転帰とをつないでいるという点で，鍵となる役割を果たしている，という見解は大変魅力的であるが，それを実証する調査研究はまだ端緒についたばかりである。

安定型および不安定型のアタッチメントパターン

ほとんどすべての子どもがアタッチメントを形成するが，その質はさまざまに異なる。アタッチ

メントの質の多様性についての研究の多くで，メアリー・エインズワース Ainsworth, M.D.S. らが開発した**ストレンジ・シチュエーション法**（SSP）が用いられている。この方法は生後 12 〜 18 カ月の幼児を対象としている。この評価手続きでは，対象となる幼児を 20 分程度，初めての見慣れない部屋で過ごさせ，ワンウェイ・ミラーかビデオカメラを通して観察する。幼児のアタッチメント対象の一人と見知らぬ大人が，あらかじめ定められた段取り（**図 28.1** 参照）で出入りする。この高度に人工的な手続きは，幼児の日常体験を表しているとはいえない。それはちょうど，循環器医や内分泌科医が，通常の環境では現れない病的所見を明らかにするためにストレス負荷試験を行なうようなものである。その意味でストレンジ・シチュエーション法は，見慣れない状況，見知らぬ大人，アタッチメント対象からの分離という 3 重のストレス状況に幼児がどのように対処するかを評価できるようにデザインされたストレス試験と考えられる。ストレンジ・シチュエーション法が最初に導入されて以来，第 3 および第 5 観察場面の分離場面で，幼児がどのような反応を示すかが強調して示されてきた。しかしながら，その後の検討より，分離のストレスの程度はむしろ子ども自身の気質とおもに関連しており，子どものアタッチメントの安定性とは関連していないことが明らかになった。その結果，アタッチメントの評価については第 4 および第 7 観察場面の再会場面の行動パターンが，より注目されるようになった。

エインズワースの原典の ABC 分類は，ストレンジ・シチュエーション法から得られる情報に基づいて，特定の養育者へのアタッチメントが安定したものか，不安定なものかを分類する。B タイプ（安定型 secure）が安定したアタッチメントで，不安定なアタッチメントパターンは A タイプ（回避型 avoidant）と C タイプ（抵抗／アンビヴァレント型 resistant-ambivalent）に分けられる。最近では ABC タイプに加えて，新たに追加された類型として D タイプ（無秩序／無方向型 disorganized-disoriented）のアタッチメントパターンを示す子どもの存在が注目されるようになった。D タイプの子どもは，以前は ABC タイプのいずれかにばらばらに含められていたが，新たな

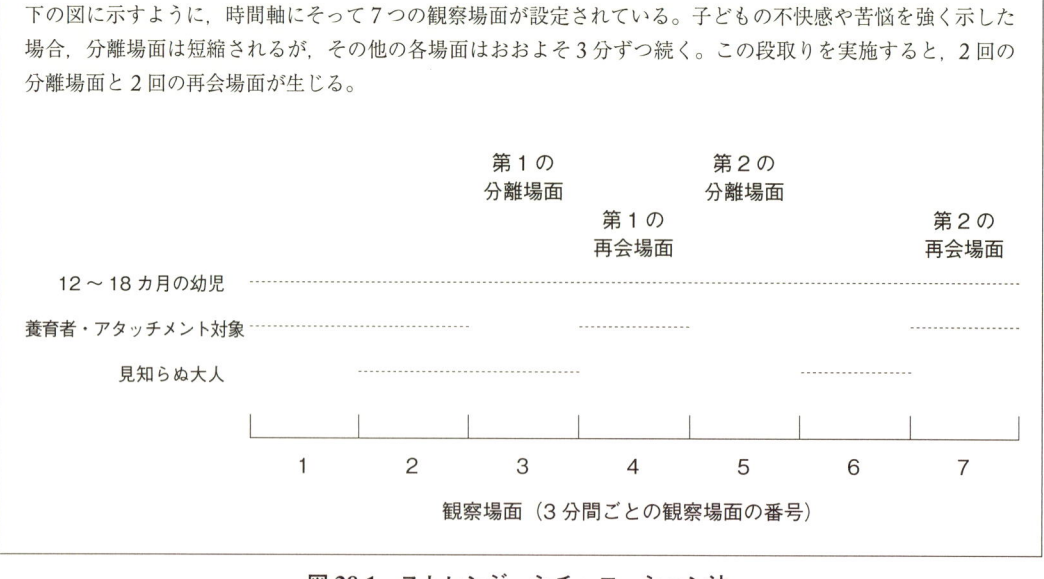

下の図に示すように，時間軸にそって 7 つの観察場面が設定されている。子どもの不快感や苦悩を強く示した場合，分離場面は短縮されるが，その他の各場面はおおよそ 3 分ずつ続く。この段取りを実施すると，2 回の分離場面と 2 回の再会場面が生じる。

図 28.1　ストレンジ・シチュエーション法

表28.1 アタッチメントのABCD分類

タイプ	子どもの行動の特徴（SSP）*	一般人口でみられる割合	みられやすい養育スタイル	みられやすい養育者のアタッチメントパターン（AAI）**
A＝回避型（avoidant）	探索行動時に養育者にほとんど社会的参照を行なわない。分離にさいしての苦痛も最小限である。養育者との再会にさいして回避や無視する態度を示す。	15%	積極的にアタッチメント行動を拒絶するか，強度の侵入的な関わり。やさしさが欠如し，親の怒りは抑圧されている。	アタッチメント軽視型 dismissing
B＝安定型（secure）	探索行動にさいして，養育者を安全基地として利用する。分離にさいして苦痛を示すこともある。再会にさいしては養育者を積極的に迎え，慰めを求めた後遊びや探索を続けることができる。	60%	子どもの示すサインに対して敏感。子どものニーズに対して応答的子どもの苦痛に即座に反応し，否定的な感情の緩衝材となる	自律型 autonomuos
C＝抵抗／アンビヴァレント型（resistant-ambivalent）	最小限の探索行動。分離にさいしては強い苦痛を示す。再会にさいしては落ち着きにくく，しがみつきと怒りの混合した両価的な態度を示す。	10%	最小限で一貫しない応答性	とらわれ型 preoccupied
D＝無秩序／無方向型（disorganized-disoriented）	探索や再会場面でまとまりのある行動パターンが欠如している。養育者のいる前での未統合で無方向な行動から怖れや混乱が示唆される（例：体を揺する，顔を覆う，凍りつく，接近行動と回避行動が予期せず切り替わる）。	15%	養育行動は脅かすようであるか予測不能である。乳児が出すキューに応答しない。乳児からのコミュニケーションや乳児の目標を無視して関わる。乳児に矛盾する二重のメッセージを出す（例：腕を差し出しながら，後ずさりをする）	未解決型 unresolved

＊　ストレンジ・シチュエーション法（SSP）
＊＊アダルト・アタッチメント・インタビュー（AAI）

1つのタイプとして分類されるようになった。各タイプの子どもの行動にみられる特徴を**表28.1**に示した。この表には米国の一般人口の子どもでの各タイプがみられるおおよその頻度と，子どもの各タイプに対応する養育者の養育スタイル，アダルト・アタッチメント・インタビュー Adult Attachment Interview：AAIで判定された養育者自身にみられやすいアタッチメントスタイルの分類を同時に示している。

　安定したアタッチメントパターンは，不安定なアタッチメントパターンよりもよいことは明白なのだろうか？　後述するように安定したアタッチメントパターンが，少なくとも米国の中流社会で

は幸福な生活や社会的成功を促進するであろうことは真実である。しかしながら進化論的視点からすると，不安定なアタッチメントパターンもまた劣悪な状況に対する，適応的な反応でありうることは肝に銘ずべきであろう。それはちょうど慢性的な低栄養状態では発育が制限（発育不全）されるほうが適応的な反応であるのと同じである。養育者が拒絶的な場合，Aタイプの回避型アタッチメントパターンが，子どもが完全に放棄されるリスクを冒さずに，いくらかでもケアを受けるうえで，最も適応的な戦略と考えられる。半分でもないよりはまし half a loaf is better than no bread という原則である。逆に養育者がとらわれ型で，子どもを時おり無視するような傾向にある場合は，Cタイプの子どもにみられるような大げさに強調されたアタッチメント行動が，子どものニーズにあった養育者からの反応を得るために最も適応的な戦略となる。それはちょうど蝶番のきしみに油をさすようなものである。一方Dタイプの子どもの示す行動パターンがどのような状況で適応的であるかは，まだ明らかではない。

　ストレンジ・シチュエーション法で評価されたABCDの各タイプの相対的な出現頻度は，異文化間や，同一文化内でさまざまに異なる。その差異はある程度まで，測定誤差によると思われる。日本では抵抗／アンビヴァレント型のアタッチメントパターンの比率が高いと記述されているが，日本の幼児は欧米と比べて母親と離れて過ごすことは非常にまれで，ストレンジ・シチュエーション法自体が，日本の母子に与えるストレスが欧米の母子に対してよりもずっと大きいためかもしれない。そのため，より著明で，延長したしがみつき行動が引き出されると考えられる。そうした誤差は次の2つの文化差の場合にはあまり含まれていないようにみえる。ドイツ北部での調査では，Aタイプ（回避型）と評価された子どもの比率が高かったが，幼児のより早い時期での自立に向けて後押しするような，この地域の文化によるものと考えられる。イスラエルでは，キブツ（集産主義的養育・生活共同体）で生活する子どもたちでCタイプ（抵抗／アンビヴァレント型）のアタッチメントパターンが多くみられたが，これはキブツの生活で幼児は子どもの家に集められ寝ているので，養育者の応答を得るためにはより強く，長時間にわたって，泣き声や苦痛の訴えでアピールし続ける必要があるためと考えられる。米国での母親以外による養育によって日常の大半を過ごしている乳児の研究の多くでは，不安定型のアタッチメントパターンの比率が高いと報告されている。これは母親以外による養育の一部は，養育の質が低いことと関連するかもしれない。

　不安定型アタッチメントパターンの比率は，家族における否定的要因，すなわち母親のうつ病やアルコール依存症，子ども虐待が存在すると上昇する。この関連はDタイプ（無秩序／無方向型）で最も明らかにみられるが，後述するように，この類型は将来問題が生ずることを最もよく予測する要因である。そのため，両親のいる中流家庭ではDタイプのアタッチメントパターンは15％にのみみられる一方で，不適切な養育がみられる家庭では子どもの80％がDタイプのパターンを示していた。

　これらのABCD分類はストレンジ・シチュエーション法が実施された子どもと養育者のペアごとに特異的な結果として適用される。このため片方の親に対して，安定したアタッチメントを示していた子どもでも，他の養育者との間で再評価すると，もう一方の親や乳母やデイケアのスタッフとの間では不安定なアタッチメントパターンと分類される場合もある。ある子どもたちは養育者全般に安定したアタッチメントパターンを示す一方で，他の子どもたちは安定型と不安定型のパターンが養育者によって混在してみられるのである。このような混在したアタッチメントパターンを示

す子どもたちについて，その後の発達を調査すると，最も重要な養育者との間のアタッチメントの質が，とくに大きな影響を与えていた。最も重要な養育者が誰かについては，日々の生活での接触の量によって判断するのが妥当のようである。いくつかの縦断研究では，覚醒している時間のほとんどをデイケアで過ごしている乳児では，両親とのアタッチメントの質よりもデイケアスタッフとのアタッチメントの質のほうが，その後の発達をよりよく予測していた。重要な示唆のひとつに，乳児が両親との間でいかに質の高い関わりの時間をもっていたとしても，デイケアで質の悪い関わりを受けながら過ごす時間がずっと長かったとすれば，その悪影響を完全に帳消しにはできないということである。

生涯を通じたアタッチメントパターン

　ストレンジ・シチュエーション法は 12 ～ 18 カ月の子どものアタッチメントの安定性をテストする方法であるが 3 ～ 4 歳の子どもと 5 ～ 7 歳の子どもを対象とした，より新しいアセスメントが設計された。これらの新たなアセスメントでも，養育者との再会場面での子どもの反応に基づいて，ABCD の各カテゴリーに分類される。

　子どものアタッチメントパターンの類型は一般に安定している。この安定性の説明として，子どもの対人関係についての内的作業モデルが小児期早期に規定されて以降は，アタッチメントパターンの変化に抵抗するというものがある。もうひとつの説明は，家族環境が一般に安定しているためというものである。たとえば乳児に対して敏感で応答性の高い母親は，何年か経っても，同じ子どもに対して敏感で応答性の高い態度を保っている可能性が高いため，年ごとに安定したアタッチメントパターンが促進されていく。これらの説明のどちらが妥当かを明らかにするには，家族環境がよい方向であれ悪い方向であれ著明に変化した場合に何が起こるかを研究するという方法がある。たとえば不安定なアタッチメントパターンをもつ乳児の養育者が，より敏感に応答するように教示を受けると何が起こるだろうか？　早期体験がすでに不可逆的な鋳型を形作ってしまっているので，このような変化は何の効果も与えないのだろうか？　あるいは過去の養育よりも今の養育の影響が重要なので，子どもは安定したアタッチメントを示すようになるのだろうか？　現在得られている限られたエビデンスからは，それらの中間の答えが導き出される。すなわち早期のアタッチメント体験は，それは単に同じ環境が持続するためばかりではない持続的な影響をもたらす。しかしながらこの影響は完全に不可逆性のものでもなく，根本的に変化した生活環境があれば，緩和したり，場合によっては，正反対のパターンに反転することさえある。

　成人期のアタッチメントへの関心が近年急激に増している。成人の親密な関係性には共通してアタッチメントの要素があり，安心感や慰めや自信を与える源となっている。成人期には小児期と異なり，対等な立場での相互的な絆であり，各成人は互いに相手のアタッチメント対象となり，同時に性的関係のパートナーでもある。成人期のアタッチメントの質についての研究は，メイン Main, M. によって開発された**アダルト・アタッチメント・インタビュー（AAI）**によるところが大きい。この面接法では，成人に対して，小児期のアタッチメント関係についての記述と評価のための質問を行なう。同時に分離や喪失体験についても質問し，それらが回答者の発達や人格形成に与えた効果を記述し評価する。回答者は面接を通じて，総合的なアセスメントを導くために役立つ特異的な

自伝的エピソードを挙げることを求められる。その目的はずっと過去に遡って起こったことを再構成することではなく，語られた言葉の分析を通じて回答者の現在のアタッチメントに関連する心の状態のモデルを確立することである。4つのカテゴリーが同定されており，それぞれが子どもにおけるABCD分類の1つと対応している（**表28.1**参照）。

(1) **アタッチメント軽視型**：回答者が小児期の情動を伴う記憶を想起して語ることはほとんどない。親密さやアタッチメントには価値を置いていない。理想化された両親像は想起された特定のエピソードの細部とは調和していない。こうした回答者は子どもでの類型でいうとAタイプのアタッチメントパターンに類似しており，アタッチメント行動や感情は否認，制限あるいは抑圧を受けている。

(2) **自律型**：回答者はアタッチメント関係に価値を置いており，小児期の情緒的支持を受けた関係性の歴史を確信に満ちて語るか，あるいは小児期の情緒的支持が得られなかったことに折り合いをつけている。典型的には自己信頼が高く，客観的で，防衛的ではない。こうした回答者は子どもでいうとBタイプの安定型に類似しており，アタッチメント感情や行動は開かれてバランスの取れた方法で表現され，アタッチメント対象に適切な依存と信頼を寄せている。

(3) **とらわれ型**：小児期の関係性についての陳述は，混乱し，未統合で，客観的ではない。彼らはまだ小児期の出来事にとらわれており，それらを乗り越えて進むことができないようにみえる。親への怒りは解決していない。これらの回答者は子どもの類型でいうCタイプの子どものアタッチメントパターンに類似し，アタッチメント感情や行動は強調され，両価的である。

(4) **未解決型**：潜在する心的外傷的な出来事に関して語るさいには，合理性や語りの脈絡をモニターする機能が突然に減退する徴候がある。すなわち，解離性の記憶障害もしくは未解決の心的外傷的な記憶に対する異常な没入がみられる。これらの回答者はDタイプ（無秩序／無方向型）の子どもに類似している。

この評価スキームは，複雑さや主観的判断が大きいようにみえるとしても，親と乳児におけるアタッチメントパターンは，驚くほどよく対応している。親のアタッチメントパターンの類型をAAIを用いて分類し（子どもの誕生前か後），さらにその乳児の親に対するパターンをストレンジ・シチュエーション法を用いてABCD分類で評価すると，おおむね2／3の乳児は親とアタッチメントパターンが一致する。この一致率は，大人が語った内容の筆記録の分析と，子どものビデオ記録された行動の分析というアセスメント方法の差異を考慮すると，驚くべきものといえよう。

不安定型のアタッチメントパターンの転帰

安定型と不安定型の乳児の心理社会的発達を比較する研究が数多くなされている。多くの研究に一貫して示されている図式は，安定型のアタッチメントを示す子どもは平均すると，ずっとよい発達を遂げているということになる。しかしながら，安定したアタッチメントをもつ子どもは，皆がうまくいっているわけではなく，不安定なアタッチメントを示した子どもは必ずうまくいかないわけでもない。不安定型のアタッチメントパターンそのものが鍵となるリスクファクターであるために，2つの群間の発達に差が生じるのかどうかは，まだ明らかではない。別の可能性として，不安

定なアタッチメントとは，より広い範囲の長期的に有害な作用をもつような家族環境のひとつの示標にすぎないかもしれない。

　因果関係としてのつながりかどうかは明らかでないが，安定型のアタッチメントパターンは，子ども同士や大人との調和の取れた関係性を形成する可能性を増す。このことは家族や友人などとの親密な関係において最も明確に示されている。安定型のアタッチメントをもつ子どもは，母親に対してより協力的で応答性が高く，年少のきょうだいを慰める態度をとり，よい友達関係を築いている。親への不従順や，きょうだいげんかも少なく，友人に支配的になることも少ない。安定したアタッチメントパターンをもっていることは，知り合いではあるがそれほど親密ではない社会的パートナーとの関係でも明らかに利点がある。平均すると，安定型のアタッチメントを示す子どもは，教師に情緒的に依存することは少なく，子どもだけでは対処しきれない難題に直面したときには，教師の援助を頼むことがよりうまくできる。典型的には，級友に好かれていて，いじめられることは少ない。これは安定したアタッチメントをもつ子どもは，同世代の子どもに対してより多く共感を示すので，遊びの場面で葛藤状況に陥ることが少ないためと思われる。アタッチメントパターンの安定性は見知らぬ大人や子どもとの社会的相互作用の質に対しては最も影響が少ない。そうした相互作用は，子どもの社交性など，かなりの程度遺伝的に規定される，子どもの気質の影響を第一に受ける。逆に親密な関係の質を規定する要因としては，遺伝要因はそれほど重要ではない。

　早期の研究では，アタッチメントパターンについてABC分類を用い，Aタイプ（回避型）のアタッチメントパターンと攻撃性のような外在化問題 externalizing problem との関連がとくに強調されていた。しかし近年の研究では，後になって認識されたDタイプ（無秩序／無方向型）のアタッチメントパターンこそ，外在化問題の最も有力な予測変数であることがわかってきた。たとえば，ある研究では，無秩序／無方向型のアタッチメントパターンを示した18カ月の子どもでは，保育園で他の子どもに深刻な攻撃的行動を示す頻度が6倍近く高くなっていた。無秩序／無方向型のアタッチメントには，回避の要素も含まれているが，単に回避的なだけで未統合な要素を含まないアタッチメントパターンを示す子どもでは，その後に通常みられないほどのの攻撃性を示すことはあまりない。おそらく子どものおかれた家庭環境が著しく不利な状況の場合，それが起点となって一定の発達経路が始まると考えられる。すなわち乳児期には無秩序／無方向型のアタッチメントパターンと不機嫌さで特徴づけられ，小児期には反抗挑戦性障害，青年期にはより重症化した素行障害や少年非行につながるような発達経路である。

　アダルト・アタッチメント・インタビュー（AAI）を用いた研究の数は増えており，精神障害やパーソナリティ障害をもつ成人のアタッチメントパターンの分類について研究がなされている。臨床サンプルでは，自律型（安定型）のアタッチメントパターンをもっている成人は10％にすぎず，一般人口など低リスクのサンプルにおける60％を大幅に下回った。臨床サンプルの残り90％の患者では，3つの不安定型のアタッチメントパターン（アタッチメント軽視型，とらわれ型，未解決型）にほぼ同率で分かれた。現在のところ，特定の精神科診断と特定のアタッチメントパターンの関連については，まだヒントとなる知見が得られたにすぎないが，たとえば境界性パーソナリティ障害ととらわれ型や未解決型のアタッチメントパターンには関連がみられるようである。アタッチメント理論から得られる洞察とその他の領域の発達精神病理学の知見とを統合するような研究が今後求められる。

参考文献

Greenberg, M.T. (1999) Attachment and psychopathology in childhood. *In*: Cassidy, J. and Shaver, P.R. (eds) *Handbook of Attachment: Theory, Research, and Clinical Applications*. Guilford, New York, pp. 469-496.

さらに理解を深めるための文献

Bakermans-Kraneburg, M.J. *et al.* (2003) Less is more: meta-analyses of sensitivity and attachment interventions in early childhood. *Psychological Bulletin*, **129**, 195-215.

Cassidy, J. and Shaver, P.R. (1999) *Handbook of Attachment: Theory, Research, and Clinical Applications*. Guilford, New York.

第29章

生まれと育ち
nature and nurture

　最近まで，子どもにみられるさまざまな困難に関する研究の多くは，よくない転帰は，好ましくない養育環境に由来すると推定していた。しかしながら，実際はもっと込み入った事情がある。たとえば，読む能力が低い子どもは，子どもが親の前であまり本を読まない環境で育てられた家庭の出身であるという知見について，ありそうな解釈を考えてみよう。多くの者は，子どもが読書に興味をもたなかったり，その能力がないのは，親が，本を読むことに注意を払わなかったり，促さなかったことによると結論づけるだろう（「そんなことはあたりまえだ」という声さえ聞こえてきそうである）。しかしながら，他にもいくつもの解釈ができる。第一の可能性としては，たとえ両親が，本が好きで，本を読むことが得意だとしても，子どもは生来本を読むことができない（ディスレキシア dyslexia）かもしれない。そうであれば，子どもは本を読みなさいと勧められると大変不快を感じるだろう。彼には妹のように読む能力はないからである。両親は，自分たちが本を読むように励ましたことで，子どもが泣きべそをかいたり，怒ったり，子どもがみじめになったりするのを避けるために，無理に読書をさせないようになるだろう。第二に，両親も子どもも，両方遺伝的に読字障害 reading difficulties があるために親子ともに読書に関することはすべて避けている可能性もある。第三の可能性としては，もし親子ともによい機会があったなら，本をもっと読むことができたかもしれないが，家のなかにはまったく本がなく，ビデオばかり見る家庭環境のなかに住んでいることが考えられる。もちろん，3つの説明が同時に関与しているかもしれない。

　何が原因で何が結果かというのは，もはや学問的な事柄ではない。もし，われわれが，人びとの生活が向上するように努めるなら，われわれは事態を正しく理解しなければならない。個人レベルでは，たとえば，もし自閉症の子どもが遺伝的にコミュニケーションの障害が規定されており，そのためにまったく正常な母親がコミュニケーションをすることを諦めてしまったような場合を考えると，「冷蔵庫ママ refrigerator mother（冷蔵庫のように冷たいと思われている母親）」に，自閉症の子どもと「つながる」ための抱っこのテクニックを教えこんでも意味がない。政策 policy レベルでも，ある荒れた団地に，子ども虐待や統合失調症が多発するからといって，その建物を建て直すことはほとんど意味がない。実際，これらの障害をもっている人たちが，結果的にそこに住みついてしまったのは，社会的にハンディキャップがあるからだとしても，である。彼らはどのような新しい環境でもハンディキャップを持ち込むであろうし，それにどう取り組むかは彼らの権利でもあるからだ（もっとも，他の理由でその温床となっている団地を立て直すことはいい考えではあろ

うが）。一般によくみられるさまざまな逆境的家族環境をレビューする前に（それについては**第30章**参照），まずは生まれつきの素質と養育環境の因果関係やその絡みを解読するために役立つ一般的な原則を考えることが重要である。

ある要因が同時にみられても，それは原因と同じではない

多くの家族の要因がみられると，児童精神医学的な疾患の発症率が増加する。このように両者がみられるときに，その1つを原因であると考える罠には容易にはまりやすい。もし家族のある特性（F）が，児童精神医学的なある疾患（C）とともにみられたなら，FがCの原因となりうるかもしれないが，別の2つの説明も考えられる。すなわちCがFの原因になっている，これは**因果関係の逆転** reverse causality として知られる。もう1つは，**第三の要因** third factor や**交絡因子** confounder が挙げられる。たまたまCとFが一緒にみられたにすぎないという説明である。

因果関係の逆転

精神医学的に障害された子どもは，家族の特性に影響を与えうると考えることはもっともである。たとえば精神医学的に障害された子どもがいると，両親には抑うつ，怒り，批判，冷淡さ，過剰防衛が生じ，懲罰的になったり，あるいは，さじを投げてしまうようになったとしても不思議ではないだろう。このような結末となってしまうことについての最も強力なエビデンスは，介入研究からみてとることができる。たとえば，ある研究は，中枢神経刺激薬が子どもの多動を改善すると，通常は母親が子どもを叱責することが減り，子どもに対する母親としての温かさが増し，そして母親の子どもと一緒に過ごす時間が増えたというエビデンスを示している（**第5章**を参照）。もちろん，子どもの多動によって引き起こされた両親の否定的な態度は，子どもの発達を阻害しているというケースも依然考えられるであろう。しかし，先に述べたエビデンスは，たいていの状況では，子どもの特性が実際に両親の行動に影響を与えているが，この両親の行動自体は独立した影響を子どもに与えていることを示している。

第三の要因

もし母親と娘がどちらもことさらクモを恐がっている場合，自然に考えれば，その娘は母親から不安を学習しているといえる。けれども，母親の恐怖と娘の恐怖は，共通の原因で生じているということも考えられる。母親と娘は，恐がりという共通の遺伝的な傾向をもっているかもしれないし，母子でクモが出てくる恐怖映画を見たのかもしれない。遺伝的な第三の要因に対する最も直接的なエビデンスは，養子縁組についての研究から得られる。もし，クモに特定の恐怖をもっているということが完全に遺伝によって規定されているとすると，養子縁組によって育てられている子どもは，クモが恐いということについて，彼らの生物学的親に似ることはあっても，育ての親に似ることはないだろう。環境における第三の要因を同定するためには，他のアプローチが必要である。たとえば，同じ映画を見たことが親も子どもも両方クモを恐がることになったのならば，今度はその映画の恐さ加減を少し手加減すれば，両親の恐怖と子どもの恐怖がともに起きなくなるということが疫学的にも証明されるはずである。

子どもは，3つの異なった社会で生活している。家族，学校，そして仲間集団である。この3つは，異なっているけれどもお互いに関連している。そのため，社会経済的に恵まれず，諍いの多い家庭で育てられている子どもは，登校がおろそかになったり，乱暴な子どもと遊ぶ傾向がある。しかしこの関連から原因を同定することは難しい。

たとえば，もし恵まれない家庭で育てられている子どもが，学校を怠けるとすると，そうした家庭環境が直接子どもの怠けを助長しているのだろうか？　あるいは，その家庭環境は怠けを助長するような荒れた学校の単なる指標にすぎないのだろうか？　これらの好ましくない要因が，3つの社会のなかで同時にみられるので，事態はより複雑になる。たとえば，子どもがたくさんいることは，失業，貧困，両親の精神障害，あるいは他のいくつか考えられるリスクファクターと関連している。家族がひしめきあって暮らしているような家庭環境では，ひしめきあっていることが直接非行に影響しているのであろうか。それとも，ひしめきあっていることは単に他のリスクファクターの指標として作用しているにすぎないのであろうか。この種の疑問に答えるべくさまざまな研究デザインや研究手法が考案されている。

遺伝，共有環境および非共有環境

1970年代頃まで，遺伝子は人びとの身体的な組織を作り，どのように育てられたかが心理的な特性に関連すると広く信じられていた。それゆえ，たとえば，非常にしつけが厳しく感情を表に出さないように養育されたら，その子どもは辛抱強く，情緒的に冷たい性格になる。一方，一貫性がない養育態度の下では，感情的に不安定で，自分の感情を表に出しやすい性格になると考えられた。そして遺伝子が，身長などの身体的特性を規定するように，特定の遺伝子の配列ミスは，生命維持に必要なタンパク質が細胞の中で正しく構築されないことによって，特定の医学的な疾患を引き起こすと考えられた。

双生児研究や養子縁組研究での概念や方法が進み，**行動遺伝学**という新しい領域が生まれた。これによって，外向的か内向的かといった人格のディメンジョン（広がり），攻撃的な行動といった行動的な特性，うつ病のような病気の症状に，遺伝と環境がどのように関連して寄与しているかが分かってきた。ある特性の**分散**とは，研究対象の人びとの間でどのくらいその特性がばらついているかについて測定されたものである。**遺伝率**とは，どの程度分散を遺伝要因によって説明できるかという割合である。たとえばある特定の特性の遺伝率が25％であるということは（それが測定されたときの分布の状態では），その人口の多様性の1／4が遺伝の違いに起因することを意味する。遺伝で説明できない部分は，通常は2つの環境の構成要素に分けられる。1つは共有環境であり，もう1つは非共有環境である。これらの用語は，ときに誤解されているが，それについては本章で後に述べる。**共有あるいは共通した環境** shared or common environment とは，あらゆる遺伝的な類似性を考慮に入れて計算したうえで，同じ家族で生活する人びとに類似性をもたらす要因を示している。たとえば，貧困，汚くてじめじめしている住環境や大気汚染は，同じ家の誰にでも（母，父，息子，同居人）いらいらした気分を起こさせる。あるいは，もしあなたがフランス語を話す家で育ったなら，遺伝的にはどうであれ，あなたはフランス語を話すでしょう！　これと反対に，**非共有環境または他に類のない環境** non-shared or unique environment とは，たとえば，バス

に轢かれたり，薬物依存の親友をもっていたりというような，一緒に住んでいる親族によって共有できない要因を示している。

遺伝，共有環境，そして非共有環境がどのくらい重要かについて，現在では双生児研究や養子縁組研究で調べられている。最近では実のきょうだいであるか，両親の片方が共通するきょうだいであるか，あるいはどちらとも両親が違うきょうだいであるかに細分化された比較検討がなされている。図 29.1 は，3 つの特性について，双生児研究と養子縁組研究によって得られた知見につい

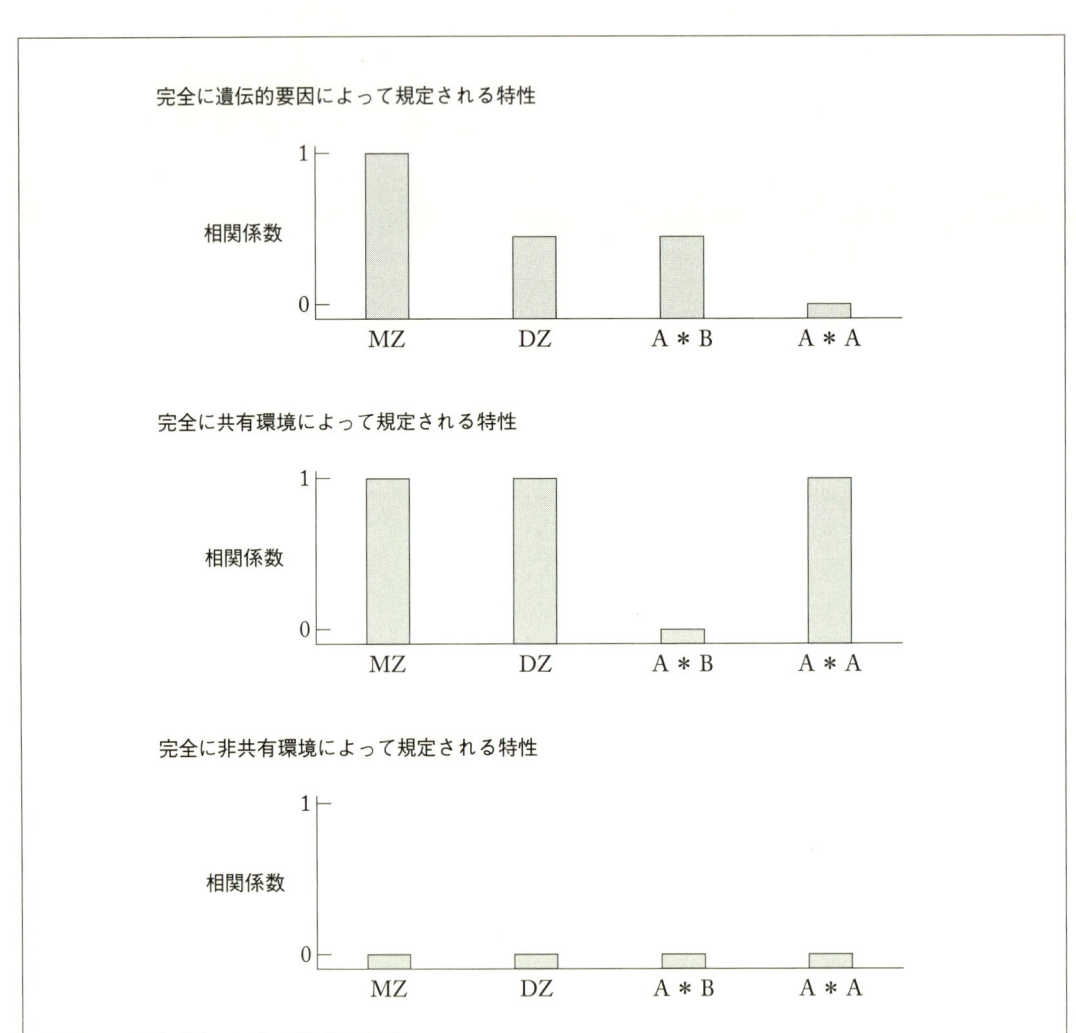

> 完全に遺伝的要因によって規定される特性
>
> 完全に共有環境によって規定される特性
>
> 完全に非共有環境によって規定される特性
>
> **MZ** = 一卵性（identical）双生児の比較
> **DZ** = 二卵性（non-identical もしくは fraternal）双生児の比較
> **A * B** = 幼少期に養子縁組された子どもと生物学的な親や同胞との比較
> **A * A** = 幼少期に養子縁組された子どもと養父母や同胞との比較
>
> **相関**とは近似性の測定である。値が 1.0 ということは，測定しているある特性が 2 人の間でまったく同一であることを意味し，一方，0 という値はその対象人口でランダムに選んだ 2 人にみられる近似性とまったく同様であることを意味する。

図 29.1　双生児および養子縁組研究からの結果

てまとめている。完全に遺伝的要因に規定されている特性，完全に共有環境に規定されている特性，完全に非共有環境に規定されている特性，の3つである。実際にほとんどの特性は，それらの混合体である。

遺伝的な影響

多くの心理学的な特性は，約40〜60%の遺伝的要因に基づいている。すなわち，ある調査対象で観察する要因のうち約半分が遺伝の差異によって説明がつく。ただし，素行障害については，この法則からはずれるものであろう。すべてではないが，ほとんどの研究で，この種の行動には遺伝的な関与は少ないと報告されている。その対極にあるのは，自閉症になる傾向であるが，これは遺伝的に90％以上規定されている。

共有環境の影響

1980年代になると，行動遺伝学は，おもに双生児研究に基づいて，共有された家族環境は，多くの人格の特性にほとんど影響を与えていないという，驚くべき成果を発表した。1987年の総説では，次のように力説している。「両親が行なうことは，子どもたちによって同じように体験されるが，彼らの行動の発達には，あまり影響を与えていない」。この議論の要旨は，双生児研究と養子縁組研究から得られた知見では，家族が類似していることは，環境が共有されているよりはむしろ遺伝を共有しているということを示しているのであり，養子縁組された子どもたちは，人格的な特性において，なんら養子縁組先の家族と似ていなかったということである。このような主張が主流であるなかで，行為の問題はその一般的な法則では説明できない重要な例外として際立っている。多くの研究は，共有環境が，その家族のなかで起こっている行為の問題の重要な原因であることを示しているのである。しかし，これらの遺伝についての一般化は，次に述べる点で問題も抱えている。

非共有環境の影響

もし多くの心理学的な特性のおよそ半分を遺伝で説明でき，もし共有環境の影響が弱かったり，まったく関連がないとするならば，残りの特性はどのように説明がされるのだろうか。現時点での最も受け入れられている答えは「非共有環境」である。子どもたちは，彼らの同胞と共有しない体験に最も影響を受けると考えられている。たとえば，両親が2人の子どものうち一方の子どもにより関心を向けているときには，両方とも両親からの関心が平均以下である場合よりも，より侵害的であるという話は確かに信憑性がある。精神保健の専門家は，一方がスケープゴーティング（いけにえ）の対象となり，もう一方が気に入られている場合について長い間関心をもってきた。それは非共有環境の影響の特殊な場合となるからである。同じ家族のなかで，その子だけが体験していることに焦点を当てることは，臨床的には大変有用である。しかしながら，これらの非共有環境の影響がどのくらい強力なのかについては，まだ定かではない。もし遺伝と共有環境があらゆる心理的な特性の半分しか説明できないとしても，非共有環境の影響によって，後の半分を説明しなければならないと考えるのは誤りである。説明できない残りの要因は，しばしば低く見積もられがちな測定誤差によるものかもしれないし，あるいは，脳の発達途上に偶然起こったものかもしれない。

非共有環境の役割は直接評価される必要がある。それは，行動遺伝学的分析において，「誤差」という意味と単純に等しいわけではない（訳注：次項で説明）。

行動遺伝学的研究の解釈についての注意点

研究で用いられた方法の限界を認識せずに研究結果を解釈すると，いくつかの問題が生じうる。

(1) これまで論じられているように，今日まで「環境」を直接測定することはほとんどできない。むしろそれは，ある特性がその対象人口のなかで測定され，遺伝学的な近似性が計算されたあとに残った差として考えられるのである。たとえば，もし同じ家族で育った一卵性双生児のある特性のスコアに 0.9 の相関があったとしたら，非共有環境の影響が 10% の原因となっていると考えられる。ただし，これは検証されていない仮説であり，①測定誤差である（もし，測定の信頼性「r 値」もまた 0.9 だとすると，測定誤差は「1 − r」つまり 10% となり，この場合はまったく同じとなる），②偶然の結果かもしれない。細胞の中の同じ遺伝物質でも，発達過程でランダムに変異しうるし，そうなると環境が同じでも表現型はわずかに変わってくるかもしれない。このような例では，真の相違は系統だった環境の影響で起こったのではなく，遺伝の表現型が不規則に変わったために起こったのかもしれない。

(2) 調査対象でみられる環境の相違（平均的にみられるばらつき）は，それほど大きくないかもしれず，それによって真の効果より低く見積もることにつながることもある。たとえば，西欧での身長は，17 世紀では 90% 以上が遺伝に基づくとみなされていたし，今日でもまたそうである。しかし，栄養などの環境は，身長を決定づけるのには大した役目を果たしていないと結論づけるのは誤りである。遺伝子的にはほとんど変わらないのに，現代の成人の平均身長は，15cm も伸びているからである。要は，17 世紀であろうと，現代であろうと，通常の栄養状態の範囲においては，**すべての人口を網羅すると**，身長はおもに遺伝要因に規定されるということなのである。大変栄養状態が悪い 3 世紀前に，長期的な栄養補助に関する研究があったとすれば，結果は変わっていたであろう。また児童精神医学では，双生児研究においてペアレンティング（親業）は，子どもの発達にほとんど影響しないと結論づけてきた。しかしこれは，多くの対象者にとって養育態度がそれほど大きく異ならないためである。養育がなんら重要な影響を及ぼさないという意味ではないし，もしペアレンティングが正常範囲を逸脱している場合には，とくにそうである。1980 年代後半のルーマニアの研究にみられるように，養育が顕著に剥奪された孤児の場合，発達は顕著に遅れていたし，不適切に養育された子どもたちの心理社会的な機能評価の結果は好ましくなかった。このような環境で育てられた子どもたちは，共有環境が非常に問題となる。彼らの間にみられるわずかな差異もまた問題である。このことを検証するために，環境を改善する研究が必要である。

(3) 双生児研究は，環境のもたらす影響について，低く見積もっているかもしれない。ある遺伝子型をもっている個人は，より危険な環境を選ぶ傾向があるからである。肺癌の遺伝率を，40% としよう。肺癌は生物学的な細胞メカニズムである程度規定されているものだと理解されるかもしれないが，実際は「すぐさま」楽しみを求める行動をとるように，遺伝子的にコー

ドされている可能性がある。このため，同じ遺伝子をもつ一卵性双生児は喫煙をするようになるとも考えられる。事実，肺癌の最終的な原因は，タバコの煙で充満された環境である。また，児童精神医学では，多動性素行障害の遺伝浸透率は高いが，そのメカニズムは多動行動についてのみ遺伝で規定されていると考える。しかしながら，多動は敵意に満ちたペアレンティングをまねき，結果として子どもを素行障害へと導いているのかもしれない。それゆえ，（測定された）遺伝浸透性が高いから，あるいは，（計算上では）共有環境の影響が低い，またはほとんど存在しないからといって，環境調整という治療手段が有効でないと結論づけるのは間違っているだろう。実際，多動性素行障害の子どものペアレンティングを改善すると，彼らの症状がかなり改善したという臨床的な事実がある。

(4) 共有環境あるいは非共有環境といった非遺伝的効果の役割については，しばしば誤解されている。専門家といわれる人の間でも！　これまで述べたように，遺伝の影響を差し引いても，家族間にみられる差異を示すのが非共有環境の問題だとみなされてきた。ときには，このことは実際，非共有環境に基づくものであろう。しかしながら，その差異は直接的に，あるいはその家族のメンバーによって受け止め方が違うために，同じ共有環境が家族のなかの個人に異なった形で影響しているためかもしれない。たとえば，敵意を抱いている親と一緒に住んでいる場合でも，不安になる子どももいれば，攻撃性を増す子どももいる。無関心な子どももいれば，より精神的に強くなる子どももいる。この場合，環境への反応が異なるのであって，環境のもたらす効果ではない。そして，これは共有環境と子どもの感受性の間の相互作用であるが，従来の行動遺伝学なら非共有環境とみなしているものである。別の例を示すと，統合失調症の双生児研究では，「非共有」環境の影響が大きく，「共有」環境の影響は重要でないという結果が示されてきた。再度注意しておくが，このことは，遺伝的な素因をもつ者における統合失調症の発症に共有環境がほとんど関与しないことを意味しているのではない。たとえば，移民や人種差別は，家族の誰かに統合失調症を発症させるかもしれないし，うつ病になるかもしれないし，あるいは，病気にならないですむかもしれない。

(5) ある環境は，遺伝的にも影響を受けていることは，今日ではよく知られているところである。そして，このことが環境が与える影響を過大評価することにつながっている。たとえば，横断的研究では，本がたくさんあるような家庭で，両親が子どもたちにより多くの時間をかけて本を読んであげるような環境では，子どもたちは高い読書年齢にあることが示されている。そのことから，本をたくさん買い，子どもたちと一緒に読めば，彼らの読書能力が著しくよくなるという結論に至るかもしれない。しかし，第三の要因も考えなくてはならない。たとえば，両親のIQである。高いIQの両親は，子どもとの読書時間がより多くなるし，そうなれば子どももより高いIQをもち，より高い読書能力をもつことになる。このことは，子どもたちとの読書の時間が増えても，子どもの能力が改善しないというわけではない。しかし，読書時間そのものの効果は，期待されているほど大きいものではないかもしれないということである。

環境が直接測定できないような場合，もし一般人口を対象とした研究，双生児研究，養子縁組や複雑な構成の家族を対象とした研究といったいくつかの異なった種類の研究すべてが，同じ結論に達したとすれば，それは誤った結論とは考えにくくなる。しかしながら，遺伝学的にも十分考慮し

た研究デザインにおいて環境が，直接測定できればなお好ましい。たとえば，感情表出，人種差別，好ましくないペアレンティング，社会的支援の欠如などがそれに含まれる。そのような研究は今始まったばかりである。その結果については，さまざまな環境の条件のもとに測定される必要がある。これらの条件とは，親の死や地震のように「自然に体験される」ことや，戦争や環境の厳しい養護施設への入所など，人為的な環境でも極端な場合などが含まれる。この点において，異なる環境を設定した無作為化比較試験は，ことさら役立つ方法である。なぜならば，異なった環境に曝されている対象者にはあらかじめ存在する相違があってはならないからである。そのような試験によって，たとえばペアレンティングが改善されることで子どもの反社会的な行動が減少したり，また，適切な養育を剥奪されたような就学前の子どもに早い時期から認知的な刺激を与えることで，彼らがより適応的になり，成人期に良好な転帰が得られるといった結果が正当に示されるであろう。

遺伝と環境の相互作用

　遺伝か環境のどちらかのみが原因となるという考えは，あまりに単純である。その2つは常に相互に作用している。進化を通じて，われわれの遺伝の形成は，適切な環境に感受性をもつようにデザインされている。われわれは環境がどのようにして遺伝子に影響を与えるか，という機序を考える必要がある。そしてどのような機序を通して，遺伝が環境に反応しているかを考える必要がある。1960年代に，子どもの気質と彼らの受けた養育スタイルとの相互作用についての縦断研究が施行された。そして，穏やかな赤ちゃんは，気むずかしい赤ちゃんに比べて，感受性に欠けるペアレンティングに，より影響されにくいということが分かった。しかし，最近の養子縁組研究は，子どもの気質を左右する遺伝的要因が，いかにペアレンティングに影響したり，相互に作用するかまで示すことができるようになってきた。観察に基づいた研究では，養子縁組先の両親の実際のしつけは，犯罪を犯している両親から生まれた子どもの場合は，より厳しくて批判的なものになる。それはおそらく子どもたちが，より破壊的な行動をとるような遺伝傾向をもっているためであろう。
　スカンジナビアの養子縁組研究では，両親に犯罪歴があるかアルコール依存の既往があるかによって，子どもを生物学的にハイリスク群とローリスク群に分け，さらに，同じ基準によって養子縁組家庭の養育環境を分けた。その根拠は，犯罪歴かアルコール依存の既往がある養育者はその子どもに適切でない養育環境を与えるであろうという仮説に基づいている。その結果（**図29.2**）は，その子どもが十代になったときの犯罪行為の有罪率によって測定されている。より好ましい環境で育った子どものなかで，生みの親がハイリスクである子どもは4倍の有罪率を示しており，その割合は12：3（％）であった。このことは，かなり生物学的な影響が強いことを示している。この影響のほとんどは遺伝的伝達によるものであろう。しかし，環境的な伝達もあるかもしれない。たとえば，母親が妊娠中に大量に飲酒をすると胎児の脳の発達に影響すると考えられている。生物学的にリスクの低い子どもが好ましくない環境に育った場合，その効果は小さいが無視できるものではない。この場合は，有罪率は3％から7％へと2倍以上に上がる。
　しかしながら，最も驚くべき結果は，生物学的には高いリスクを負った子どもが好ましくない環境で育てられると，有罪率が12％から40％にまで上がることである。このことは，生物学的にリスクを負った場合には，好ましくない養育環境があれば，よりわるい結果になるという強い相互作

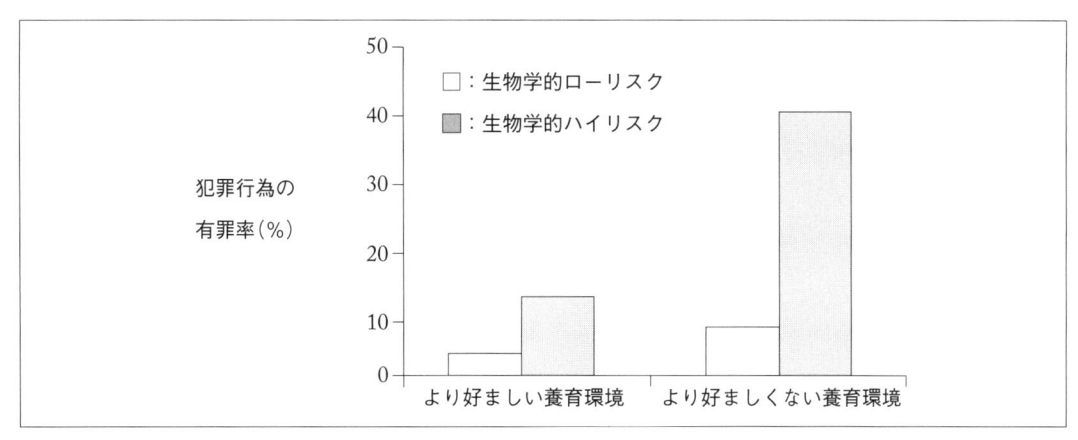

図 29.2 生物学的および社会的なリスクの相互作用：生物学的な親のリスクおよび養子縁組先の親のリスクによって分けた，養子縁組された十代の子どもの有罪率（ボーマン Bohman, 1996 のデータに基づく）

用を示している。このように，環境が及ぼす影響は，遺伝的な（あるいは他の生物学的な）脆弱性に結びつくと，より大きくなると考えられる。これは，治療的な観点からみると，むしろ楽観的になれるかもしれない。なぜならば，最悪の遺伝的傾向と最悪の環境をもつケースの場合は，最も改善しうる可能性があるからである。むしろ，その子に対して何もなす術がないような「がっかりさせられる」ケースよりは希望がもてるともいえる。

遺伝的傾向は，いくつかの機序を通して不良な結果へと導かれる。まず第一に，遺伝的傾向があると，通常みられるような環境の偏りであれば，それに関係なく，直接的に精神医学的な疾患へと進展しうる。たとえば，自閉症の場合がそうである。第二に，遺伝的傾向は好ましくない環境に対してはより脆弱性を発揮する。たとえば，遺伝的にいらいらした気質の子どもはかんしゃくを起こしやすく，その子のニーズに対応しないようなペアレンティングに対して，問題行動を起こすようになる。最近，ある特定の遺伝型をもった場合のこうした作用機序の例が報告されている。それによれば，モノアミンオキシダーゼAの変異がある子どもは，もし両親が厳しい養育態度であるならば，後に反社会的な行動を示す傾向がある。しかし，厳しい養育態度でないならば，反社会的行動は示さないという。第三に，遺伝的傾向があると，その子は，リスクファクターとして知られているものを追求したり，そのリスクファクターに接しやすい環境にいきつくようになる。たとえば，素行障害を起こす子どもは，薬物やアルコールを摂取する傾向が高い。

まとめると，遺伝と環境は常に複雑に作用し合っている。これらのプロセスがさらに解明されれば，より効果的な介入方法もみつかるであろう。

参考文献

McGuffin, P. and Rutter, M. (2002) Genetics of normal and abnormal development. *In*: Rutter, M. and Taylor, E. (eds) *Child and Adolescent Psychiatry*. 4th edition. Blackwell Science, Oxford, pp. 185-204.

State, M.W. *et al.* (2000) The genetics of childhood psychiatric disorders: a decade of progress. *Journal of the American*

Academy of Child and Adolescent Psychiatry, **39**, 946-962.

Rutter, M. *et al.* (1999) Genetics and child psychiatry. *Journal of Child Psychology and Psychiatry*, **40**, 3-18.

さらに理解を深めるための文献

Bohman, M. (1996) Predisposition to criminality: Swedish adoption studies in retrospect. *In*: Bock, G.R. and Goode, J.A. (eds) *Genetics of Criminal and Antisocial Behaviour*. Wiley, Chichester, pp. 99-114.

Caspi, A. *et al.* (2002) Role of genotype in the cycle of violence in maltreated children. *Science*, **297**, 851-854.

Plomin, R. *et al.* (2000) *Behavioural Genetics*. 4th edition. Worth, New York.

Rutter, M. *et al.* (2001) Testing hypotheses on specific environmental causal effects on behaviour. *Psychological Bulletin*, **127**, 291-324.

第30章

逆境を乗り越える
coping with adversity

　生きていくうえで困難な状況を克服していくことは不可欠である。人類が成功するかどうかは，さまざまな問題を賢明に柔軟に対応するわれわれの能力にかかっている。その能力によって，多様な環境に十分に適応するか，あるいは，環境が有害ではなく安全地帯となるように調整する。理想をいえば，将来，社会で遭遇する難関に大人として立ち向かえるような対処能力は，養育によって身につくようにするべきである。しかし，子どもはきわめて基本的な生活の侵害も克服できる立場にはなく，それが発達を妨げ，ほどほどに成功して満足できるような生活を送ることを不可能にしてしまうことがある。本章は，さまざまな困難で苦しい状況に対して子どもがどう反応するかについてまず概説してから，さらにどのように子どもが対処していけるのかをより幅広く議論する。

一般的なストレス要因

　困難な状況を分類する方法として，個々の大きな人生上の変化——ときにこれは**ライフイベント** life event と呼ばれる人生の大きな不幸な出来事だが——と，ずっと続いている困難な状況——こちらは**慢性的な逆境** chronic adversity と呼ばれている——の2つに分けることがある。たいしたことがなさそうな**毎日の厄介事** daily hassles と呼べるような日々の困難が，実は成人では精神症状や疾患の重要な決定要因となっていることが明らかとなっている。しかし，この毎日の厄介事は，子どもでは十分に研究が行なわれていないので，本章では，おもにライフイベントと慢性的な逆境について述べる。①精神障害，に対する影響について考察するだけではなく，②生活機能レベル，たとえばよい人間関係を築き，学業や他の能力を発達させる力に関してと，さらに，③主観的なストレス，に対する影響についても考察することが重要である。3つとも，子どもとその家族の生活の全般的な質に影響を与える。すなわち，子どもに精神症状がみられず混乱や動揺もみられないからといって，すべてよしというわけではない。友人がいなくてほとんど1日中テレビを見て過ごし，何も成し遂げられずにいるかもしれない。同様に，精神症状がみられず，学校での成功や他の成果という意味では比較的良好に機能していたとしても，ひどく虐待されたことの痛ましい回想でいつも頭がいっぱいであれば，これもよい転帰とはいえない。

分離と喪失

　発達心理学と精神医学では，アタッチメントは中心的なテーマであり（**第28章を参照**），アタッチメントの結びつきが分離により一時的に分断されたり，あるいは，喪失により永続的な別れとなった場合に子どもがどうなるかを調べた研究は数多くある。分離や喪失で子どもがひどく動揺することについては疑う余地はないが，それ自体は不快であるこれらの経験が子どもの機能に重大で長期的な影響を与えるかどうかについては明らかではない。もちろん，長期的な悪影響の有無にかかわらず，子どもの短期的な苦悩を防いだり軽減させたりすることは非常に大切なことである。それでもやはり長期的予後の問題は重要である。

　心的外傷的な分離や人生の早期にアタッチメントの対象を喪失することは，個人を持続的な精神障害に罹患しやすくさせるのだろうか。この種の問いに答えるためには，「第三の要因」を考慮にいれることが重要である（**第29章参照**）。たとえば，離婚が子どもに与える影響について研究するさいには，片方の親と離れたことよりも，もともとから家族間不和があったことが，どの程度有害な影響の原因となっているのかを確かめることが重要である。この点で特筆すべきこととして，親と死別した場合より，離婚が原因で親を失った場合のほうが長期的な精神医学的問題が生じやすいことが挙げられる。このことから，喪失に先行する状況とその結果として生じることのほうが，親を失うことそのものよりも重大な意味をもつことが示唆される。同様に，子どもが里親に出されたときは，実の両親と離れたという事実よりも，もともとの養育の質が不適切であったことのほうが，将来生じる問題の予測因子として重要である。

　予後に影響を与えるような一連の有害な出来事が，分離や喪失から始まりうることも覚えておく必要がある。たとえば，離婚に続く出来事として，親が抑うつ的になる，親の監視の効果が減る，劣悪な学校に転校する，自信をつけたり友情を築いたりできるような余暇活動のためのお金が減るなどがある。たとえ離婚そのものによる影響がないとしても，これらの変化は子どもの行動に対して長期的に影響を与える。親の死が与える長期的な影響は，その後の養育の質に大きく左右されることが一連の研究で確かめられている。

　これらのさまざまな問題を考慮すると，多くの研究結果で，分離や喪失はそれ自体では持続的な精神障害のおもなリスクファクターとはならないことが示唆されるが，分離や喪失に先行する状況や結果として生じる出来事は，しばしばリスクファクターとなりうる。これは，分離や喪失がそれほど痛ましい出来事として体験されないことがあるという意味ではなく，また，個人の人生において決定的な時点とはならないという意味でもない。それらは，たとえば，その後自分自身の子どもをどのように育てようと判断するかといった事柄に大きな影響を与えるだろう。エビデンスが示していることは，分離や喪失自体は，精神障害を広く持続的に増大させることや心理社会的機能の悪化につながるわけではないということである。

入　院

　痛みや病気は，アタッチメント対象者の近くにいたいという子どもの気持ちを強めるため，ひとりで病院に入院することはとりわけストレスが強い種類の分離体験である。入院して両親に会わずにいる子どもは，数日間から数週間にわたって，抵抗 protest，絶望 despair，脱愛着 detachment

の段階を経験する。分離に対するこれらの反応は，生後6カ月から4歳までの子どもで最も明確に観察され，ロバートソンら Robertson, J. et al. が，その痛烈な様子をドキュメンタリー映画「A Two-Year-Old Goes to Hospital（1959）」で捉えている。入院による1回の分離では，後の子どもの精神障害のリスクの増加とは関連しないが，複数回の入院は後の問題を増加させ，なかでも素行障害や非行とおもに関連がある。このリスクの増加は，家族に不和がある場合にはさらに著明であり，複数回の入院による長期的で有害な結果の多くが，引き続き起こる家族関係への悪影響を介して生じていることが示唆されている。分離は子どもにとって辛いことではあるが，ほとんどの家族は入院中と退院後に子どもの苦痛を和らげてあげることができ，その結果，長期的な悪影響を最小限にすることができる。

　子どもの病棟で両親と面会することを一般的には推奨していなかった時代の研究においても，両親が頻回に子どもに接触することで入院の悪影響を減らせることが示されている。幸いなことに，子どものアタッチメントの必要性の認識が高まるなか，病院の方針は大きく変えられ，現在では親は可能な限り子どもといるように勧められることが多く，一緒に寝泊りすることさえ勧められることがある。また，別の理由により，集中治療室の早産児の親も，頻回に子どもと接触し交わるように推奨される。新生児は明確にアタッチメントをもつには早すぎるが，接触を増やすことで，後の親による養育を，感受性が高く反応性が良いものになることを促進する。子どもとのつながりを強めることが，早産児で高まる子ども虐待のリスクを軽減させることに役立つであろう。

死　別

　典型的には，親の死に続いて大きな苦悩の期間があり，その苦悩は数カ月間にわたって徐々に弱まっていく。情動面での症状，行為の問題，あるいはその両者の混合で，苦悩が表現される。重篤なうつ状態のひきこもりは成人でみられることがあるが，子どもではあまり目立たない。1年後には，苦悩は一般的に大幅に軽減しているが，他の症状，たとえば学校への興味の喪失などは持続することがある。成人してからのうつ病との強い関連はもちろんないが，弱い関連があるかどうかについては意見が分かれる。成人後の心理社会的状況で有害な影響がある場合は，死別そのものとの関連は少なく，死別によって引き起こされる間接的な影響が大きい。たとえば，貧困になる，残った親が抑うつ的になる，継親との間で嫌な体験をするなどである。また，たとえば，戦争やパートナーからの暴行によって母が死亡するような，心的外傷的な死を子どもが目撃することは，罹患率の大幅な増加と関連する。

離　婚

　多くの場合，何年間もかけて両親の関係が悪化するのを経てから離婚にいたる。このことは，離婚家族とそうでない家族の子どもを比較するさいに念頭に置く必要がある。両者の違いの原因の一部としては，もともとの家庭内の不和，良好な関係を保つ能力のない親などがあげられる。親は，離婚して最初の1年間は，不安で，抑うつ的で，憤慨し，拒絶感や無力感を抱きやすく，2年目に入るとこれらの反応は和らいでくる。離婚した親は多くの場合，お互いの関係についてそれぞれが両価的であり続け，結果的に争いが生じることが多い。他のパートナーがみつかると，肯定的な感情も否定的な感情も少なくなる。子どもに一貫性のないしつけをすることが多く，とくに母の息子

に対するしつけがそのようであることが多い。逆に，父を失ったことを息子に責められ，母はひどく悩まされることもある。親の生活は，金銭が足りないとか，家事が全部終えられないなどのように，しばしば実用的な問題で占められている。

　子どもも影響を受ける。家でも学校でも，社会的相互作用は著明に崩れる。空想上の攻撃，敵対，恐怖が多くみられ，大人に接近し助けを求める必要性が生じる。男児はとくに成人男性に助けを求める。ただし，他の子どもと比較すると大人に対してあまり肯定的ではなく，否定的となる。離婚前の生活で両親がひどい不和であった場合でも，小さい子どもは和解を切に望むことが多い。再婚によって別の人が父親になるかもしれないことをひどく恐れる。前方視的縦断研究では，離婚後の1～2年間，子どもは，平均的には，素行障害，不安障害，うつ病の症状が増加（標準偏差の約1/3）する。後の追跡研究では，ほとんどの子どもが機能的には良好になるにもかかわらず，離婚は子どもの人生に大きな影響を与えていた。たとえば，彼らは，自分自身の夫婦関係も，別れて離婚して終わるのではないかという考えが止まないことがある。親が再婚すると，子どもはさらに適応しなければならない。小さい子どもはしばしば義父とよい関係になるが，年長の子どもはそうならないことが多い。概して，離婚で受ける苦痛は男児のほうが女児よりも大きく，母の再婚で受ける苦痛は女児のほうが男児よりも大きい。

家庭内の不和

　調和がとれていない家庭で育てられることと，子どもの精神障害との間には著しく関連がある。不和，口論，敵意，批判は男児では素行障害と関係し，情緒障害は男児にも女児にも関係する。養育者の不和は，貧困，ルールの欠如，監督不行き届きなどのような他のリスクファクターの指標であるだけではなく，不和そのものがリスクファクターである。たとえば，裕福な家庭であっても，不和は子どもの精神医学的問題の強力な予測因子となる。家族関係の温かみが欠如する場合と精神医学的問題との関連は，不和が存在する場合と比べれば明らかではない。家庭内の不和は多くの場合，不適切なしつけにつながることが多く，それぞれの影響を分けて考えることは難しい。

　家庭内に調和がみられない場合，子どもは親に注目してもらいたいがために好ましくない行動をとるというエビデンスが豊富にある。したがって，親は意図せずして，子どものかんしゃくや泣き言，反抗のような望ましくない行動を促している。小さい子どもでは，この影響は比較的状況依存性であり，家庭内の不和に曝されているときは不適切に振る舞うが，家族外の人とは正常に関係できる。しかし，時間が経つにつれてこの不適切な行動スタイルは固定する。子どもは両親の相互関係のあり方を自分の内に取り入れ，他の人との関係でも同じパターンを繰り返すことになる。言い換えれば，子どもは家で注目してもらう必要性が満たされるための反応をするように育てられるが，それは外の世界では不適応なのである。肯定的な捉え方をすれば，無作為化比較試験によると，親が適切なしつけ方法や子どもとの関わり方を学ぶことで，不和や批判を減らすことができることが示されている。そのような親プログラムは，反抗や他の反社会行動の著明な減少と，社会関係スキルの上達につながる。

親の精神の健康上の問題

　親が精神の健康上の問題を抱えていると，子ども自身も情緒と行動の問題を生じるリスクが高く

なり，とくに素行障害は著明に増加する。共通の遺伝子や環境が原因で，あるいは，親が直接のモデルになることによって，子どもが親と同じ精神医学的問題をもつことがある。これに当てはまる例としては，親と子どもが不安障害またはうつ病性障害をもつような家族があげられる。しかし，多くの場合は，親の精神の健康上の問題の悪影響は，親の敵意や夫婦間不和も含め，子どもが劣悪な養育に曝されることを通して生じる。これらの因子は一般的に子どもの情緒と行動の問題を増加させる。（反社会性もしくはそれ以外であっても）パーソナリティ障害のある親は，気分障害や精神病性障害のある親と比較しても，素行障害になる子どもをもつことが多い。この関連性は，パーソナリティ障害のある親は一貫性がなく，子どもに敵意を示す傾向が大きいことをおもに反映している。子どもの性格も関係することがある。もし，他の条件が同じであれば，難しい気質の子どものほうが，気難しくない気質の子どもよりも親の敵意を喚起しやすいからである。

その他の逆境

実際の臨床で比較的よくみられる，その他の逆境は，マルトリートメント（**第 23 章**参照），いじめの被害（**第 31 章**参照），貧困，戦争とその後の移住の影響，などである。

家族数と出産順位

家族数と出産順位は容易に確実に調べることができ，子どもの精神医学的問題の研究のほとんどで予測因子変数として含まれている。精神医学的問題と家族構成に関連を発見する研究者はそれを報告する可能性が高いが，関連をみつけることができなかった研究者は他の肯定的な結果に気をとられるため，否定的な結果は報告すらされないかもしれない。予測される結果としては，関連性があるという報告が多数となり，しかし，その大部分が後の研究では再現されないことになる。

この混乱した分野で一貫してみられる結果のひとつは，大家族の子どもは，行為の問題と少年非行のリスクが高くなることである。大家族と社会的な不利との関連を反映している部分もあるだろうが，家族数も直接的な影響があると思われ，姉妹の人数よりも兄弟の人数のほうが外在化問題を強く予測する因子となる。

一般に信じられているように一人っ子が精神医学的に特別であるという事実はない。小家族の子どもは，子どもが 1 人であっても 2 人であっても，精神医学的なリスクは比較的低い。この過密な地球において，これが意味する重要なことは，1 人しか子どもをもたないことを選択した親は，自分の勝手な都合で子どもの精神の健康を危機に曝したと感じる必要はないということである。

「一番上」と「一番下」の子どものほとんどが子ども 2 人の家族の出であるのに対し，「真ん中」の子どもは少なくとも子どもが 3 人以上いる家族の出である。したがって，家族数を考慮しないと，家族数と行為の問題との関連により，必然的にあたかも真ん中の子どもは一番上や一番下よりも行為の問題が少ないようにみえてしまう。家族数の影響を考慮した場合に出産順位が精神医学的問題に影響を与えるかどうかについては明らかではないが，一番下であることと不登校との間には関連があるかもしれない。

コーピングとレジリエンス

累積するリスク

逆境の体験のなかでも，とくに害が大きいものと，持続的な害がほとんどないものとがあるのだろうか？　いくつかの縦断研究で，ストレスやリスクファクターの種類よりも，その程度がとくに関係していることが示されている。1つか2つの中等度のストレスやリスクファクターに曝されることは，精神障害となる率をほんのわずかに高めるだけであり，場合によっては長期的な利点すらあるかもしれない。中等度のストレスに遭遇して乗り越えた子どもは，まったくストレスに出会わなかった場合よりも，後の人生でストレスに対し抵抗力が強くなることがある（これは意図的に子どもにストレスを与える理由にはならないが，うまく達成できるチャレンジは受けてみるように促す理由にはなる）。1つか2つの中等度のストレスやリスクファクターに曝されることの害は少なく，むしろそのほうがいい場合もあるが，数多くの困難を経験することは子どもに悪影響を与えることがはるかに多い。いったん3つか4つのストレスやリスクファクターに子どもが遭遇すると，予後不良となる率は対照群と比べて3〜5倍となる。それらの状況では，大部分の子どもが精神障害を生じる。関与しているおもなリスクファクターは，

- 生物学的リスク（身体疾患，とくに脳損傷，低出生体重）
- 親の精神の健康状態，パーソナリティと知能（すべての精神障害，とくに精神病性障害，アルコール性障害，犯罪性。パーソナリティ障害はとくに重要である。これらのそれぞれの因子は養育の方法とは独立して作用する）
- 家族機能の障害（両親間の不和，敵意と批判，ストレスの強いライフイベント）
- 危険が多い自宅周辺（犯罪の多発，暴行，薬物の入手しやすさ。劣悪な学校教育，弱い社会的凝集性）。

レジリエンスと保護因子

通常，累積するリスクと大きなストレスは悪影響を与えるが，一部の子どもは他の子どもと比べてかなりうまくやっていくことができる。このことがストレス下のレジリエンスという概念につながった。ストレス下での良好な結果に関連する因子は，

- 個人的特質（例：いらだちやすい気質と穏やかな気質，低いIQと高いIQ，自己の能力への弱い信頼と強い信頼）
- 家族の特質（例：温かさ，親密さ，まとまり）
- 家族と子どもが外からの支持を得ていること。強く肯定的で支持的な関係のある大人が少なくとも1人はいること（その人は身近な家族ではないことがある，例：祖父や伯母）

これらの因子のほとんどは，子どもが困難な状況で生活しているかどうかにかかわらず，良好な

結果と関連している。したがって，これらはストレスから「保護」するだけではなく，どんな状況で子どもが生活していても，良好な機能を「促進」させるものである。一部の研究者や臨床医は「保護因子」の意味をこのように捉えるが，一方で，誰にでも良好である因子は除外した，より狭義の定義を好むものもいる。狭義に定義された保護因子は，リスクファクターの影響を相殺するのには役立つが，ストレスに曝されていない個人に対しては利益を与えるものでははない。身体的な例を用いるとわかりやすい。バランスのよい食事は，感染症やその他のリスクに曝されているかどうかにかかわらず，すべての人びとの身体的健康を促進するので，広義の定義では保護因子である。それに対し，狂犬病のワクチンを受けることは，狂犬病の犬にかまれた場合は病気になるリスクを減らすが，狂犬病に曝されることがなければ人びとをより健康にすることはないため，狭義の定義での保護因子である。精神保健の分野では，多くの因子は，狭い意味よりも広い意味で保護的であると特定している（が，狭い意味で作用する保護因子の例としては図33.2を参照）。

機 序

かなり多様な逆境を論じてきたが，次に，これらの共通点を考え，どのようにして正常発達を妨害するのかについて考えてみたい。子どもに害を与える環境の傾向として，

- まとまりがなく，一貫性がなく，予測不可能
- 厳しく懲罰的
- 危険で恐ろしく，不安を引き起こす
- 刺激が欠如している
- 子どもが必要とすることにきめ細かく反応してくれる人がいない

これらの不利な状況は家族に直近する環境でみられることもあり，子どもが住んでいるもっと広い社会共同体のなかに存在することもある。子どもが受ける影響は，リスクファクターの数だけではなく，どれだけそれが間欠的ではなく不変的であり，限定的ではなく広範であるかにもよると考えられる。

これらの経験が有害な影響を及ぼすのは，以下のような健康な反応と社会性の発達を妨げることによる。

（1）良好な情動制御 affect regulation
（2）安定したアタッチメント関係
（3）優れた社会的な認知とスキルの能力

これらの一つひとつが慢性的な逆境によって障害されていくというエビデンスが増えてきている。
情動制御は測定が可能である。①ささいな刺激での感情を爆発させず，いらだったときの自己制御力を**行動学的**に測定する，②覚醒の観点から**生理学的**に測定する（例：心拍数，呼吸数，血圧，皮膚の伝導性），③アドレナリンとノルアドレナリン，視床下部－下垂体系など，ストレスに影響

を受けるホルモンレベルの観点から**生化学的**に測定する。動物研究で，そして現在ではヒトの研究でも，虐待された子どもでは，比較的小さな刺激を受けた場合と比べて，上記の各系で大きな反応を示しやすく，下方制御するまでにははるかに長い時間を要することがわかってきている。したがって，たとえば親に虐待されたために里親に養育されている子どもは，コルチゾールの日内リズムは異常を示す。しかしながら，安定した里親による養育のなかでは1年後に正常に近づくという事実は励みになる。

　劣悪な養育は，信頼できるアタッチメント関係を危険に曝し，すべての型の不安定なアタッチメントパターンの割合の増加と関連する。拒否的な養育スタイルは回避型のアタッチメントパターンと関連し，両価的な養育スタイルは抵抗／アンビヴァレント型のアタッチメントパターンと，予測不能な虐待的養育スタイルは無秩序／無方向型のアタッチメントパターンと関連する。不安定型のアタッチメントは多くの精神症状や疾患と関連し，そのためにまた，機能水準の悪化を伴うことになる。肯定的な側面をみるならば，親の感受性と質を高めるような介入によって，もっと安定したアタッチメントパターンが生まれることが，今までに70以上の対照研究で確かめられている（**第28章**参照）。

　虐待された子どもでは社会的な理解とスキルは変化してしまっている。社会の行動様式に対する彼らの認知と解釈は，敵意を察しやすく，自分自身が攻撃的な反応をすることで目的が達成できると信じやすい。彼らは，社会的問題が生じた場合，その解決について頭のなかで組み立て整理して考える能力が低く，現実生活のなかで問題に遭遇した場合も，向社会的スキルをみせることは少なく，構造的で肯定的な行動や方略を展開する能力は低い。彼らは，個人間の差異と要望の衝突に折り合いをつけることがとくに苦手である。子どもの体験してきたことを踏まえると，これらの認知と反応の様式はよく理解できる。確かに生き残るためには必要だったと思われるが，新しい人間関係や課題においては，この状態ではうまくいかない。

　要約すると，持続的な困難は単に苦痛であるだけではなく，しばしば子どもの社会的，認知的，情緒的な能力の成長を阻害する。これらのことに比較的影響を受けにくい子どもたちは，保護因子をもつことが多く，それによって十分な情動制御，安定したアタッチメント，適切なソーシャルスキルを発展させることができている。

臨床的な意味

　心理学的問題をもつ子どもを評価するさいには，逆境の本質と程度の特性を明らかにし，保護因子を評価する。子どもの得意なことなどの長所と能力を明確に列記して記載するべきである。可能な限り，逆境を改善させる方法をとるべきである。いずれの場合も，とくに困難がすべて修正できないときは，子どもの能力の発達を助けることによって，精神障害の影響を和らげ，自信と自尊心が改善される可能性が高くなる。したがって，たとえば，素行障害のある男の子が，比較的サッカーが得意であれば，放課後のトレーニングクラブに連れて行くように親に勧めるのが効果的かもしれない。また，ダンスの才能がある抑うつ的な女の子の場合，その上達を授業で手助けすれば，自信をもつことができ，ときには症状も改善するかもしれない。子どもによっては，とくに家でも学校でも不快な経験をしている場合，そのような活動が1週間のなかで最も，あるいは唯一の好ま

しい体験となるかもしれない。

　もっと正式な方法としては，一般的な能力を発達させる方法を子どもに教える，ソーシャルスキルと問題解決的な介入が挙げられる。たとえば慢性的な病状をもって生活しているような特別な状況においては，さまざまな心理学的介入法がある。それらは，臨床試験では効果が示されているが，残念なことに実施は容易ではない。

参考文献

Black, D. (2002) Bereavement. *In*: Rutter, M. and Taylor, E. (eds) *Child and Adolescent Psychiatry*. 4th edition. Blackwell Science, Oxford, pp. 299-308.

Friedman, R.J. and Chase-Lonsdale, P.L. (2002) Chronic adversities. *In*: Rutter, M. and Taylor, E. (eds) *Child and Adolescent Psychiatry*. 4th edition. Blackwell Science, Oxford, pp. 261-276.

Luthar, S.S. *et al*. (2000) The construct of resilience: a critical evaluation and guidelines for future work. *Child Development*, 71, 543-562.

Sandberg, S. and Rutter, M. (2002) The role of acute life stresses. *In*: Rutter, M. and Taylor, E. (eds) *Child and Adolescent Psychiatry*. 4th edition. Blackwell Science, Oxford, pp. 287-298.

Wamboldt, M.Z. and Wamboldt, F.S. (2000) Role of the family in the onset and outcome of childhood disorders: selected research findings. *Journal of the American Academy of Child and Adolescent Psychiatry*, 39, 1212-1219.

さらに理解を深めるための文献（および映像資料）

Cummings, E.M. and Davies, P.T. (2002) Effects of marital conflict on children: recent advances and emerging themes in process-orientated research. *Journal of Child Psychology and Psychiatry*, 43, 31-63.

Hetherington, E.M. and Kelly, J. (2002) *For Better or for Worse: Divorce Reconsidered*. Norton, New York.

Robertson, J. and Robertson, J. (1959) *A Two-year-old Goes to Hospital*. Concord films, Ipswich.

Kelly, J. (2000) Children's adjustment in conflicted marriage and divorce: a decade review of research. *Journal of the American Academy of Child and Adolescent Psychiatry*, 39, 963-973.

McNeal, C. and Amato, P.R. (1998) Parents' marital violence: long-term consequences for children. *Journal of Family Issues*, 19, 123-139.

Rutter, M. (2000) Psychosocial influences: critiques, findings, and research needs. *Development and Psychopathology*, 12, 375-405.

Shure, M.B. (1996) *Raising a Thinking Child*. Pocket Books, New York.

Spence, S. (2003) Social skills training with children and young people: theory, evidence and practice. *Child and Adolescent Mental Health*, 8, 84-96.

第31章
学校と仲間の要因
school and peer factors

　家族生活は疑いなく，子どもの発達の多くの局面に強い影響力をもつが，ほとんどの子どもがひとつ以上の社会に住んでいることを忘れないようにすることが重要である。よちよち歩きの幼児の頃でさえ，日中の保育での経験は家での経験とは非常に異なる。続く保育園／幼稚園時代からは，仲間内の関係はますます重要になってくる。親しい友情は子どもたちを他の逆境の衝撃からかばう。一方，仲間からの拒絶や，いじめの対象にされることや，行動などが偏ったグループの子どもたちに巻き込まれることは，その子どもが精神医学的な問題を生じることに大いに関係する。仲間集団と家族は2つの異なる社会である。教室は3番目の社会であり，それもまた情緒や行動の問題に，よいあるいはわるい影響を及ぼす。支持的な教師と学校のカリキュラムのいくつかの領域での成功は，自己評価を高め快活にする一方で，敵意のある教師や学校での失敗は逆の効果をもたらす。統制がとれずにまとまらない教室においては，まとまらない家庭環境と同じように，子どもたちは，高圧的で破壊的となる。教室を混乱させる行為に対しては教師の注目が高くなり，かつ，教師の要求が少なくなるからである。どのような子どもを評価するときにでも，たとえその子どもの情緒や行動の問題が主に教室や遊び場に限定されているときでなくても，教室と仲間の要因を考慮するのは不可欠である。ひとつの状況下でのストレス（たとえば，性的虐待）は，家庭でよりも学校でより顕著な行動の問題を引き起こすかもしれない。そして，学校でのストレス（たとえば，いじめ）は，教師よりも両親にとってより明らかな苦悩や侵襲を及ぼすかもしれない。

いじめ被害の問題

　いじめとは，相手を十分に怒らせるに足る挑発でもない程度に，しかも，いじめられる側は効果的な仕返しができないだろうということを知ったうえで，他の子どもを傷つけるために，身体的または心理的な手段を，繰り返しかつ意図的に用いる行為である。ほとんどのいじめは学校の行き帰りよりも校内で起こる。いじめる側といじめられる側は，通常同じ学年にいる。子どもたちは，学校の監督を受けてはいるだろうが，ほとんどのいじめは教師が認識していないところで行なわれる。そして，被害者は普通いじめを教師にも両親にも報告できないと感じている。だいたい子どもの2～8％が，少なくとも週に1回いじめられていて，2～4％が，少なくとも週に1回いじめに加担している。あまり深刻でないレベルのいじめは，実際にはもっと存在している。英国の研究で，い

じめの割合は，年少の子どもも年長の子どもも似たような率であることがわかっているが，他の研究ではいじめは年とともに減少すると報告している。いじめる側のほとんどは男児で，いじめられる側も男児が少し多いかもしれない。身体的な攻撃は男児のいじめで最も特徴的であり，女児のいじめは仲間外れやひそひそと誰かの悪口を言い合うことが多い。

　被害者には，2つのおもなタイプがある。**受動的**（あるいは攻撃性の低い）被害者と，**人を怒らせるタイプ**の（あるいは攻撃性の高い）被害者である。受動的な被害者とは，攻撃されたときにあとずさりして，そして泣いてしまいそうな，不安があって不安定でおとなしい子どもである。典型的には友人がおらず自分に自信がない子どもであり，少なくとも男児の間では，受動的な被害者は仲間よりも身体的に弱いようである。注意深く繊細な人格はいじめを受けるよりも前から存在すると思われるが，被害者にみられる他の特徴は，被害を受ける原因であるだけではなく結果であることも多い。身体的な外見，身体的な障害，あるいは少数派であることが，どれだけ被害者になることに影響があるのかはっきりしない。受動的な被害者と同じく，人を怒らせるタイプの被害者は通常仲間に人気がない。しかし，受動的な被害者と違って，人を怒らせるタイプの被害者は高いレベルの攻撃性と行動を示す。けんかを売る，人をあざける，人をトラブルに巻き込む，すぐに怒り出す。臨床経験からみると，多動な子どもは，とくに人を怒らせるタイプの被害者になるようである。

　被害者がいじめを受けている時期には，しばしばかなりの苦悩を経験することは疑いがないが，長期の予後は明らかになっていない。自信をなくしたり，仲間関係の問題や，親密な友情をもてないことが続くという可能性はある。いじめる側は仲間のみならず，きょうだい，親，教師に対しても攻撃的であるのが普通である。彼らは暴力に対して肯定的で，被害者への共感はほとんどない。少なくとも男児の間では，いじめる側は仲間より身体的にも強いようである。攻撃的なパーソナリティのパターンは気質と育て方の両方を反映するかもしれない（いじめっ子の親は強権的な子育て方法を取りがちで，十分なぬくもりを与えたり，きちんとコントロールしたり監督するということをしない）。いじめっ子の多くが，必ずしも不安を抱きやすく，対人関係が不安定で，自己評価が低いとは限らない（しかし，不安であるために自分に価値があるという感覚が脆弱で，それを強化するために被害者に支配力を振るういじめっ子が少数いるかもしれない）。いじめっ子が，そのときに不幸であったり人気がなかったりするとは概していえない。ただし長期的には，いじめっ子は成人期に犯罪を犯すリスクやアルコール依存のリスクが高まる。

　系統だった介入で，学校でのいじめ被害の率を減少させることができる（ノルウェーでは1回の念入りに計画された介入で，約50％が減少した）。いじめ被害を受け入れないということをすべての子どもにはっきりさせるべきであり，その方針は，大人が適切に監督することと，断固かつ敵意のない罰によって支えられなくてはならない。被害者は，いじめを報告すれば学校や親やクラスの援護が受けられることを知っておく必要がある。

人気度と不人気度

　仲間関係を評価する最も一般的なテクニックは「ソシオメトリー」であり，それは通常，最も遊びたいと思う子ども3人（「よい指名」）と最も遊びたくないと思う子ども3人（「わるい指名」）をクラスのそれぞれの子どもに個人的に尋ねたりすることであり，他の特性，たとえばクラス内で

```
         「わるい指名」が
         多い
                  拒否される              議論が分かれる
         ↑
         不人気度        平均的である

         「わるい指名」が
         少ない        無視される             人気がある

                  「よい指名」が  ──人気度──→  「よい指名」が
                  少ない                    多い
```

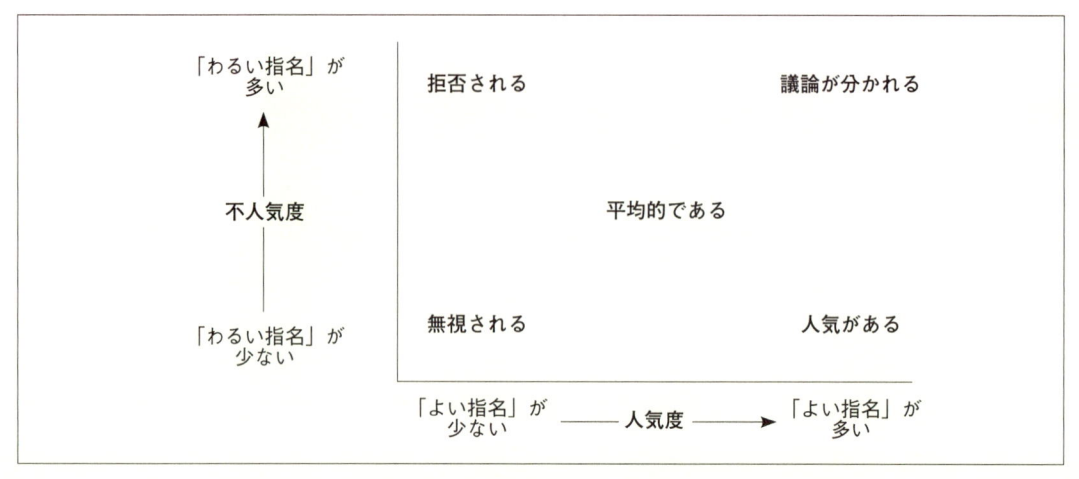

図31.1　人気度と不人気度に基づくソシオメトリーでの区分

最もけんかをする3人の子どもは誰かを尋ねることもある。比較的最近までは，肯定的な指名が少ない子どもと否定的な指名の多い子どもが，同じ意味をもつかのように，人気度と不人気度は一次元の両端として表されていた。最近の研究では人気度と不人気度を別の次元で取り扱っており，**図31.1**に示すようにより幅広く区分分けしている。

　過去における「不人気」の子どもたちの研究は，拒否されている子どもと無視されている子どもという，いくつかの重要な点で異なる2つの群の子どもたちを典型的に一括りにしていた。拒否された子どもたちの友人問題は，比較的長く続き，しばしば攻撃的で破壊的な行動や，孤独，みじめさ，学問的な困難と関連している。さらに長期的にみれば，拒否された子どもたちは学校を中退しやすく，非行に走りやすく，メンタルヘルスの問題をもちやすい（仲間の拒絶が直接これらの後の問題に寄与するのか，それとも単に生涯にわたる不適応行動様式の指標として働いているのかは依然明らかではない）。拒否されることは，おそらく，おもに子どもの社会行動に関連しているが，身体的な外見や，学問や運動能力での制限や，少数民族であることはすべて関連するだろう（そして，スケープゴート（いけにえ）やのけ者を必要とする社会集団もあるかもしれない）。攻撃的で破壊的な流儀は，仲間から拒否される最もはっきりした理由である。自分から孤立することも拒否されることにつながり，もし社会的に何もできなかったり，自分本位な行動を伴っていれば，やはり仲間から拒否されやすい。一方，無視される子どもの典型は，他の子より内気であったり，仲間に入れない子どもたちである。そして無視された影響が深刻に長期間続くことはない。議論の分かれる子どもたちとは，人に対して嫌悪をみせたり，逆に社交的だったりといった両方の面が入り混じっている子どもたちの一群である。

施設の特性による影響

　子どもの精神医学的な問題や，欠席，非行の率は学校によって常に，かつ著しく異なり，しばしば試験結果の違いと似ている。この多くは管轄区域と調査方法の違いによって説明することができる。しかし，調査方法の違いを見込んでも，子どもの行動と成績に学校が与える影響は異なってい

る。これらの違いのいくつかは学校の気風や組織によって説明することができる。しばしば子どもたちは，彼らが賞賛されたり責任をもたされたり，教師がよい行動の規範を示していたり，基準が高く，授業がよく組織化されていたり，心地よい職場環境の学校に通っているときは，行動の問題を発展させにくいようである。これらの因子は十分に明白であるようだが，しかし，次の同等に「明白な」因子が学校の効果に目立った影響をみせていないことにも留意しておくことは重要である。それは，学校の大きさや，建物の建築年数やレイアウト，教育スタッフの持続性，パストラルケア（生徒や親の心のケア）の種類である。25〜35人以内のクラスのサイズの違いは，学校の効果にほとんど影響がないようである。しかし，もし教師がより個人の特性を活かした教育のやり方を取ってよいのならば，もっと小さい（8〜15人）クラスでは，よい効果が出るかもしれない。そしてそれは，より年少の子どもたちや，特別支援教育の対象となる子どもたちや，逆境的な家族環境の子どもたちにとって，より明らかになるかもしれない。

クラスで最も年長であること／最も年少であること

　ほとんどのクラスで，最も年長の（月齢が高い）子どもは最も年少の（月齢が低い）子どもよりだいたい1歳くらい年上である。多くの研究では最も年少の子どもはどちらかというと教育的には不利であることが示されている。精神保健の観点からもわずかに不利なようである。そのため，ある大規模研究では最近，情緒的・行動的な問題を抱える子どもは，平均的にはクラス内で年少から数えて1/3のなかで最も頻度が高く見出され，年長から数えて1/3で最も低かったと報告されている。5〜10歳児と同様に11〜15歳児でも明らかな影響が認められた。この「相対年齢」の影響は個人レベルでは強くないが，たとえ中等度の影響であってもそれが多人数に当てはまる場合には，公衆衛生の観点からは重要である。相対年齢の影響をなくせば，可能性として子どもの精神障害の約8％は解消されるだろう。

　クラスで最も年少の子どもたちがなぜ脆弱性をもつかということに関しては，彼らの情緒的・知的な未成熟さが，仲間集団のなかで社会的そして学業的に安定していることを難しくするのではないか，という可能性が指摘されている。体のサイズが小さいことと，力が弱いことは，とくに男児ではいじめや仲間外れのリスクファクターでもあるかもしれない。加えて，教師は一般的に相対年齢に対して適切に斟酌することを忘れてしまい，それは年少の児が彼らの年齢としては適切に振る舞っているのに，不公平にも，失敗したとみなされてしまうことにつながる。子どもたちはそれをストレスに感じるかもしれない。したがって，生徒を生まれた順に登録することはアルファベット順よりも教師に相対年齢のことを気づかせるのに容易な方法である。クラスで最も年長であることは通常利益のあることだが，それはまたそれ自身のリスクがあり，たとえば退屈したり，高圧的になってしまったりする（というのは，加害者が大きくて強いときには，攻撃的に振る舞ったほうが利益を得やすいからである）。

参考文献

Hay, D.F. *et al.* (2004) Peer relations in childhood. *Journal of Child Psychology and Psychiatry*, **45**, 84-108.
Rutter, M. and Maughan, B. (2002) School effectiveness findings 1979-2002. *Journal of School Psychology*, **40**, 451-475.
Smith, P. (2004) Bullying: recent developments. *Child and Adolescent Mental Health*, **9**, 98-103.

さらに理解を深めるための文献

Deater-Deckard, K. (2001) Recent research examining the role of peer relationships in the development of psychopathology. *Journal of Child Psychology and Psychiatry*, **42**, 565-579.
Goodman, R. *et al.* (2003) Child psychiatric disorder and relative age within school year: cross-sectional survey of large population sample. *British Medical Journal*, **327**, 472-475.
Howlin, P. (2002) Special educational treatment. *In*: Rutter, M. and Taylor, E. (eds) *Child and Adolescent Psychiatry*. 4th edition. Blackwell Science, Oxford, pp. 1128-1147.

第IV部

治療とサービス
treatment and services

第32章

介入：最初の原則
intervention: first principles

　親と子どもは，さまざまな理由で精神保健サービスを訪れる。彼らは，問題の性質や何をする必要があるかということに関して，たくさんの信念や恐れをもってくる。彼らのサービスに対する評価は，ドアを入った瞬間から始まっているだろう。

家族と繋がり合う

　もし家族が，うまく対応してもらえず，分かってもらえていないと感じる場合は，再び訪れることは少ないだろう。もしこのようなことが起こったら，そのときはどれだけ徹底して正確に臨床評価がなされたとしても，治療的な働きかけは役立たなくなるだろうし，家族はしばらく先まで助けを求めなくなってしまうかもしれない。家族の信念や恐れに気づき，敏感にそれらに応答することは，家族と繋がり合う全過程できわめて重要である。もし家族が，理解してもらえて，個人として尊重して扱われたと感じるなら，治療にのってくる可能性は，はるかに大きくなるだろう。そのためには，ある固定した「正しい」やり方に固執するのではなく，かなり柔軟な反応が求められる。

診断ラベルがいつ役立つか？

　「精神的」な問題へのサービスの門戸をくぐるのは，かなりの勇気がいることである。親か子どものどちらかが，正気ではないとか，ひどいとか，異常とか，頭が病気だとかといったラベルを貼られるのではないかと，恐れている親もいる。あなたがやっていることは間違っていると，権威のあるさまざまな人びとから言われ，親は無力だと感じ，うんざりしているかもしれない。これらの状況の下では，たとえば，子どもは「素行障害」という名の重篤な状態であるので，子どもを扱うための「正しい」方法を学ぶ教育コースが必要だと言われると，親は未熟で絶望的だという感じるかもしれない。そのような家族には「あなた方のお子さんは，確かに意思が強くて，ときに反社会的な行動をするかもしれない。しかし，お子さんは，学校でうまくやれないストレスに対する反応のために分かりにくくなっているけれど，たくさんの長所をもっています」などと告げたほうが建設的であるかもしれない。子どもを診てもらうために連れてくるということで，親は，子どものために明らかに最善を尽くしているのである。もし親が，すでにやっていることよりさらに役立つ

ことをしようと援助を受け入れるならば，改善への希望がある。

他の家族では，逆が真実かもしれない。診断ラベルをつけるアプローチによって，家族関係の重荷から開放されるかもしれないし，関わっているすべての当時者が，子どものニーズに焦点をあてるように役立つかもしれない。これは，以下の複数の理由による。

(1) ある家族にとっては，公的な「ラベル」は，子どもの精神保健の専門家との出会いから持ち帰る唯一にして最も重要なことである。とくに，小児自閉症やトゥレット症候群などのように「通常ではない」障害がある場合，問題が認識されたと分かると大きな安心になりうる。おとぎ話のなかの悪魔が，一度名前がつけられると少なくともいくらかのパワーを失うようなものである。他の子どもや家族も同じような問題をもっていると分かると，自分たちが孤立しているという感覚はたいてい和らぐ。専門家は家族に，関係のある自助団体（セルフヘルプグループ）を伝えるべきである。子どもの精神医学的疾患のいくつかには，地域や全国的な親の組織がある。これらの団体に加わることで，家族は似た状況にある人びとに出会うことができ，会報やパンフレットや講演などにアクセスできることもある。

(2) 診断ラベルは，子どもや家族が特別支援教育や，特別手当や，特別休暇などにアクセスする許可を得るための「パスポート」になるかもしれない。

(3) 診断から，予後の予測ができることが多い。自然寛解しやすいという予後であれば，家族はそのまま様子をみて，ときにまかせてもよいと思うかもしれない。将来への不安が和らぐと，実際に早く自然に回復する可能性もある。

(4) 診断の意味について説明することはまた，症状の本質と原因について重要な情報を伝える機会になる。これはまた，以下の3つの例に説明されるように治療的な価値をもつかもしれない。①小児自閉症が，親の感受性の鈍さが原因となるわけではないと知ることで，親や主意の大人は，罪悪感や非難から抜け出しやすくなるかもしれない。②多動な子どもが単に聞き分けがないだけではないといったん分かれば，教師や親は，彼らに建設的に関わることが容易であると気づくかもしれない。③トゥレット症候群が神経生物学的障害であると分かると，「取りつかれている」という考えを払いのけやすくなるかもしれない。

(5) 子どもが症状の犠牲になることがないように，治療的関わりのなかで，診断ラベルは適切に使うことができる。たとえば，食事中に飛び跳ねたり，絶えずそわそわする子どもの性癖を，わるい子だとか，お母さんをいらだたせたいに違いないと非難するよりは，むしろ，「問題を外在化」し，子どもの多動性が子どもをそわそわさせているとみなすほうが助けになるだろう。そうすることで，子どものもつ難しさを打破するために，子どもと親は同じ側に立つことができるだろう。

症状と社会的機能障害は両方検討が必要

ある特定の問題の本質が何であるかを正確に捉えていなければ，治療の効果は得られにくい。どんなに熟練した治療者でも，もしその問題が生じることに関係がある重要な要因を見過ごし，その要因が治療の進行を妨げているとすれば，治療はあまり先には進まないだろう。それゆえ，正確な

アセスメントとその内容を項目としてまとめることが，マネジメントと治療計画にとりかかる前にあたっての必須条件である。精神症状に限定して焦点を当てることは，誤りであることが多い。**第1章**に述べられたように，精神医学的障害は通常2つの条件があった場合にのみ，診断されるべきである。①子どもが，明らかな症状の一群をもっており，かつ，②これらの症状がかなりの影響を及ぼしていることである。この有害な影響はしばしば社会的機能障害の形をとり，家庭での生活や，学業，友情や余暇活動などに影響を及ぼす。したがって，症状と社会的機能障害の両方が，介入プランによって改善するべき目標とする必要があるかもしれない。たとえば，うつ病の青年においては，気分の落ち込みと睡眠の問題を扱うだけでは十分ではない。つまずいた友情の問題にどのように取りかかるか，どのように遅れた学業に追いつく計画を立てるかを考えるべきである。また症状に直接的に取り組むことが難しい場合でも，スキルや自己評価を上げることでたくさんのことが可能となる。たとえば，能力を伸ばすよう励まし，友人から評価されるようなクラブに参加し，スポーツへの興味をもたせることによって。

複雑な問題には，複雑な解決が必要かもしれない

専門家に持ち込まれる子どもの精神保健の問題は，込み入っていることがほとんどである。素行障害で受診した男児を例に取ってみよう。注意深く評価すると，以下に示すすべてが関連しているであろう。

- 多動の遺伝的傾向
- 柑橘類や添加物などの食物に対する不耐性
- 特異的な読字障害
- 他の人を，実際はそうではないのに，敵意をもっているとみなす傾向
- 注目を浴び，要求を避けるために高圧的に振る舞うようにしつけられた家庭環境
- 不十分な親の監督
- 逸脱した仲間集団のメンバーであること

おそらく，これらの要因のひとつにだけ取り組むことでも助けになりうる。ある領域で結果として改善が生じると，悪循環のサイクルは打破され，子どもは回復しうるかもしれない。しかしながら，一度にいくつかの問題領域を標的にする必要があることは，臨床ではたびたび経験させられることである。子どもの精神保健の問題の介入には，以下のことを目標にするとよい。

- **子どもの生理学的機能**，たとえば，食事や薬物
- **家族の病気への知識**，たとえば，病気の説明をしているパンフレット
- **子どもの行動に関する外部からのかかわり**，たとえば，ペアレントトレーニングプログラム，特定の症状への行動療法
- **子どもの内的世界**，たとえば，認知療法，対人関係療法
- **家族関係や信条**，たとえば，否定的な感情を減じること，家族療法

- **友人関係**，たとえばソーシャルスキルトレーニング，集団療法
- **学校活動**，たとえば，読字に対する特別支援教育，いじめ防止プログラム
- **家族の経済的，社会的環境**，たとえば，家の変更，孤立した家族の助けとなるプログラム
- **家族のケアの代理**，たとえば，養子縁組，福祉施設への入所

これらは相互に排他的ではなく，いくつかを組み合わせるべきかもしれない。

他機関と働く

精神保健サービスにかかっている子どもや家族の多くは，他機関からの支援が必要となる。教育や社会福祉サービスに，とくに注目すべきである。それぞれの機関が役割をはっきりと定義し，他機関と対立しないように協力して働くことが不可欠である。多機関によるリエゾン会議は，開催されればそれで終わりではなく，むしろ会議はよりよい解決に向けての手段である。

治療は病因に照らし合わせる必要はない

身体的要因によって生じた障害は，心理的治療が必要かもしれないし，その逆もある。いつも火に火でもって戦う必要はなく，ときには火には水で戦うことが適切である！　したがって，子どものヒステリー性麻痺は，精神療法よりも理学療法のほうに，よく反応するかもしれない。薬物療法は，子どもの多動に効果的かもしれない。たとえ，その多動が，著しく不十分な養護施設で育ったためであってもである。同様に，遺伝的原因による学習障害をもつ子どもは，特別支援教育の恩恵にあずかれるかもしれない。生物学的に明確な統合失調症の青年には，親の否定的な感情表出を減らすことが効果的になるかもしれない。

治療アプローチを選ぶ

エビデンスに基づくことが強調されることが増えている。一般的に，教育あるいはソーシャルワークへの方向性というよりも，健康のさらなる増進という方向性への動きである。臨床的な英知や常識は，驚くほど誤りに陥りがちなので，エビデンスに基づくことは，きわめて重要である。「自明的」に有益とされている介入が，実は何もしないよりもさらにわるいかもしれない。たとえば，非行のハイリスクである子どもたちを対象とした社会的，心理的介入のパッケージは直感的によさそうにみえるが，ある注意深くデザインされた無作為化比較試験では，その介入は長期的な予後を有意に悪化させることが示された。その他のもっともらしい介入もまた，効果がほとんどないか，まったくなかったことが示されている。従来の慣習的な三環系抗うつ薬は，抑うつの子どもや青年には効果がないようである。新しい選択的セロトニン再取り込み阻害薬（SSRIs）（**第10章**参照）の効果については，論争が続いている。同様に，日々の臨床現場で施行されている，子どもへの精神療法の多くは，効果がまったくあるいはほとんどない。

肯定的な面としては，治療研究とそれらに基づいたメタ解析は，子どもの精神障害に対する特定

> 効果について広く深いエビデンスがあるのは，
> - 多動への薬物療法
> - 子どもの素行障害へのペアレントトレーニング
> - 便もらしや遺尿への行動療法
> - 神経性無食欲症への家族療法
>
> ある程度深いエビデンスがあるものは，
> - 青年期のうつ病への認知行動療法
> - 心的外傷後ストレス障害へのディブリーフィング（心理的聞き取り）
> - 不登校への行動的アプローチ
> - 身体的虐待への家庭訪問戦略
>
> 効果が少ない，効果なし，あるいは有害というエビデンスがあるものは，
> - 素行障害への焦点の定まっていない家族ワーク
> - 友人関係の問題への臨床現場でのソーシャルスキルトレーニング
> - 非行へのソーシャルワークと全般的なサポート
> - うつ病への三環系薬物療法

図 32.1 効果的な／非効果的な治療の例

の治療は有効性を示す範囲が増えていることを明らかにしている点が挙げられる（図 32.1 を例として参照）。しかし，それらはどのぐらい効果があるのだろうか？ ある特定の治療が，統計学的に有意な違いをもつということを知るだけでは十分ではなく，その違いの大きさが，臨床的に有意に大きいかどうかということを知ることが本質的である。臨床的には，実際的ではない小さな効果でも，十分大きな研究あるいはメタ解析では，統計学的になお有意であることがある。治療がどのぐらい効果があるかを測る方法はいくつかある。最も一般的なのは，エフェクトサイズ effect size で，これは「標準偏差」単位の変化を表す。たとえば，治療されていない多動の子どもは，多動の測定において，一般的な人口より平均 2.5 標準偏差高い。そして，仮に中枢神経刺激薬の治療により，一般的人口の平均より 1.4 標準偏差下がったとしたら，効果量は，1.1 といわれる（つまり 2.5 − 1.4）。この測定法の利点は，うつ病への異なる効果測定，あるいは症状や社会的機能障害の測定などの，多様な治療結果を直接的に比較することが可能になることである。

　成功したといわれる精神療法は，研究の設定場面で施行された場合，典型的には効果量が 0.6 から 0.8 である。通常の臨床現場では，しかしながら，精神療法の平均的な効果量は，これらより低いか 0 かもしれない。この格差は何によるのだろうか？ 研究では，治療困難な子どもや家族が除外されていることで，違いはある程度説明されるかもしれない。その他にもたくさんもっともらしい説明があるが，経験的エビデンスとして示されているものは，ほんの少ししかない（図 32.2 参照）。このような事実について，精神保健の専門家は，身を引き締める一方で，楽観的でいてよい。身を引き締める，というのは，もし日々の状況で最近使われている精神療法が，時どき小さな効果しかないか，まったく効果がないとしたら，それらにかかる費用を正当化することが難しいからである。しかしながら，楽観的でいてよい，というのは，強調すべき以下の 3 つの変化が，将来的に効果を押し上げうるかもしれないからである。①行動，認知科学的なアプローチの重要性への推移，②曖昧で散漫あるいは混合したアプローチではなく，特定の焦点を絞った治療法，③治療

> **おそらく関連がある**
> - 臨床は行動（療法）的，あるいは，認知（療法）的アプローチをあまり使わない
> - 臨床は特定の焦点を当てた治療方法にあまり頼らない
> - 臨床は治療法（たとえば治療マニュアルを通じて）をあまり構造化しない，または治療者が，治療計画に沿っているかをあまり確認しない
> - 臨床は併存障害の割合が高いケースや，不規則に受診する家族を扱う——多くの研究では両方とも除外基準である
>
> **おそらく関連はない**
> - 研究は，臨床研究より最新である
> - いくつかの研究は対象をボランティアから採用しており，紹介された患者ではない
> - 臨床現場では成功へと導きにくい
> - 臨床家は，研究での治療者よりも効果が少ない
> - 研究での治療者は，介入の直前に手法についての特別な訓練を受けている
> - 臨床では，さまざまな子どものさまざまな問題に提供しなければならない
> - 臨床では，短期介入をすることが少ない

図32.2　なぜ，精神療法が研究設定より普段の臨床現場で，効果がかなり少ないのか

者が常に治療計画に沿って治療を行なっていることをモニターをしながらの，構造化された治療法の使用（例：治療マニュアルを通して），である。よいトレーニングプログラムと同時に，専門家のスーパービジョンを受けることは，治療者が，意図するアプローチに沿って，エビデンスに基づいた治療をすることに役立つ。

　効果があるとされている治療アプローチを使うことは，明らかに理に適っている。しかし，臨床では，出版された研究やプロトコールだけに頼ることはできない。たとえば，正式な研究は，対象としている症候群に対して，診断基準のすべてを満たした子どもに基づくことがほとんどである一方で，多くの臨床ケースは，これらの基準を満たさない，まとまりがなかったり部分的な症候群であるからである。どのようにそれらを治療するべきだろうか？　併存症もまた重要な問題である。同じ人に，1つ以上の状態が存在していることは，例外的ではなく，臨床現場では当たり前のことである。だから，もし子どもに3つの併存症の診断があった場合には，連続して同時に3つのマニュアル化された治療を行なうべきであろうか？　併存症に対する最善のアプローチに関しては，ほとんどエビデンスがない。加えて，子どもまたは家族の状況や選択により，標準的なプロトコールはうまくいかないかもしれない。臨床判断と実践には，いまだに鍵となる役割が明らかにある——何が有効かに関しての出版されたエビデンスに基づいて推測することが大切であり，しかし，それに隷属的に従うべきではないということである。

結果により治療を調整する

　どの治療法を選択しても，単に治療を行なうだけでは十分ではなく，結果をモニターすることもまた重要である。治療目標は，初めに記録しておくべきである。それらは達成できただろうか？　これは臨床的に判断しうるが，別の確証を求めることも役立つ。たとえば，子ども，親，教師に短い質問票を実施することがあげられる。もし，目標が達成できていないならば，諦めたり同じよう

なことをさらに押しつける前に，子どもを再評価したり，最初のフォーミュレーションを見直すことがしばしば賢明である。たとえば，初期診断が誤っていたために治療がうまくいかなかったのだとすれば，修正されたフォーミュレーションにより，治療方針を変えることが示唆されるかもしれない。たとえ仮に，初めのフォーミュレーションが正しくみえる場合でも，違う治療に変えることが適切かもしれない。研究が，治療Xは，通常治療Yよりよく効くと示しているときですら，少数の患者はXよりYのほうによく反応するかもしれない。もし子どもや家族が熱心であれば，第一選択の治療が失敗したときには，第二選択の治療を試すことができる。

さらに理解を深めるための文献

Carr, A. (2000) *What Works with Children and Adolescents? A Critical Review of Research on Psychological Interventions with Children, Adolescents and their Families*. Routledge, London.

Fonagy, P. *et al.* (2002) *What Works for Whom? A Critical Review of Treatments for Children and Adolescents*. Guilford Press, London.

Garralda, M.E. and Hyde, C. (2003) *Managing Children with Psychiatric Problems*. 2nd edition. British Medical Journal Books, London.

Hengeller, S.W. *et al.* (1997) Multisystemic therapy with violent and chronic juvenile offenders and their families: the role of treatment fidelity in successful dissemination. *Journal of Consulting and Clinical Psychology*, **65**, 821-833.

Kazdin, A. and Weisz, J. (2003) *Evidence-based Psychotherapies for Children and Adolescents*. Guilford Press, London.

McClellan, J.M. and Werry, J.S. (2003) Evidence-based treatments in Child and Adolescent Psychiatry: an inventory. *Journal of the American Academy of Child and Adolescent Psychiatry*, **42**, 1388-1400.

McCord, J. (1992) The Cambridge-Somerville study: a pioneering longitudinal-experimental study of delinquency prevention. *In*: McCord, J. and Tremblay, R.E. (eds) *Preventing Antisocial Behavior: Interventions from Birth through Adolescence*. Guilford Press, New York, pp. 196-206.

Weisz, J.R. *et al.* (1995) Child and adolescent psychotherapy outcomes in experiments versus clinics: why the disparity? *Journal of Abnormal Child Psychology*, **23**, 83-106.

第33章

予 防
prevention

「予防は治療に優る」という格言は，魅力的な意味をもつ。顕在化した疾患に対する苦痛や苦しみ，および，それらを治療するために費やされるかなりの金銭的負担も，予防により，回避しうるのである。医学的に優れた例を挙げると，たとえば，禁煙は無用の肺癌，心臓発作，そして受動禁煙による子どもの喘息を予防する。また，妊娠中の葉酸摂取は，赤ちゃんが二分脊椎をもって産まれてくるリスクを予防する。さらに，ポリオワクチンの予防接種は，急性灰白髄炎による小児麻痺を予防する。世界中のすべての国において，大部分の児童精神医学的疾患は，まったくといっていいほど専門家による治療を受けておらず，また，ほとんどすべての国において，それを行なうための十分なサービスが確立されていないため，予防はとくに社会的意味のある分野といえるだろう。しかし，予防は児童精神医学の分野において適応可能なのだろうか？　そして，それは経済的（費用対効果が高い）か？　それに加え，予防プログラムをあまりに熱心に実行することには，マイナス面も存在する。精神保健分野で有用な限られた資源を考えると，顕在化した疾患に対する治療サービスが削減されてしまう危険性があるからである。これは賢明なことではない。なぜなら，まず第一に，どんなに安価で効果的な予防プログラムも，かなりの数の症例が発症するのをすべて排除することは決してない（そして実際は，それらの症例をより多くスクリーニングするようになるため，顕在化した疾患の治療に対する需要を増大させるかもしれない）からである。そして第二に，より高価であるが有効性の低い予防プログラムは，効果的で治癒力のある治療より優れているとはいえないのである。本章では，児童精神保健の向上において，予防策が有効となりうるために必要な条件を探求し，それが実際の現場において試みられているいくつかの例を挙げることを目的とする。

予防プログラムの種類

一次予防は，まず第一に疾患の発生を防止するものであり，**二次予防**は，その疾患の合併症が起こるのを防止するものである。児童精神保健においては，**疾患の予防**を考慮するのに加えて，さらに境界線を広げ，**心理社会的機能低下**の予防や**有害なストレス**の予防についても考慮したいと思う。これらの要素のおのおのは，他の2つの要素とは独立して存在することもある。

予防プログラムとしては，

(1) **全般的予防プログラム**：全人口を対象とする。潜在的利点は，（予防プログラムの）介入が一般的に受け入れやすく，ありふれた慣習の一部として認識される機会となり，それによってスティグマを回避できる。つまり全般的介入の施行自体もより容易である。フッ素化合物を水道水に入れたり，すべての学生に薬物使用のリスクを教授したり，がそれに当たる。難点としては，全般的介入の実行にかかる金銭および資源の負担であり，とくに人口の大部分に予防介入の効果がない場合は問題となる。

(2) **標的予防プログラム**：その疾患を起こすリスクが高い人口群を対象とする。潜在的利点は，資源の有効利用，つまり介入がいずれにしても必要でない症例に対する不必要な費用が回避しうることである。難点は，その疾患を起こすと思われる標的群を選び，そうでない群を除外するための，無難でかつ敏感度，特異度の高いスクリーニング法が必要となることである。また，スクリーニング過程や介入がスティグマとして受け取られる可能性があり，そのことがたとえば社会福祉事業団体が運営するグループに，子どもを虐待しているリスクを疑われる親を紹介したところで感謝されないように，介入の妨げになりうることである。別の難点としては，標的人口群においてかなり高めのリスクがあったとしても，大部分の症例は残りの人口群に発生するということである。たとえば英国の最貧困層10％までの人口群における素行障害の有病率は約18％であり，一方，残りの人口群では5％である。これら貧困層のリスク群において，素行障害を撲滅するのに，絶対的効果のある予防プログラムを施行したところで，なお，症例の3／4は見逃されてしまうのである。

(3) **適応群予防プログラム**：疾患の初期症状がすでに現れている子どもを対象とする。この方法の利点は，介入が必要に応じてのみ行なわれるという点で，最も効果的なことである。難点としては，介入がなされる前に，すでにかなりの障害が起きてしまっている可能性があり，より早期に介入を行なった場合に比べ，介入がより複雑かつ高価で，有効性も低くなるということである。しかしながら，この段階での介入は，完全に症状が確立してしまった時点に比べるとまだ容易である傾向はある。たとえば9歳の子どもにおける中等度の社交不安障害は，12歳の子どもの数カ月続く不登校に比べると，一般的に改善が容易である。

図33.1では，スクリーニングテストで使用される用語を示す。

予防策が実行可能になるための条件

(1) 標的予防プログラムに対する，効果的なスクリーニングもしくは同定のためのテストや過程が存在すること。またこれらは敏感度が高く，つまり多くの症例を見逃すことがなく（低い疑陰性率），そして特異度が高い，つまり疾患を発症しないであろう症例がむだに同定されないこと（低い疑陽性率）が要求される。現在は，情緒障害や行動障害を予測することができる「長所と短所評価尺度 Strengths and Difficulties Questionnaire：SDQ」を初めとした，簡易に適用できるスクリーニング方法に関して，多数かつ多様な集団群に及ぶ十分な心理テストのデータがある。

		診断	
		疾患あり	疾患なし
スクリーニング テスト結果	陽性	a	b
	陰性	c	d

陽性	a	スクリーニング検査で疾患ありと正しく同定された症例
陰性	d	スクリーニング検査で疾患なしと正しく同定された症例
偽陽性	b	スクリーニング検査で誤って陽性と同定された疾患なしの症例
偽陰性	c	スクリーニング検査で誤って陰性と同定された疾患ありの症例
敏感度	a／a＋c	正しく陽性と同定された疾患ありの症例の割合
特異度	d／b＋d	正しく陰性と同定された疾患ありの症例の割合
陽性反応適中度	a／a＋b	スクリーニング検査で陽性の結果が出た場合に，本当にその疾患がある確率
陰性反応的中度	d／c＋d	スクリーニング検査で陰性の結果が出た場合に，本当にその疾患がない確率

図33.1　スクリーニングテスト用語

(2) 予防的介入がなされるべき人口の相当数に対して，効果的な介入法が存在すること。たとえば，後述するとおり，素行障害に対しては効果的なプログラムが存在する。

(3) もし疾患が完全に確立してしまった場合，重症度が高く，罹病期間が長年に及ぶこと。加えて，その症状の治療をしたり，対処をしたりするのに高価なサービスを要するため，予防の価値があるということ。たとえば，うつ病の予防は，二分脊椎の予防に比べ，より顕著な苦痛の除去や費用削減に繋がるだろう。世界的に，うつ病はその有病率の高さや影響力の大きさから，すべての成人精神医学的疾患のなかで，最もお金がかかる疾患だとみなされている。

(4) 完全に確立してしまった疾患に対し，効果的かつ有用で比較的安価な治療がないこと。たとえば，自閉症の予防が，特定の特異的恐怖症の予防よりも優先されうるのは，特異的恐怖症には，比較的効果のある治療がすでに存在するからである。

リスクファクターと保護因子

児童精神医学的疾患に罹患しやすくなる要因については，**第30章**や本書の多くの個所で述べているとおり，多くのことが分かっている。リスクファクターのなかには，たとえば統合失調症に対する強い遺伝的要因をもっているといった，比較的，特異的なものもある。またどちらかというと非特異的なものもあり，それらのリスクファクターは人びとをさまざまな疾患に罹りやすくしたり，また多くの場合，心理社会的機能の低下を招きやすくする。比較的，非特異的なリスクファクターとしては，たとえばIQや成績の低さ，神経発達の問題，不適切な養育，信頼関係の欠如，混乱した養育，自尊心の欠如，反社会的な友人の存在，そして秩序のない学校などが含まれる。貧困は非常に多くの障害と関連性を有しており，それらの障害の良い指標になるが（そして標的介入に対す

るマーカーとしても使用されうるが），だからといって，それが障害の原因であることを意味するわけではない。それゆえに，貧困をなくしたとしても，それほど顕著な疾患有病率の減少には繋がらないだろう（もっとも，それでもなお望ましい試みではあろうが）。リスクファクターの影響力は一般的に累積によるものであるから（**第30章**参照），最善の予防策は，いくつかのリスクファクターを同時に予防対象とすることである。

　児童精神医学的疾患のリスクファクターの多くは，児童精神医学の専門医の臨床領域外に当たる。だからといって，もちろん，児童精神科医がこれらのリスクファクターを減ずるための措置を進めるに当たって，他の専門家や一般国民と連携するのを止めることはない。たとえば，教育の向上を奨励することは，多くの妥当な理由に裏づけられているが，児童精神医学の専門医は臨床業務や研究から，その連鎖的効果のひとつは，在学中，またその後の人生において，感情や行動の適応に改善がみられることだと証明している。同様に，交通規制と交通事故の減少に対しても，多くの妥当な根拠があるが，児童精神医学の専門医はさらに，これらは児童期のPTSDを初めとした，慢性で個人の機能を奪いうるような心理学的障害もしくは重度頭部外傷などの神経学的障害をも減少させる，というエビデンスを追加している。

　症状や疾患が直接的に予防できない場合ですら，精神機能や生活の質（QOL）は，保護因子を増大させることにより改善される場合がある。このことは多くのリスクファクターが存在する場合には，とくに重要である。**図33.2**では18歳の青年7,000人の研究データを使用し，この観点について説明している。リスクの高い生活スタイルは0～8のリスク尺度で定義されており，①飲酒，②薬物使用，③社会福祉サービス（たとえば児童相談所）に認知されていること，④特別支援教育のニーズがあること，⑤学校の無断欠席，⑥学校での素行障害，⑦家出，といった要素をもつ群で，全人口の10～20％を占める最下位群を含む。保護因子は，①身体的に健康である，②IQが高い，③感情の制御ができる，④ソーシャルスキルがあり成熟している，⑤活動水準，といった要素から成り立ち，合計で最高5となるように計算される。児童期において，リスクファクターが存在しないときは，保護因子が存在したとしても犯罪率はほとんど変化しない。しかしリスクフ

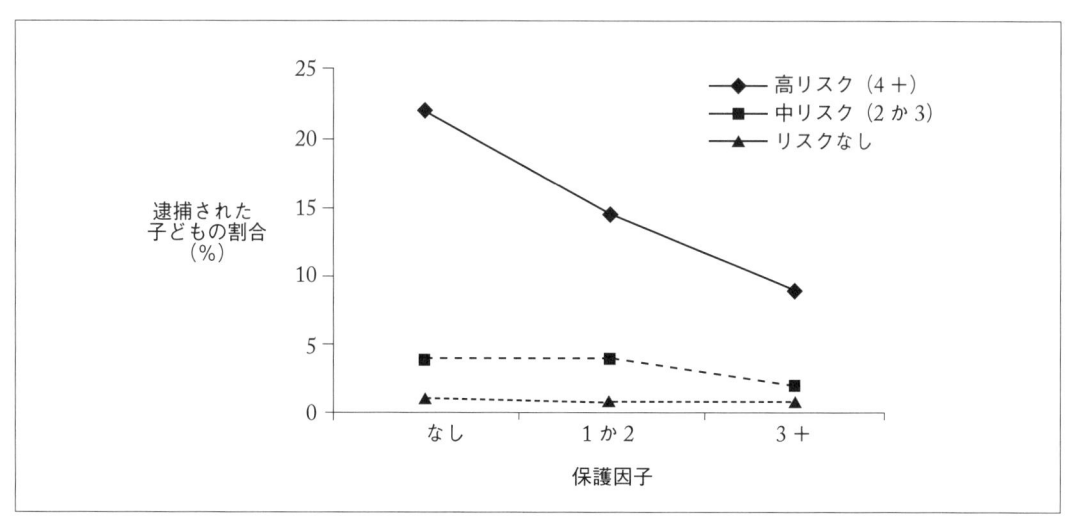

図33.2　レジリエンスの犯罪率への影響力（リスクファクター別分類）

ァクターが存在する場合は，保護因子の存在は顕著に犯罪率を減少させるという非常に大きな利益をもたらす。このことは，児童精神医学において，予防プログラムの効果を最大限に発揮させるためには，これらのプログラムが疾患の症状を標的にすると同時に，個人のスキルや回復力（レジリエンス）を養うべきだということを示している。

　小児期の予防プログラムが非常に期待できる点は，もしそれらが疾患を予防し，長い人生にわたって子どもの機能を向上させるとしたら，かなり大きな効果が見込めるということである。しかしながら，効果に対するエビデンスが蓄積されてきているにもかかわらず，これまで広範囲に適応されている予防プログラムはほとんどない。一方で，その有用性がはるかに疑わしい医学予防策が政府に支持されていることは驚くべきことで，たとえば，英国においては，インフルエンザの経過をたかだか1日か2日短縮するにすぎない薬物療法が支持されている。児童精神医学的疾患に対する予防策が実行されない理由のひとつとしては，現段階で疾患の経済的負担に関する充分なエビデンスが不足していることだろう。大多数の児童精神医学的疾患に対して，「疾患別医療費 cost of illness」の研究は，ほぼ存在せず，身体疾患の影響力と比較することができる，生活の質（QOL）を測定する一般的に認められた方法がない。身体疾患に対するQOL測定法は，痛み，可動性，コミュニケーション能力，自己看護能力などの側面を含む。つまり，これらは精神障害が障害を引き起こす一般的な過程，たとえば，**生産的な能力**（これは学業の成功，組織立ったレクリエーションやスポーツ活動への上手な参加，また共同での食事の時間や外出など，日常の家庭での活動に適当かつ協力して関わる能力などが指標となる）が妨害されたり，両親，きょうだい，仲間，そして先生といった他の大人との**良好な関係を築く能力**（これは共同作業，十分なコミュニケーション，感情のコントロールを上手く行なえるかなどが指標となる）が妨害されたりすることによるものとは厳密には一致しないのである。心理社会的機能に対しては，十分に検証された測定法があるが，それらは通常，身体疾患のQOL測定法とは同等にはみなされない。

素行障害の例

　素行障害は児童精神科領域での予防において，成しうる可能性を例証してくれる。この疾患は予防策施行のための4つの基準を満たしている。

(1) リスクに対するスクリーニングが比較的容易である。たとえば反社会的な行為に関する簡易な質問票は教師や両親に記入してもらうことができる。その質問票での高得点は，（それらもまたいくつかの質問票には含まれるが）とくに多動や貧弱な仲間関係などの要素が同時に存在した場合，将来的な素行障害を十分に予測する。
(2) 効果的な介入法が存在する（以下の議論を参照）。
(3) もし症状が発展した場合，重症になり経済的負担も多くなるという結果をもたらす。早期発症の素行障害では，頻回の犯罪歴，薬物依存，学業不振，失業，人間関係の問題，暴力被害や早期の死亡などの，リスクが顕著に増加するといった，長年にわたるさまざまな結果をもたらす。また，あるコミュニティで施行された「疾患別医療費」の研究では，小児期から素行障害を呈する子どもでは，28歳までに社会に及ぼす経済的負担が対象群に比べ10倍も高くなる

ことが判明した。
(4) 治療の欠如。青年期におけるマルチシステミック療法などの包括治療プログラムは，米国における実証研究において犯罪を50％も減少させると立証されたが，この治療の実施は非常に高価（症例ごとに2～3万ポンド）であり，英国を含む大部分の国では，それを実施する能力はほとんどない。

　文字どおり，何百もの無作為化比較試験が，**臨床において**素行障害の子どものペアレントトレーニングの有効性を示している。近年では，いくつもの大規模な無作為化比較試験が，一般人口から抽出された**リスクの高い**子どもにおいて，多くのリスクファクターの改善に基づいた標的予防プログラムに対する有効性を調査している。家族と学校の連携プロジェクト（FASTrack）は，反社会行動をもつ子どもで90％以上にあたる1,000人の5歳の子どもに導入された。一学年度の間，無作為に選ばれた子どもの半分は以下の治療を受けた。①子どもの前での実演指導を含む，週1回の親対象の子どもマネージメントグループ，②週2時間の学習の個人指導，③教師に対する学級マネージメントの技術指導，④子どもに怒りやいらだちなど，おのおのの感情を理解させるための，週2回の情操教育の授業，⑤各週1時間，問題のある子どもを上手く順応している級友とともに過ごさせ，反社会的でない仲間との関係を築かせるように奨励する。この巨大な予防プログラムの賞賛に値するような理論基盤にかかわらず，その効果は低いものであり，一般的に反社会的行動が約0.2標準偏差だけ改善したのみで，長期的な追跡調査ではさらにこれらの効果も減少を示した。しかしながら，全人口が参加した（そしてそのなかでリスク児の家族も75％以上参加していた）ため，かなりの費用がかかったが，国民が獲得した健康面での利益は実りあるものであっただろう。

　絶対的効果と経済面の観点からいうと，親を対象としたトレーニングのみであっても，それを多数のリスクファクターを標的として使用した場合には，より優れた効果が得られている。近年の英国における試みでは，親に，子どもマネージメントの技術と，読み書き能力の獲得に関する最近の知見に基づいて，子どもとともに読書をする方法を教えた結果，反社会的行動，多動，読書能力すべてにおいて，0.4標準偏差の向上がみられた。この試みの特徴は，質の高い介入の施行を強調していることで，それは**治療への忠実さ** treatment fidelity に繋がっている。治療への忠実さは，治療効果に強い影響を与え，良質なトレーニングや治療者の活動をビデオに撮るといった，良質で継続的なスーパービジョンは有効性を獲得するために重要である，というエビデンスが出てきている。

他の疾患の予防

　不安障害とうつ病に対する予防プログラムがあり，これらは比較的有効であると比較試験において証明されている。親の参加が必要なものもあれば，直接子どもに施行するものもある。直接に子どもに会うことの利点は，一般的に多くの場合，親が治療プログラムに参加しないからである。予想されるとおり，傾向として，このような子どもはたとえば不利な立場の家族や，貧しいひとり親の家族をもつなど，最もリスクが高い子どもである。もし学校においてその子どもに単独で会うことができれば，親の参加は必要ではない。米国で多く使用されている薬物使用の予防プログラムは，一般的に十代の子どもを対象としている。残念ながら，リスクのある家族のわずか1／3程度しか

参加しておらず，したがって，結果は控えめなものである。

リスクの高い環境の予防

多数の育児プログラムの試みは，虐待的な養育や子ども虐待の行為などを減少させることが示されている。しかしながら，ハイリスク群における広範囲の育児プログラムの施行は不足している。これはそれらのプログラムを提供すべき社会福祉サービスなどの福祉機関が，しばしば重度の児童保護事例を対処するので忙し過ぎるためである。多少の変化は起きているものの，まだ道のりは長い。離婚の影響を緩和する介入は，感情や行動の問題を減ずることが証明されている。

今後の見通し

広範囲に及ぶ予防プログラムの施行実現は，部分的には予防プログラムの利益と経済性を明確にする今後の研究にかかっており，部分的には価値ある利益の現実的な意義に関して政府を説得できるかにかかっている。十分な変化を起こすためには，全人口の考え方に変化が起きる必要があり，それはほぼ確実にテレビなどの放送媒体の少なからぬ利用が必要となる。開発途上国では，とくに，母親への教育が，家族の数を減らし，ゆえに子どもの栄養や物資事情を改善し，より健康で価値のある生活をも促進する，重要な鍵であると証明されている。

参考文献

Offord, D.R. and Bennett, K.J. (2002) Prevention. *In*: Rutter, M. and Taylor, E. (eds) *Child and Adolescent Psychiatry*. 4th edition. Blackwell Science, Oxford, pp. 881-899.

さらに理解を深めるための文献

Carr, A. (2002) *Prevention: What works with Children and Adolescents?* Brunner-Routledge, Hove.
Conduct Problems Prevention Research Group (1999) Initial impact of the Fast Track prevention trial for conduct problems: I. The high-risk sample. *Journal of Consulting and Clinical Psychology*, **67**, 631-647.
Stattin, H. and Magnusson, D. (1996) Antisocial development: a holistic approach. *Development and Psychopathology*, **8**, 617-645.

第 34 章

薬物療法と食事療法
medication and diet

薬物療法：一般的原則

　患者の親は多くの場合，子どもの行動や情緒の改善のために薬物療法を行なうことに不安を感じるものであり，教師や精神保健の専門家ですら同様に感じることがある。このような懸念は最もなことで，部分的に正当である。たとえば，知的障害をもつ子どもでは，挑戦的な行動を抑制するために，長期間多量の神経遮断薬が無用に投与されることがある。しかし，向精神薬が分別なく使用されうる現状がある一方，適応のある症状に対する適当量の向精神薬の使用は，十分に利益をもたらすということを理解する必要もある。ジャーナリストのなかには，エビデンスに基づいた治療の使用を説明するさいにも，「薬漬け」または「薬物拘束」というような言葉を使い続けるものがいるが，それは不適切であり，かつ何の役にも立たない。

　子どもに対する処方は，成人への処方量から子どもの体重の割合を元に量を割り出すという単純な作業ではない。子どもと成人の間には薬物動態学および薬力学的な差異があるため，児童精神薬理学は量的にも質的にも成人の精神薬理学とは異なるのである。

薬物動態学 pharmacokinetics

　薬物投与量と脳内薬物有効濃度の関連性はいくつかの薬物動態学的要素に左右される（**図 34.1** 参照）。またこれらおのおのの要素に対しても子どもの発達段階を踏まえて考慮する必要性がある。**コンプライアンス**は，子どもの動機づけというよりは，親や教師の動機づけに依るところが大きいだろう。**薬物吸収作用**は，子どもでは一般的に胃の酸度が低いことに影響される。つまり三環系抗うつ薬などの酸性薬物の吸収率は（それらの薬物が脂溶性かつ非イオン化の形状が少ないために），低いのである。子どもは，とくに肝臓の活性が高く，それゆえ肝代謝の薬物に対する**浄化作用**が早い。このことは正常な「急速代謝」効果をさらに助長させる結果となる。すなわち，とくに腸から吸収される薬物では，その大部分が体循環にすら到達できずに，肝門循環から肝臓に到達し代謝されてしまうのである。**薬物分布**は，幼い子どもでは細胞外液の割合が比較的高いことに影響を受ける。つまり細胞外液への薬物移行が多く，血中，脳内の薬物量は減少する傾向がある。**血液脳関門**

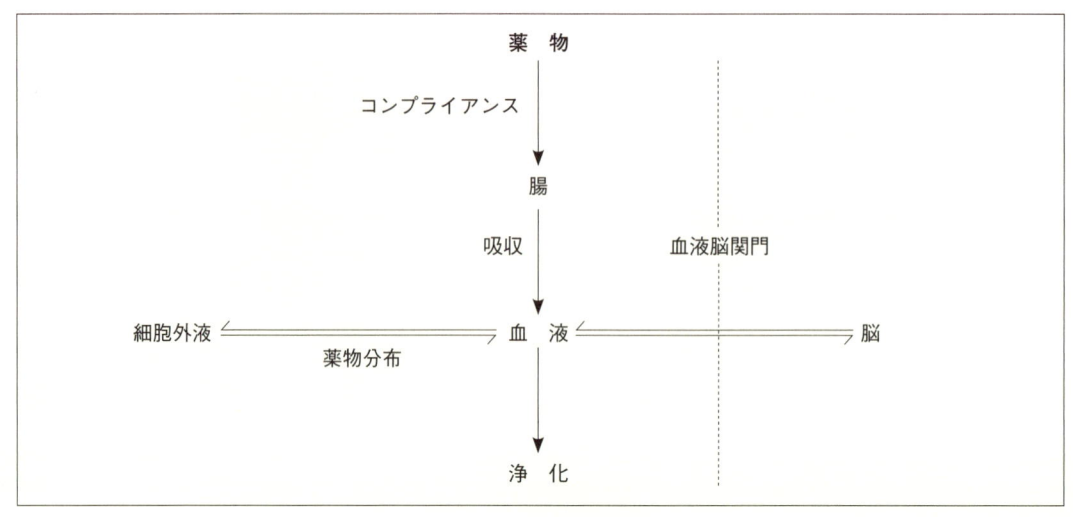

```
                        薬 物
                         │
                     コンプライアンス
                         ↓
                        腸
                         │         血液脳関門
                        吸収           ┊
                         ↓             ┊
    細胞外液  ⇌          血 液   ⇌      脳
              薬物分布              ┊
                         │             ┊
                         ↓             ┊
                        浄 化
```

図 34.1　薬物動態学

の透過性は，成人よりも子どもで高いため薬物は脳に到達しやすいが，この脳内への薬物易移行性は，脳脊髄液中にある高濃度の薬物結合蛋白の存在により部分的に相殺されている。

　子どもと成人の間のさまざまな薬物動態学上の差異は，子どもでは代謝がより急速で，吸収率は低く，細胞外液量の割合が多いために生物学的利用能が低下するが，血液脳関門の透過性の高さが生物学的利用能を向上させるというように，相反する方向に現れる。しかし多くの場合，急速な肝代謝の効果が優位に現れるため，結果として向精神病薬の体重あたりの最適量は，たいてい子どもで成人よりも50％〜100％多い。比較的多量の薬物投与の必要性は，子どもの成長に伴い，とくに青年期あたりで急速に低下する。中期〜後期青年期では，薬物投与量は成人の基準に準ずるようになる。三環系抗うつ薬，リチウムなどの薬物では投与量調節のための血中濃度測定が有用であるが，たとえば，中枢神経刺激薬などを含む他の薬物に対しては無益である。子どもの薬物治療に対する効果は多様であり，薬物処方量はやく厳密な規制に従うというよりは，奨励される投与量（そして奨励される血中濃度）を指標として活用しながら，おもに臨床反応に合わせて滴定していくべきである。事前に適当な投与量を予測するのは困難であるため，少量投与から開始し，徐々に増量するのが好ましい。1日1回投与はコンプライアンスを改善させるが，薬物の血中濃度を安定させるためには分割投与が必要である。

薬力学 pharmacodynamics

　薬物が脳に到達した後，その効果発現は薬物と薬物受容体の相互作用によって左右される。さまざまな種類の受容体の数や相対的割合は，発達段階に伴い大きく変化する。一種類の薬物が多種の受容体を活性化させたり，それら多種の受容体がそれぞれ著しく異なる効果をもつため，発達による変化は多様な受容体との兼ね合いで，同じ薬物でも子どもと成人でまったく異なった効果発現を生む結果となる。そしておそらく，このことによって，なぜ中枢神経刺激薬は成人で多幸感を生むが，子どもにおいてはそうではなく，どちらかというと不快感を生むのかが説明される。また成

人で効果のある向精神薬が子どもには必ずしも有益でなく，むしろ逆の効果をもたらすこともある。さらに，成人の精神科医の間では，ひとつの症候群の治療薬として馴染みのある薬物が，児童精神科医の間でまったく別の症候群の治療薬として使用されることもある。たとえば，三環系抗うつ薬は成人のうつ病には有用だが，子どものうつ病には効果がなく，逆に，子どもでは比較的少量の三環系抗うつ薬は，多動や遺尿症に使用されるのである。

薬物治療：特定の薬物群

中枢神経刺激薬

　メチルフェニデートやデキサメタゾン dexamethasone は，おもに，重度で多彩な症状を示す多動の治療選択薬である。ペモリン pemoline は肝障害のリスクがあるために使用されなくなっている。薬の適応と副作用の詳細は**第5章**で述べる。中枢神経刺激薬は，通常，多動のレベルを1標準偏差ほど減じうる強力な効果をもつ。しかし，中枢神経刺激薬による治療を要する子どもの大部分は，一般的に平均よりも2～3標準偏差ほど多動のレベルが高いため，中枢神経刺激薬は通常，多動を完全になくすというよりは多動のレベルを減少させるものであり，それゆえ教育や行動療法の必要性も強調される。多動が行為の問題を伴う場合，中枢神経刺激薬による治療はしばしば多動のみならず行為の問題をも改善する。しかし，中枢神経刺激薬が多動に及ぼす，なんらかの効果から独立して，行為の問題に対しても効果を示しているかどうかは分かっていない。

　中枢神経刺激薬の半減期と効果発現期間が短いということは有利に働きうる。つまり朝と日中の投与は学校と家での作業に対する集中力を改善するが，副作用である食欲と睡眠の抑制は夕方までには徐々になくなり，子どもが十分食事をして就寝できるようになるのである。半減期が短いことの欠点としては，日中薬物の効果が変動すること，そして午後遅くもしくは夕方の早い時間に反動で症状が悪化することである。もしこれらが問題になるようであれば，徐放製剤が利用可能である。

　自閉症（自閉症スペクトラム）や知的障害をもつ子どもの多動に対しても，中枢神経刺激薬の効果が期待できるが，ときとして反復行動が悪化することがある（**第4章・24章参照**）。さらに中枢神経刺激薬はチックを助長させたり悪化させたりすることがあるため，チック症候群の患者やチック症候群の強い家族歴をもつ患者での使用は避け，代わりにクロニジンやイミプラミンを使用する医師もいる。それでも，中枢神経刺激薬を多動の第一選択薬とする医師は，可能な限り少量から中等量を使用し，チックが悪化しないかどうかを注意深く観察しながら使用している。

　多動の治療において，最も効果的な中枢神経刺激薬は，アドレナリン作用とドーパミン作用を兼ね合わせているものである。しかしながら，他の多動の治療薬群はまったく異なった薬理作用をもっているため，このことが多動の病因を探る手掛かりになるかどうかは不明である。

クロニジン

　この薬は，ADHDの子どもにおける多動と破壊行動を改善する特異的α-2作動薬である。一

般的に中枢神経刺激薬に比べ効果は弱く，とくに不注意の治療においてそうである。クロニジンがチックを改善させるか否かに関するエビデンスはさまざまである。クロニジンの治療効果発現には数カ月を要する。鎮静効果や不快気分が，副作用として問題となりうる。心臓に対する影響も報告されており，三環系抗うつ薬同様，心電図でのモニタリングが好ましい。また，投与を中断するさいは，離脱症候群を避けるために徐々に減量すべきである。

三環系抗うつ薬（TCAs）

　少量から中等量の三環系抗うつ薬（たとえば25〜75mgのイミプラミンを夜に投与）は，夜尿症の治療薬となりうるが，ほとんどの場合，行動療法やデスモプレシンを代用するのが好まれている（**第17章**参照）。多動に関しても，中枢神経刺激薬で治療効果が認められなかったり，中枢神経刺激薬が適応外の場合には，三環系抗うつ薬が使用できる（**第5章・14章**参照）。クロミプラミン（おもにセロトニン再取り込みに作用する三環系抗うつ薬）は，治療量上限で使用すると，強迫性障害に効果があるとされる（**第13章**参照）。また，おもに成人に対するエビデンスから判断すると，三環系抗うつ薬はパニック症候群にも効果がある可能性がある。三環系抗うつ薬が児童青年期の児童のうつ病に有用かどうかは，いまだ議論の余地が残る。この分野でのメタ解析は有用でないため，奨励されていない。

　夜尿症と多動の治療として三環系抗うつ薬を少量使用した場合，その副作用は比較的少ない。しかしながら，多量服用時に頻度の高い副作用として口渇，頭痛，鎮静作用，不定愁訴などがある。さらに，デシミプラミン desimipramine には服用時に，とくに不整脈や突然死のリスクがある。このリスクを減らすために，少量以上を投与する前に不整脈や心疾患の既往歴の有無を確認する目的で，心電図検査を施行すべきである。その後の心電図検査は，投与量を徐々に増量するさいに，PR間隔やQT間隔の延長などの兆候をモニターする目的で施行されるべきである。

選択的セロトニン再取り込み阻害薬（SSRIs）

　子どもの強迫性障害の治療として，SSRIsの有用性が証明されている（**第13章**参照）。児童青年期のうつ病治療に関しては，SSRIsの有用性を示す臨床試験からのエビデンスは限られた範囲で存在するが，この利益が，自傷行為や自殺のリスクが増加するといった可能性のある不利益に勝るかどうかは不明瞭である。英国政府の治療指針では，児童青年期のうつ病にフルオキセチン fluoxetine 以外のSSRIsの使用を奨励していない。また，SSRIsが，不安障害や選択性緘黙に有効かもしれないというエビデンスは限られている（**第9章・15章**参照）。SSRIsのおもな副作用は嘔気，嘔吐，焦燥感，不眠，頭痛などである。

モノアミン酸化酵素阻害薬（MAOIs）

　選択的可逆性モノアミン酸化酵素阻害薬であるモクロベミド moclobemide は，通常の食事に有害な影響を及ぼす可能性がきわめて低いために，この種の薬剤の処方が容易で安全なものとなった。

MAOIsは多動と治療抵抗性のうつ病の治療に有効とされる。

神経遮断薬 neuroleptics

　神経遮断薬は，とくに精神病性障害やチック症候群をもつ子どもと青年の治療に有用である（**第22章・14章**参照）。また，ときとして自閉症スペクトラムや知的障害をもつ子どもにも有用である（**第4章・24章**参照）。少量の神経遮断薬（とくに非定型神経遮断薬）が，ADHDに対する中枢神経刺激薬の治療に効果を付加するという限定的なエビデンスがある。しかし，エビデンスは不十分であり，副作用のリスクを考えると，この組み合わせの治療は，おそらく専門外来においてのみ試用することができるだろう。神経遮断薬は，知的障害の子どもの攻撃的行為に対する長期治療には不適当である（**第24章**参照）。

　神経遮断薬は，重度の副作用を起こす可能性があるため，常に十分な注意を払って使用すべきである。鎮静作用は学習の妨げになる。治療開始後数週間は，神経遮断薬は，おもに急性筋失調症状（ジストニア）やパーキンソン症状などの錐体外路症状——非定型神経遮断薬でのリスクは低いが——を引き起こす。ハロペリドールなどの代表的な神経遮断薬を使用するさいには，ベンゼキソール benzhexol などの抗ムスカリン薬を，錐体外路症状の予防として使用する場合がある。抗ムスカリン薬は使用開始約6週間以降は，ほぼその必要性がなくなり，多くの場合，有用性よりも長期的副作用の可能性が勝ってくるために投与中止となる。クロザピンは薬物抵抗性の統合失調症の治療に大変有用な非定型神経遮断薬であるが，とくに子どもでは血液疾患を起こしうるため，それ以外の目的ではあまり使用されていない。

　神経遮断薬による悪性症候群は，まれであるが，致死的危機に陥る可能性を孕む。悪性症候群の4つの主要症状は，発熱，筋緊張，軽度の錯乱状態といった精神異常，そして顔面蒼白，発汗，悪寒（戦慄）などの自律神経異常である。血液検査上では，クレアチンキナーゼ（CK）の上昇と白血球増多が認められる。初期症状から48時間以内に異常高熱，筋硬直，循環系異常そして多臓器不全に進行しうるため，神経遮断薬使用中に疑わしい症状を起こした児童は慎重な観察下におかれ，万が一疑いが確証された場合は，ただちに薬物の投与を中止することが基本である。全兆候の揃った悪性症候群は集中治療室（ICU）にて筋弛緩薬の投与が必要となる。

　神経遮断薬による長期治療は，結果的として運動異常を引き起こすことがあり，これは治療を中断したとしても不可逆的である可能性がある。このような遅発性運動異常症（ジスキネジア）のリスクは生涯の薬物摂取量と相関し，抗ムスカリン薬が同時長期投与された場合にはさらにリスクが増加するであろう。ただし，神経障害が運動異常症のリスクを増加させるという，よくある主張に対するエビデンスはほとんどない。

リチウム

　この薬は，成人の双極性感情障害（躁うつ病）の予防と治療に広く使用されており，おそらく若年層においても同様の効果が期待される。リチウムはまた，ささいな刺激によって誘発される重度の攻撃性発作が，適当な精神療法が無効な場合の治療としても役立つ可能性がある。リチウムの量

は，一番最近の薬物投与後12時間後に採取したサンプルにおいて，血漿濃度が0.7〜1.0 mmol／L程度となるように調節する必要がある。おもな副作用は，吐気，微細振戦，口渇，多尿，遺尿である。また甲状腺機能低下のリスクがあるため，甲状腺機能検査は治療前，治療中に施行されるべきである。日常的な腎機能検査は，おそらくは不要である。過量投与は致死的な中毒症を起こす可能性があり，おもな初期兆候は，粗大振戦，消化器症状の悪化，軽度の錯乱である。知的障害をもつ子どもではこれらの中毒症前兆候があまり顕著でないため，この患者群でのリチウムの使用は，とくに慎重を要する。

向精神薬としての抗てんかん薬

カルバマゼピンcarbamazepineとバルプロ酸ナトリウムsodium valproateは，躁うつ病の再発予防にリチウムの代わりとして使用可能である。しかし，これらの例外はあるものの，抗てんかん薬が（たとえ軽度な脳波異常がある場合でも）てんかんをもたない子どもの情緒や行動問題を改善するという十分なエビデンスはない。明らかなてんかん発作をもつ子どもに対しては，抗てんかん薬は正と負の両方の効果をもつ。つまり発作減少は，ときに精神保健の改善につながるが，抗てんかん薬により鎮静されたり興奮したり多動を引き起こすこともある。

ベンゾジアゼピン，抗ヒスタミン，その他の抗不安薬

これらの薬物は，おそらく子どもの間で最も広く処方されている向精神薬であるが，まず間違いなく最も不適切に使われているともいえる。長期の睡眠関連障害，不安症状は，精神療法により反応する傾向がある。ベンゾジアゼピンbenzodiazepinesは，ときとして，たとえば医学的処置をする前などの強度の急性不安症状の治療に有効である（もし子どもに恐怖感を与えるような処置や状況が繰り返される場合には，事前に系統的脱感作法を行なうのが望ましいだろう）。

食事療法

医師は長年の間，食事療法を行なってきており，いまだに食事療法は湿疹，片頭痛，フェニルケトン尿症，難治性てんかんなど広範囲の身体疾患に対して重要な治療法である。アレルギー反応を誘発したり，それ以外の有害な作用を起こしうる特定の食品は避ける必要がある。アレルギー性ではない有害作用の一例を挙げると，ソラマメ中毒症をもつ人では，ソラマメに含まれる酸化物質が，遺伝性酵素欠乏症との相互作用によって溶血性貧血を引き起こす。特定の食品成分がどのように有害な効果を起こすか不明な場合は，食物アレルギーではなく，食物不耐症というほうが適している。

はたして食物不耐症は，子どもの精神障害を誘発するのだろうか？　ファインゴールドFeingold, B.F.は，多動と学習障害が，食品添加物と天然サリチル酸塩に関係していると提唱した。これらの物質を回避する，ファインゴールドFeingold食事療法は広く適応されているが，概して比較研究においては，とくにその効果は実証されていない。それより「食事制限」に基づいた治療法の効果に

関するエビデンスが高い。子どもに，まず添加物のみならず乳製品や小麦製品，大部分の果物を含む多くの自然食品が除外された大変厳格な食事療法が開始される。2～3週間経過しても効果が認められない場合は，この食事療法は継続しない。食事制限療法は一部分の子どもにのみ効果があるのである。

食事制限で行動に改善がみられた場合は，除外していた食品を一度に一食品ずつ再摂取し，それらのどの食品が問題行動を誘発するかを割り出す。場合によっては特定の食品が本当に子どもの問題行動に変化をもたらすかを確証するため，二重盲検法の施行が可能である。比較試験による評価をすることで，この食事制限療法により子どもの行動を悪化させる食品の同定が可能となる。1つの食品だけが原因となるわけではなく，それぞれの子どもでそれぞれ異なった食品に対する不耐性があり，またいくつもの食品に対して不耐性をもつ子どもも多い。一般に添加物が原因物質であることが多いが，乳製品，チョコレート，小麦，オレンジ，トマトや卵も同様である。子どもが添加物にだけ反応するのは珍しく，添加物に敏感な多くの子どもでは，同時に1つ以上の自然食品に対しても過敏に反応するだろう。

食事療法はしばしば多動の治療と考えられているが，「食事制限」療法に反応する子どもでは一般に多動が軽減されるだけでなく，興奮性や破壊性も軽減する。同様の「食事制限」療法が，興奮性が高く反抗的ではあるが多動ではない子どもに有効かどうかは分かっていない。

食事制限療法はすべての関係者にとって大変困難な作業であり，すべての子どもと親が最後までやり通せるわけではない。何週間もの間，特別な食事を作ることは，忙しい両親の許容範囲を超えてしまい，また特別な食品の購入は大変お金の掛かることでもある。さらに子どもが冷蔵庫から盗み食いをしたり，禁止された食品を購入したり，他の子どもの給食を食べたりと頻回にごまかすような場合，この治療を開始する意味はほとんどない。では，どの子どもが食事療法に反応する傾向があるかを事前に予測することはできるのだろうか？　残念なことに血液や皮膚検査からは（そして，いうまでもなく，毛髪の分析やダウジングなどのさらにあいまいな検査からは），予測不可能である。良好な反応を示唆する2つの臨床的指標は，まず親が以前に子どもの食品への反応に気づいていること，2番目に児童が特定の食品を（その食品が問題行動の誘因になることが多いのだが）懇願するということである。親の観察と子どもの食品に対する懇願が，おのおのの子どもに合わせた除去食療法を計画するのに有効である。除去食療法により行動が改善された場合，そのなかで，どの食品が原因かを同定するため，ひとつずつ再摂取を行なう。この方法が，本来の「食事制限療法」に比べて「近道」なのかどうかは未だ正式には評価されていない。

その他の身体的治療

電気けいれん療法（ECT）は，子どもではほとんど用いられておらず，十分な評価もなされていない。適切な薬物療法が重度のうつ病や緊張病（カタトニー）に無効である場合に考慮されるかもしれない。

精神外科は，子どもでは適応がないが，てんかん手術の成功例では子どものてんかん発作だけでなく，一連の問題行動をも治療しうるということは記すに値する。たとえば，難治性のてんかん

発作のある半身麻痺の児童における大脳半球切除術 hemispherectomy は，しばしばてんかん発作のみならず，多動や被刺激性までをも軽減する。この問題行動の改善が，発作の消失によるものか，抗てんかん薬の中止によるものか，それとも機能不全の脳細胞の排除によるものかは不明である。

参考文献

Heyman, I. and Santosh, P. (2002) Pharmacological and other physical treatments. *In*: Rutter, M. and Taylor, E. (eds) *Child and Adolescent Psychiatry*. 4th edition. Blackwell Science, Oxford, pp. 998-1018.

Riddle, M.A. *et al.* (2001) Paediatric psychopharmacology. *Journal of Child Psychology and Psychiatry*, **42**, 73-90.

さらに理解を深めるための文献

Committee on Toxicity of Food (2000) *Adverse Reactions to Food and Food Ingredients*. Department of Health, London.

Kutcher, S. (2002) *Practical Child and Adolescent Psychopharmacology*. Cambridge University Press, Cambridge.

第35章

行動理論を用いた治療
behaviourally-based treatments

　行動理論を用いた治療法はかつて，すべての行動は学習されるため，脱学習も可能であるという考えに基づいていた。しかし，それほど厳密でない行動理論家は，ほとんどの行動の出現は，先行する条件と結果の反応に影響を受けるものであると主張する。そして，これらを変化させられれば，行動の頻度を変えることが可能であるとしている。

　古典的条件づけ：1927年にパブロフPavlov, I.P.によって提示された古典的条件づけは，刺激随伴性が関与している。ある中性刺激が特定の生理反応を引き起こす他の刺激と関連づけられ，後にその刺激のみで（**条件づけ**と呼ばれる状態），類似した反応を引き起こすことが可能となる。このモデルを用いた治療法では，新たな生理反応が条件づけられる。刺激に対するリラクゼーションはその一例である。子どもや青年に用いられる効果的な治療法としては，トラウマや恐怖症に対する系統的脱感作法などが挙げられる。

　オペラント条件づけ：1938年にスキナーSkinner, B.F.によって提示されたオペラント条件づけは，反応随伴性が関与している。刺激への反応，そしてすべての行動は，報酬を伴うか（**正の強化**），不快な結果を回避するために（**負の強化**），頻度が増えたり，増強される。それまで存在していた報酬が取り去られたり（**消去**），不快な結果が伴えば（**罰**），その行動の頻度は減少する。このモデルを用いた治療法では，行動に続く結果を一貫して変化させていく。たとえば，好ましい行動を増やすために報酬を用いたり（おもらししないためにポイント表を利用する），好ましくない行動を減らすために罰を用いたりする（床に食事を投げたら自分で片付けさせる）。このアプローチは，好ましくない症状や行動に対して意図しないうちに報酬が与えられないように注意する必要がある。たとえば，子どもが心因性の腹痛のとき，学校を休んで家にいられるといった報酬を与えないといったように。

　社会的学習理論：1960年代にバンデューラBandura, A.によって開発された社会的学習理論は，行動学的モデルの普及に貢献し，学習が効果を上げるためには，人間関係が重要であることを示した。パターソンPatterson, G.R.は，子どもと青年において，報酬が与えられるさいには，親の注目が最も重要であることを示し，親による温かい相互作用が少ない家庭では，たとえばそれが否定的なものであっても，子どもが注目を引くために反社会的な行動をとることが多いことを示した。このモデルを用いた治療法では，子どもが好ましい行動をとれば保護者による注目を増やし（た

とえば，子どもが静かに遊んでいれば優しく話しかける），子どもが好ましくない行動をとれば注目を与えないように働きかける（たとえば，子どもが叫ぶ場合に，背を向けて話しかけるのをやめる）。子どもの反社会的行動に対するペアレントトレーニングが，このアプローチを用いた効果的な治療法の一例である。

行動技法の実践

アセスメント

行動に対する意味づけをする前に**機能分析**を行なう。先行因子 Antecedent，行動 Behaviour と，結果 Consequence が，詳細に検討される（ABC 分析，図 35.1 参照）。先行因子の例は，4 歳児のかんしゃくの前に，寝る前にお母さんがガミガミ叱ったり，きょうだいがおもちゃを取ること，15 歳児のパニック発作の前に，外の広い運動場で過ごしたり，混雑している市場に出かけること，10 歳児の心因性腹痛の前に，両親がけんかしたり，難しい宿題に取り組むこと，などである。先行因子を変化させるだけで，問題が回避できることもある（「刺激統制」）。

行動に関する情報収集は，親，カルテ，日記における詳細な描写を元にしたり，家や学校に出向いて直接観察したり，撮影されたビデオを観察して行なう。

このように行動分析は，実際に起きる，今ここで here and now のことについて焦点を当てる。親による行動への意味づけ（「彼は伯父のように犯罪者になりつつある」）や，その理由づけ（「先生，これは食品添加物のせいよ」）を考慮することは有用であるかもしれないが，厳密な行動療法的アプローチでは用いられない。

先行因子（状況） **A**ntecedent event	行動の直前に子どもが体験したこと 居合わせた人 場所 時間帯 状況
行動 **B**ehaviour	性質：実際に起きたことの詳細 それが始まった日付 頻度 重度 持続時間
結果 **C**onsequences	子どもに対する他者の要求や期待の変化 注目や社会的状況の変化 子どもの目的や要求の獲得 きょうだいや親に対する影響

図 35.1　ABC 分析

親と青年との目標の設定

(1) 標的となる行動は，できるだけ詳細に定める。多くの親の懸念は漠然としており，詳細な目標を立てることが困難である。たとえば，親は，「彼は反抗的だ」，「ジキルとハイドのようだ」，「彼女は悲しんでいる」などと表現することが多い。詳細に目標を立てることで，親が心配していることが具体的に何であるかを導き出すことができる。

(2) 行動が，子どもの生活やきょうだいや親の生活に及ぼす影響について，下記の領域について考慮しながらアセスメントを行なう。
    (a) 情緒的な／個人的な影響
    (b) 社会的な影響
    (c) 発達的な影響
    (d) 学習／能力
    (e) 自尊心

これらの項目を検討することによって，親は自分たちの捉え方だけでなく，子どもの視点からみた影響について捉え直すことができる。たとえば，便もらしをする男児について，親はその臭いや親自身の煩わしさを訴えて来院したとしよう。子どもの視点からみた影響について話し合うにつれ，親は，それが友情や情緒に与える社会的影響について気づくことができる。さらに，子どもの問題に対する陰性感情を減らし，共感性を引き出し，治療プログラムへの動機づけを高めることができる。また，親は現在のわずらわしさだけでなく，今の状況が及ぼす長期的不利益について認識できるようになるため，結果的に治療による利益について具体的にイメージしやすくなる。

(3) 行動に関して希望する目標を決定する。ここでも，抽象的な目標（たとえば，「彼は私に優しく接する」）ではなく，具体的（たとえば，「朝，一度言われたら，私に怒鳴ることなく，自分で着替えることができる」や「夜8時半には床に着く」）でなければならない。子どもが5分以上蹴ったり投げたりするような派手なかんしゃくを頻繁に起こすようならば，当面の目標はそれを週1回に減らすことと定めるべきであろう。完全に消失させるような目標は非現実的であるうえ，不必要である。

(4) 望まれる**好ましい**行動を規定する。親は，ケンカする，走る，叫ぶ，おねしょをするなど，好ましくない行動をやめさせようと考える傾向があるが，これはたやすい作業ではない。それぞれに対する望まれる行動は，弟と仲良く遊ぶ，静かに歩く，穏やかに話す，きちんとトイレを使う，などである。好ましくない行動を排除するのではなく（とるべきでない行動についてしか認識していない子どもは自分の目指す方向を見出せず，もしまったく従順であればその状態から変化しないだろう），好ましい行動を多く引き出すことで，望ましくない行動を自然と消失させることが，行動療法的アプローチの重要な要素である。いったん望まれる行動が規定されたら，次に介入計画を立て，子どもに望まれていることをどのように理解させるか，どのように子どものレパートリーに入れて練習させるか，その行動をとれるようになったらどのように報酬を与えるかについて焦点を当てる。

(5) 親と子どもに以下の点を説明する。

(a) なぜこのような行動を子どもが取るか，とくに学習された習慣やそれを維持している環境が存在することについて説明する。性格的な特徴や内的葛藤に基づいた説明は行なわない。
(b) したがって，変化は望めるが，そのためにはおのおのが変化しなければならないことを伝える。

技　術

好ましい行動を増やすには，以下のような工夫を用いる。

- **正の強化**：好ましい行動に賞賛やご褒美などの報酬を与える。
- **負の強化**：好ましい行動がみられたら嫌悪刺激を取り除く（たとえば，子どもが床に着いたらがみがみ言うのをやめる）。
- **親と子どもに基になる理論を説明する**：彼らが納得できる魅力的な治療を考案できるように手助けすることも含む。
- **スキルの訓練**はリハーサルやロールプレイを用いて行なう。
- **妨げとなる状況を排除する**。

好ましくない行動を減らすには，以下のような工夫を用いる。

- **刺激の変化**：先行刺激を取り除くか変化させる。
- **消去**：行動の強化に伴って，それまで存在していた報酬を取り去る。たとえば，言うことを聞かない子どもにはそれ以上注意を向けない，などである。このとき，子どもは以前の状態を取り戻すために必死になり，結果的に「消去バースト extinction burst」といわれる，行動の悪化が一時期みられることを，親に忠告する必要がある。無視することは，親の関与だけを意味するわけではなく，たとえば攻撃的な青年が仲間から尊敬されることを防止するときにも用いられる。
- **分化強化**を両立しない行動に対して行なう：これは前述のとおり，行動療法的アプローチでは中心となる原理である。望まれる，あるいは社会的に好ましい行動がみられるときには，それを同定し報酬を与える。たとえば，食事中には走り回るのではなくきちんと座ること，ケンカするのではなく協力的に遊ぶこと，夜は1階をふらふらするのではなく寝室で過ごすこと，などがそれにあたる。
- **罰**：不適切な行動がみられたときに軽い侵害刺激を加えることである。日常の子育てでは，叱責や非難であることが多い。1週間に1回，軽く叩くなど，軽い身体的な罰を時おり加えることは，子どもに対して破壊的でないことが示されているが，冷淡で敵対的な拒絶を伴う雰囲気のなかで強い痛みを伴う罰を与え続ければ，それは当然子どもに害を与える。身体的な罰は，一時的に行動を抑制し，結果的に親への報酬となるため使用されやすい。しかし，時間が経てば，行動は再び出現し完全に消し去る効果はもたない。たとえば，指をコンセン

トに入れる，道に飛び出すなど，危険を伴う行動をすぐに抑制させるには有効かもしれないが，その後，説明を行い，罰を受けることになった行動とは両立しない行動を十分に強化しなければならない。このことは，親が捨てばちになってしまい，子どもに他の選択を与えず，より適切な行動を促すこともなく，きわめて極端で一貫性に乏しく報復的で厳しい体罰を与えるような，破壊的な悪循環とは対照的である。これらの理由と虐待の経験などから，治療プログラムのなかで嫌悪刺激を用いることはまれであり，他の手段が用いられる。親による体罰の使用の減少は，他の適切な手段がうまく用いられていることを示すよい指標となる。

- **タイムアウト（TO）**：これは「正の強化からのタイムアウト」の略である。これは，通常3〜8歳の子どもをその行動が起こった場所から引き離し，つまらない静かな場所に数分間座らせることを意味する。これは，特定の強化子からではなく，普段の社会的な刺激や強化子全般から引き離す点において消去とは異なる。害がないわりに影響力が強いのが長所である（ただし，子どもにとっては一種の罰としてみなされることもあるが）。TOのプログラムを計画するさいには，実用性を高めるため，以下の点に注意する必要がある。①ルールは明確にし，比較的大きな違反を犯したときに用いるようにする，②適用する前に，警告と代わりに取るべき行動を子どもに伝える必要がある（「叩くのを止めて座りなさい，できなければタイムアウトに行くよ」），③子どもはそこに穏やかに連れて行かれなければならない（身体的な力を用いることも必要となるがそれは子どもを痛めつけるためではない），④楽しめるような物を排除した空間あるいは部屋を用いる，⑤親や教師は，子どもを見ている必要はあるが会話や非難に応じてはならない（これは知らず知らず注目を与えることになる），⑥終了前1分間は子どもが静かにしていなければならない。
- **反応コスト**：子どもが好ましくない行動をとったときに，決められた数の強化子を取り上げるやり方である。これを行なうためには，お金，ポイント，いくつかの特権などを用いた，なんらかの報酬システムがあらかじめ実行されていなければならない。取り上げられるものは正の強化子である必要がある。
- **過剰修正**：子どもは間違いを正すだけではなく，より良好な状態にするように求められる。応用としては，子どもに元の不適切な行動と身体的には両立しない行動を過剰学習させる。たとえば，家のなかに泥だらけの靴で入ってしまった場合，玄関で靴を脱ぐ行為を何度もやらせる。
- **脱感作**：子どもが安心し励まされる状況で，繰り返し嫌悪刺激に曝露することを指す。たとえば，母親と同室でリラクゼーション技法を学んでいる子どもを，段階的に恐怖刺激に曝露する。この技法は，とくにPTSDや恐怖症の治療に効果を示す。

報酬についての注意点

- 子どもは一人ひとり異なる。治療者は何が子どもの動機づけとなるのか親が決めるのを手助けすべきである。このとき，常に子どもにも確認して意見を聞くようにする。
- 報酬は，たとえば親と一緒に過ごすなど，目に見えないものでもよい。目に見える報酬は高価なものでなくてもよい。たとえば，夕食の時に親の椅子に座る，特別な洋服を着る，いつもよりたくさんTVを見るなどでよい。お金やプレゼントに代わる報酬はいくらでもある。

- 行動したら即座に報酬を与える必要がある（クリスマスに自転車を買うのではなく）。
- 好ましくない行動に伴って，子どもが予期しない報酬を得ていないか注意する（たとえば，仲間に認められるなど）。好ましい行動がいつ起きているか注意し，報酬が与えられているかどうかを観察する（静かに遊んでいるときに，その子は無視されていないか？）
- 報酬が一貫して与えられているか観察する。
- 数日ごとに報酬を変更する。親は，「試して，初めの数日はよかったけど，その後，全然効果がなかった」と嘆くことが多い。しかし，大人であっても10日連続で同じチョコレートを与えられれば，毎日同じように喜び続けられる人は少ないだろう。
- もし報酬に行き詰ったら，プリマックの原理 Premack principle に基づき，空き時間に行なうことの多い行動を報酬に用いるとよい。これは受け入れられるものであれば，コンピューターで遊ぶ，ベッドに横になる，などなんでもよい。自閉症の子どもの場合，目の前で手をくるくる回すなどでもよい。
- 年長児や青年（そして親！）の場合，自分への報酬を勧める。他者からの報酬と同様，目に見えないもの（たとえば，よい行動に対する自分への賞賛）でも，目に見えるもの（たとえば，ごちそう）でもよい。

実施方法

　新しい行動を学習するためには，**いつ，何を，どのように**行なうべきか子どもが知る必要がある。親が子どもの行動を変えたい場合にも，同様に明確に理解している必要がある。変化を起こすために必要なことは，**能力**，つまりそれを行なえること，そして繰り返し**実行**することである。これには，行なう意志が必要である。

　行動の頻度を変化させる目的で，標準化された技法を機械的に実施するだけの介入はあまりない。最近の行動療法の多くは，これらの行動原理を元により広い文脈に捉えなおして適用させたものが多い。用いられる一般的な方法は以下のものを含む。

- 先を見越して計画を立てる。たとえば，恐怖症の女児には学校でのプレッシャーを減らす，多動性障害の男児をスーパーに連れて行かない，ケンカになりやすいきょうだいは家においておくのではなく公園に連れ出す。
- 子どもや青年と話し合う。多くの親は自分たちにとって合理的だと思っていることを要求するのだが，子どもはそれに従わないため，大きな対立が生じてしまう。親が日常的状況（たとえば，寝るときの習慣，土曜日に家族で何をするかなど）について子どもと話し合うことはとても役に立つ。治療者は，親が子どもの言い分に耳を傾け，目的に見合った妥協点を探すように促す。その結果，子どもたちは自分たちの意見が取り入れられることを認識していく。
- 親と子ども両方の信念や感情に注意を向ける。初期の行動療法プログラムは，効果的であったが，それは親が指示に従った場合であり，参加した人の半分以下でしかなかった。今日では多くの臨床家が，親の不安や心配を聞きだすのに多くの時間を割くようになった（「叫

んでいるのに放っておいたら，わるい母親になった気分になる」，「子どものときに放ってお
かれたことを思い出すから，夜泣いている子どもを無視するのは耐えられない」)。
- 達成度に応じてプログラムを適宜修正する。これは行動療法的アプローチで重要な役割を
果たす。成功体験は注意深く観察し，もし成功しないならばその理由について詳細に検討し，
計画を変更したり，新たな技法を試したり，親によって受け入れやすい方法に変更したりす
る。チェスゲームと同様，特定の動きそのものが勝利をもたらすわけではなく，成功をもた
らす全体の戦略の一部として繰り返し適用されることが重要なのである。

行動理論を用いた治療の評価

批　判

　行動療法は，精神や心の世界を無視し，人を犬や鳩のように扱うものである。行動の根拠となる動機づけ，夢，不安や信念は考慮されない。現在の症状に焦点を当てるため，行動療法家は，その個人の困難を深く捉えきれず，そもそもどのような心配やストレスが原因で困難が生じたかを見逃す恐れがある。「科学的な，理論的な」直線的方法で考えるため，症状となる行動を維持する背景となっている関係性やシステムのネットワークを見逃す恐れがある。たとえば，子どものかんしゃくが母親とのアタッチメントの問題に由来するならば，シールを表に貼るよりはるかに多くの工夫が必要となるだろう。目に見えない治療的関係の重要性は評価されない。いくつかの問題，たとえば機能障害や死別の問題は扱えない。しかし，共感的なカウンセリングがあれば，多くの家族と子どもたちは，これらの窮状を受け入れて前向きに取り組むことが可能になる。行動療法は限局した訴えにしか効果がみられず，性的虐待や親からのネグレクトのような関係性の問題全般には適用することが難しい。

反　論

　1950年代や1960年代の初期の行動療法は，いくらか機械的に用いられている風潮があったが，現在そのアプローチは柔軟性を増し，臨床家は個人にとっての意味，信念や関係性を考慮しながら治療を行なっている。多くの親や子どもは，ただ座って気持ちについて話すよりも，実際に問題を軽減させるような行動を起こす機会を与えられることを好む。問題が減って楽しい時間が増えると，全体の関係性が改善される。このことは大変重要である。治療者は家族とともに検討するのであり，家族に内緒で巧みな治療計画を立てるのではない。

予後研究

　子どもや青年に対する行動療法は，効果的に実施された一例報告が非常に多数（文字どおり何千も）存在し，無作為化比較試験が数百も存在する。食事，睡眠，尿・便失禁など身体機能に関連し

た治療は成功を収めており，エフェクトサイズは 0.7 〜 1.5 SD（標準偏差）である。前思春期の子どもにおける反社会的行動は，改善することが繰り返し示されており，多くはエフェクトサイズが 0.4 〜 0.8 SD である。多動性障害は，行動随伴性 behavioural contingency を用いた場合，短期的には効果を挙げるが，効果が持続しないためエフェクトサイズは 0.2 〜 0.4 SD にとどまる。不登校や心因性疼痛などの情緒障害にも治療反応がみられるが，通常，改善の度合いはそれほど高くない。しかし，高い効果を示す情緒障害もある。たとえば，特定の恐怖症は，数セッションの施行で治癒することは多いし，強迫性障害に対して曝露反応妨害法を 10 セッション行なうと，治癒または大幅な改善を認める症例が多い。

参考文献

Herbert, M. (2002) Behavioural therapies. *In*: Rutter, M. and Taylor, E. (eds) *Child and Adolescent Psychiatry*. 4th edition. Blackwell Science, Oxford, pp. 900-920.

Scott, S. (2002) Parent training programmes. *In*: Rutter, M. and Taylor, E. (eds) *Child and Adolescent Psychiatry*. 4th edition. Blackwell Science, Oxford, pp. 949-967.

第36章

認知療法と対人関係療法
cognitive and interpersonal therapies

認知療法的アプローチ

　このアプローチは外に現れる行動に焦点をあてるものではなく，その背景にある感情，あるいはそうでなければ思考の内的世界と精神的スキーマを扱うものである。認知はある行動に直接影響を及ぼすものであり，外部の出来事と身体内部の生理的変化に対する単なる二次的な産物ではないと考えられる。精神は，行動を意識するだけではなく，行動を方向づけることも可能であると考えられる。

　行動療法は，とくに以下の状況に有用である。

(1) 外での偶発的な出来事が起こっても，それを制御できる状況。たとえば，家庭では親が1日のうち何時間かをともに過ごせる，または，教室内，などにおいてである。
(2) 認知機能が十分発達していない個人に対して。たとえば，幼児や知的障害者など。
(3) 観察可能な行動によって容易に同定できる問題。

　認知療法は，とくに以下の状況に有用である。

(1) 外での偶発的な出来事にあまり影響を受けず，自己判断をより優先して自分の身近な環境に頼る人。たとえば，通りに出る，学校の遊び場にいる，あるいは家から離れてひとりになるなど。
(2) 自主的な考え方ができ，それを行動に移せる能力がある人。
(3) 主として問題は精神的なものであり，観察可能な行動ではない。たとえば不安，抑うつ気分，心的外傷的な記憶など。

　認知療法的アプローチは，正確な測定と客観的な経験的妥当性を用いる行動療法の伝統に則っており，しばしば行動療法的介入と一緒に用いられる。認知療法的アプローチは，攻撃性，多動性障害，不安，心的外傷後ストレス障害，うつ病を含む児童青年期のさまざまな精神障害には，認知の

歪みや欠陥が認められるという確かなエビデンスに基づいている。

特異的な障害に対する認識療法的アプローチは，問題領域内における認知の内容と構造に焦点を当てるものであり，一方，対人関係療法における問題解決的なアプローチは，日常生活における社会的問題を解決するために必要な常套手段を強化することに焦点をあてるものである。この対人関係療法アプローチは，問題について「正しい」考え方を示すというよりもむしろ，子どもが自分自身でできるより有用な解決策を考えるのを手助けするのが主眼である。

特異的障害への認知療法的アプローチ

うつ病

成人のうつ病で認められる思考の歪みと同様のものが子どものうつ病でも認められている。治療プログラムは以下のとおりである。

(1) 行動の結果を改善するためのセルフコントロールの技術（自己称賛をより多く，自責感をより少なくすること），自己モニタリング（よりよい側面に関心を向けること），自己評価（自分に完璧さを求め過ぎないようにすること），そして，アサーショントレーニング。
(2) 対人関係を築き維持する，葛藤をコントロールする，リラクゼーションと想像力を働かせることなどを含むソーシャルスキル。
(3) 自分の知覚が歪んでいることに気づいていない事実を子どもたちに直面化させることを含めた認知再構成。

多くの無作為化比較試験で，うつ病の認知療法を受けた子どもたちが，何も治療を受けずウェイティングリストに載っている子どもたち（対照群）や，伝統的なカウンセリングを受けた子どもたちよりも明らかに転帰がよいことが示された。しかし，治療に反応したのは半数だけであり，その後の再発率は非常に高く，50%がうつ病を再発している。この再発率の高さは成人における薬物療法の場合と同程度である。青年期では，抗うつ薬が効果があるというエビデンスがないため認知療法が有用である。現在，基本的な認知療法パッケージに，リラクゼーションやストレスマネジメントなどを加えて，より内容に幅をもたせた改良型の治療や，補助的治療を併用するものが開発されている。コンピューター（コンパクトディスクを使用するか，ウェブから直接）を用いる治療も開発されており，自己管理による治療を行なうことが可能である。

不安障害

子どもの不安障害もうつ病と同様に，成人の臨床に準じている。思考の歪みを訂正すること，自分を肯定的に話す術を身につけること，恐れを誘発する状況を克服するイメージを誘導すること，恐れを抱く対象に曝露されている間にリラクゼーションすることなど，類似した技術が使われている。無作為化比較試験では，半数以上が正常範囲の不安に緩和されるという，よい結果が示されている。

攻撃性

攻撃的な子どもについて以下のことが明らかになっている。

- 他人の行動の意味を解釈するとき，手がかりに頼ることがより少ない。
- 社会的状況では非常に敵対的な手がかりをより認知しやすい。
- 曖昧な状況では他人が敵対的な意図をもっているとみなす。
- 自分自身の攻撃性を過少に認知している。
- 葛藤的な状況では言葉で自己主張する解決方法をとるよりは，むしろ，相手に身体的な攻撃を加えることが多い。
- この攻撃が他人からの嫌な反応を減らし，自分に目に見える良い結果をもたらすと信じている。

さらに，攻撃的な青年は，攻撃的行動が自分の自尊心を向上させると信じていて，対照群に比べて相手に対して優位な立場に立ったり復讐することをよく評価し，折り合いをつけることをあまりよく評価しない。治療的な介入は，通常これらの認知の歪に焦点をあてるが，適切な反応についてよりよく考えることを促すために，挑発的な状況に対する自動的で即時的な反応を遅らせることをとくに強調しながら，一般的な対人関係のソーシャルスキル（下記参照）にも目を向ける。ソーシャルスキルトレーニングを用いた治療試行の1年後と3年後の追跡調査では，一貫して攻撃的行動が有意に減少していたことが示されている。前思春期の子どもの場合は，ペアレントトレーニングプログラムを併用することによって治療効果が上がる。しかし，認知療法的アプローチだけでは大抵の場合実生活状況には何の効果もない。攻撃性の高い青年は立ち止まって落ちつきを取り戻し，ありもしない口論を交渉によって落ち着かせることができても，仲間との衝突を直接観察させたり，喧嘩の数を自己申告させることは何の効果もないことが多い。それは，直面している状況で反社会的な青年に起きる急激な生理的興奮が「本能的」な攻撃的反応を引き起こし，穏やかな状況で学習された思考プロセスを越えるものであるということであろう。

注意欠如・多動（性）障害

注意欠如・多動（性）障害の子どもは，注意持続力が弱く，立ち止まって一番よい行動を考えることができず，むしろ刺激に対して即座に（そして大抵は不適当に）反応するのを制御することができない。認知療法は，理論的にはこのような問題に対して十分に対応できるはずのものである。しかし，他の行動をとるとどうなるのかといったことを考えることができるようにするために，認知のプロセスをゆっくりと進めるような自己教示式プログラムは，それほど効果的ではなかった。それは，問題のまさしくその本質が，情報のプロセスに対して異なるアプローチを起動させる能力の欠如であることを意味している。即時的な結果をコントロールするような行動療法プログラムがより効果的ではあるが，薬物療法よりも効果的ではなく，また素行障害の子どもにはさらに効果は期待できない。

社会的問題解決技術プログラム

米国のシュア Shure, M. とスピバック Spivack, G. が，おそらく最も包括的な治療介入プログラムである，対人関係の認知的問題解決療法 Interpersonal Cognitive Problem Solving：ICPS を開発した。多くの研究で，とくに攻撃的な子ども，虐待された子ども，友達のいない孤立した子ども，うつ病の子どもなど，いくつかのグループの児童青年期の子どもには対人関係スキルが欠如していることが示されている。ICPS のプログラムは，障害が明らかになっている以下の 3 つの中核的認知プロセスに焦点を当てている。

(1) **いくつかの選択肢を考え上げられること**：問題の状況に対して異なるいくつかの解決策を練り出す能力。
(2) **どのような結果になるのかについて先に考えられること**：ある一連の行動のおのおのについて即時的な結末とより長期的な結末を見抜き，それを取り入れて最善の応答を決断する能力。
(3) **手段と目的思考**：ある行動を計画する目的とその計画の内容を区別する能力，それによって最初の計画が失敗しても障壁を乗り越える方法を考えることができる。

これらのスキルを育てる方法はさまざまで，ゲームや討論，グループによる相互作用を用いるテクニックが，個人療法にも集団療法にも用いられている。そのような技法は就学前の子どもにも用いることができる。たとえば，「または」とか「違う」という言葉を教えることで，ある状況に取り組むのに別な方法を考えてみることを促すことができる。具体的には，「僕はあいつを叩くこともできるし，または僕があいつに腹を立てていると言うこともできる。叩くことと話すことは違うことだよ」。このようなプログラムが工夫されるにつれ，他人の精神状態を認知するためのさまざまな中核的スキルを多くの子どもに習得させる必要があることが明らかになってきた。

(1) **感情を認識すること**：他人の気持ちや望みに敏感になること。一部の子どもたちは自分自身の基本的な感情も分からないことがある。このようなことができるようになれば，子どもたちは誰でも皆が物事に対して同じように感じるわけではなく，さまざまな時にさまざまな気持ちになることがあるということに気づくようになる（たとえば，「私，彼女の気分が前よりよくなってから聞くね」）。
(2) **社会的情報を集めること**：状況を読み込む，手掛かりを探る，そして相手に今のはどういうつもりなのかを尋ねる技術を磨くには，ゲームが有用である。
(3) **動機を理解すること**：他人の行動の背景に目を向け，他人がなぜそのように行動したのかを考え，その動機に対して適切な対応を考えることを子どもたちに教える必要がある。

このようなスキルを習得できれば，ICPS の大部分のプログラムを最初は仮定的な状況で，その後に現実状況で適用することができるようになる。認知療法的ステップを子どもに教えるには，たとえば，ある解決策を考えて実行する時に，立ち止まる－考える－実行する－振り返る（STOP-

THINK-DO-REVIEW）という順を意識させるために，そのたびに指を折って数えながら実行するように指導するとよい。

予後研究によると，仮説的な状況ではよい効果が示されたが，実生活状況においては必ずしもよい結果ばかりではなかった。もし，子どもの周りにいる大人も同じような考え方を教わるように，このプログラムがさらに強化されれば，問題の核心部分における効果が一層補強されることになる。このような状況での短期予後は良好だが，長期の追跡調査はまだ行なわれていない。

対人関係療法（IPT）

対人関係療法 interpersonal psychotherapy：IPT は，ニューヨークの クラーマン Klerman, G と ワイスマン Weissman, M. によるうつ病の治療プログラムから開発され，その後，青年期の治療方法として，とくに改良されたものである。IPT はうつ病が対人関係の流れのなかで起こるという前提に基づく，時間限定の短期精神療法である。この治療の主たる狙いは2つで，1つは患者のうつ症状，もう1つはうつ病の発症と関連した問題を同定して対処することである。5つの特異的領域が既に再検討され，あと1つか2つが検討中である。4つの領域は成人における IPT と同じで，それらは「悲哀感」，「対人間の役割を巡る争い」，「役割の移行」そして「対人関係の障害」である。第5の領域は「ひとり親」で，頻度が高く青年に葛藤をもたらすために追加された。過去ではなく現在の関係における問題が強調される。

治療には3つの段階がある。初期には，臨床的な障害としてのうつ病がどういうものかが説明され，なぜそのような体験をすることになったかという謎解きが行なわれる。患者は治療を受けている自分自身のことを考えるよう促され，病人としての役割を割り当てられる。その一方で，患者は，通常の社会的振る舞いを回避するのではなく，できるだけ友人に会ったり学校に通ったり家族で普通に振る舞うことを求められる。両親も診察を受け，子どもに対して敵対的あるいは批判的にならないように，むしろ子どもの支えになるよう求められる。学校とも連携が図られ，うつ病がもたらす学校での勉強や行動への影響が明らかにされる。

中期には以下に挙げる問題領域に焦点が当てられる。

(1) 悲哀感は，それが長期になるか異常な反応とならない限り問題とは考えない。治療者は患者が愛する人を失ったことを話したり，それに伴う気持ちを明確にして，その気持ちを再体験することを援助する。患者が悲哀の気持ちをうまく表現できるようになって症状が消え始めれば，喪失体験をよりしっかり理解して受け入れられるようになり，新しい人間関係を求められるようになる。
(2) 対人間の役割を巡る争いは，二者の関係でお互いに求め合うものが違ったときに起こる。治療者は，患者が争いを認識したり，話し合いの余地を検討したり，相手との関係に求めるものを再評価したり，役割の変化を明らかにしたり，争いを解決できるようにコミュニケーションパターンを修正することを援助する。もし両親が争いの相手であれば両親に対しても話し合いに応じるよう促すことになる。

(3) 役割の移行は，若者が青年期に向わなければならないとき，性的欲求と親密な関係の願望の両立に対処しようとするとき，両親や家族から自立しようとするとき，計画的な仕事や進学で成功を収めようとするとき，に起こる。彼らには古い役割を失ってしまうことに対する気持ちや，新しい役割を引き受ける自分自身の能力に対する恐れや不十分さに対する不安な気持ちがあるだろう。治療者の狙いは青年がこれらの感情を受け入れ，現実的な将来について話し合うのを助けることである。

(4) 対人関係の障害は，ある人に家庭の内外で適切な対人関係を築いたり維持するソーシャルスキルがないときに明らかなる。その結果，青年は社会的に孤立して親友を失ってしまい，さらにそれによってうつや不全感といった気分が生じることになる。治療者は，過去の重要な人間関係をチェックし，繰り返し不適切に行なわれた言動を明らかにする。次いで，新しい戦略方法が提案され，それについて議論され，青年はそれを現在の対人関係に持ち込むことを奨励される。ロールプレイによって，問題のある対人関係状況を明らかにしたり，たとえば，友達の作り方を学ぶような新たなコミュニケーションスキルや対人行動を探ったり試したりすることができる。セッションのなかや自宅の少人数のなかで練習することにより，青年に社会的能力の感覚が生まれ，それがその他の状況にも般化していくことになる。

(5) ひとり親の家族は，離婚，別居，もう一人の親の投獄，初めからもう一人の親が不在，疾病や暴力によるもう一人の親の死などに起因する。このような状況においては，青年と親権のある親にそれぞれ独特な感情葛藤をもたらす。治療の狙いは，青年が現実の状況を受け入れてうまく適応することを支えることである。このときに失った状況に対する悲哀の気持ちをしっかり整理しておかなければならないことが多い。

治療の後期には改善がなされたかどうかがチェックされるが，これには他の家族も参加することが多い。症状と葛藤は4つのカテゴリーに分類され，それらは，うつ病相に特有な症状のカテゴリー，うつ病による二次症状のカテゴリー，性格特徴を表すより恒常的な葛藤領域のカテゴリー，そして，正常発達過程の一部としての葛藤領域のカテゴリーである。治療の終結にあたっては，患者は治療者との面接の終結に関する感情についても話し合われ，治療終了後に軽い抑うつ気分が生じることがあると事前に伝えられる。IPTの試行試験により，青年期のうつ病患者に対する効果は成人の場合と同程度であり，少なくとも認知行動療法による治療と同程度の効果があることが示唆されている。

個人カウンセリングと精神療法

これらにはさまざまなレベルのアプローチがあり，サポートとカウンセリングから精神力動的精神療法まで段階的である。

- サポートとカウンセリング：これには，共感的に傾聴してくれる人による悩みの軽減，支援者との関係内での気分転換，批判的でない援助者との話し合いなどが含まれる。助言が与

えられることがあり，その主たる目的は症状を楽にして問題が生じる前の現状を回復することや出来事を受容できるようにすることである。
- 中間レベルの精神療法：上述の対人関係療法（IPT）がこの例である。
- 精神力動的精神療法：この治療では長期にわたる深い対人関係が築かれ，その間に個人内と個人間のプロセスが明らかにされ分析される。不穏な早期の経験が再現されることがあり，それによって症状の背景にある葛藤が明らかになって洞察が得られ，葛藤が整理され，病的な心理的防衛機制が解消されることになる。この治療では助言されることはない。すなわち，その目的は症状の救済ではなく，よりまとまり成熟した自己を実現できるように性格機能における再統合と変化をもたらすことである。子どもに対する精神分析は，1909年にハンス少年の症例を記載したフロイト Freud, S. の時代に遡り，1920年代には彼の娘であるアンナ・フロイト Freud, A. が児童精神分析学を体系化し，1930年代にはクライン Klein, M. が継承した。その後，アクスライン Axline, V. が遊戯療法をより正統的なものとして開発した。セッションにおいて治療者は，子どもがもたらす問題に関するものだけではなく，セッションのなかでの，今ここで here and now の関係の在り方についても解釈やフォーミュレーション（子ども（患者）の背景をはじめ精神医学的記載をフォーマットに基づきまとめたもの）をフィードバックする。

　個人療法においては，どのレベルの治療でも最も重要なことは治療者と患者の対人関係の質である。成人を対象にしたいくつかの調査では，個人療法の特定の形にかかわりなく，転帰に大きな影響を及ぼす因子のひとつが治療者の暖かさと感情移入であることが示された。この治療のニーズを調査するひとつの方法として，経験的にいえることは，通信手段やマニュアルを用いて同じ治療（あるいはできる限り同じような類似した治療法）を用いることであろう。行動障害の子どものペアレントトレーニングのような分野では，このようなアプローチは十分効果的であるが，直接治療者が関与する治療ほどの効果はないということがいくつかの調査で明らかにされている。

　児童精神医学においては親を通じた子どもへの関与が非常に多くなされており，子どもが障害かどうかにかかわらず，親へのカウンセリングやサポートは多くの臨床医にとって基本的な治療レパートリーの1つである。それは，親が知的障害の診断を受け入れることを援助したり，子どものうつ病に対処するときには大きな助けになるであろう。このような場合のカウンセリングに関する調査では，親は彼らに対する主治医の明白な態度（先生は私を好いていてくれる，私の子どもを好いてくれている）が重要であると感じ，彼らが気軽に質問できるような雰囲気を望んでいることが示唆された。

　子どもや青年と直接関わることは，多くの面で成人の場合とは異なるものである。第一に，子どもは単独で診察を受けることを希望せず，たいていの場合診察を受けることに同意を求められることもない。第二に，より幼い子どもを診察するには最初はあまり話すことに重点を置くよりも，スケッチや遊びを用いて洞察を得ることに焦点を当てるのが良いだろう。第三は，治療によって子どもが困難を克服し子どもが成長し変化するチャンスを得たとしても，子どもは成人と同じように自分自身の運命を握っている訳ではないので，たとえば家庭内での虐待やネグレクト，あるいはアルコール依存症の母親のなど有害な環境要因に曝され続けるだろう。このような環境では，状況を改

善するために最善を尽くすことが不可欠であり，このようなことを考慮して行なわないのであれば，個人療法は非倫理的であるとさえいえるだろう。

　個人に対する精神力動的精神療法に関して，その効果に関する評価試験はほとんど行なわれていないので，現時点ではその効果を判断するのは難しい。

参考文献

Brent, D.A. *et al.* (2002) Cognitive-behavioural approaches to the treatment of depression and anxiety. *In*: Rutter, M. and Taylor, E. (eds) *Child and Adolescent Psychiatry.* 4th edition. Blackwell Science, Oxford, pp. 921-937.

Compas, B.E. *et al.* (2002) Problem solving and problem-solving therapies. *In*: Rutter, M. and Taylor, E. (eds) *Child and Adolescent Psychiatry.* 4th edition. Blackwell Science, Oxford, pp. 938-948.

Jacobs, B.W. (2002) Individual and group therapy. *In*: Rutter, M. and Taylor, E. (eds) *Child and Adolescent Psychiatry.* 4th edition. Blackwell Science, Oxford, pp. 983-997.

さらに理解を深めるための文献

Birmaher, B. *et al.* (2000) Clinical outcome after short-term psychotherapy for adolescents with major depressive disorder. *Archives of General Psychiatry,* **57**, 29-36.

Mufson, L. *et al.* (2004) A randomized effectiveness trial of interpersonal psychotherapy for depressed adolescents. *Archives of General Psychiatry,* **61**, 577-584.

第37章

システムズ・アプローチと家族療法
systemic and family therapies

背　景

　家族療法の基本的な考え方は「人はひとりでは生きていけない No man is an island」というダン Donne, J. の言葉にある。精神力動的精神療法や生物学的精神医学が，問題の根源として個人の内的精神世界や病理に焦点を当て理解するのに対して，家族療法は，**家族システム**がすべての家族メンバーに強い影響を与えていると考える。家族の**機能不全**や**不均衡**が **IP**（identical patient, 患者と見なされる人）の問題として現れるものとする。とくに，子どもはその時間の多くを家族とともに過ごすので，こうした家族プロセスの影響を受けやすい。さらに最近の家族療法は，現代社会や文化的風潮が家族の信念体系に与える影響について注目するようになった。人はどうあるべきかという価値観が，人びとの行動に影響する。親のしつけからテレビのコマーシャルまで，さまざまな個人的，普遍的経験だけでなく，ジェンダーや民族性，役割への期待など，すべてが人びとの信念や行動に影響を与える。このようなより広い意味での社会システムとの相互関連性を重視する立場から，**システム論的家族療法家**を名乗る臨床家もいる。こうした治療概念を利用して，さまざまな技法が発展した。

　家族システム理論は1950年代の後半から1960年代にかけて始まった。そして従来の，個人の行動に焦点を当て，言動の内容を重視する**直線的因果律**の見方では，人びとの行動を説明するのに限界があると考えるように至った。文化人類学者のグレゴリー・ベイトソン Bateson, G. は，新たな視点として家族療法にサイバネティクスという概念を導入した。彼が提唱した**相互的決定論** reciprocal determinism では，出来事の内容よりも過程を重視する。これは家族メンバーの相互依存性を明らかにしている。つまり，ひとつの原因がひとつの結果を生むのではなく，ひとりの変化が，他のすべての人に異なった影響を与え，また元の人に跳ね返ってくる。こうした過程を検証することによって，**円環的因果律**が明らかとなる。システム理論の考え方は個人や家族内のできごとばかりでなく，他の親族を含めた拡大家族や友人，学校，児童相談所などの家族を越えたネットワークや機関との連携にも応用できる。

例

- **直線的因果律**：母親が抑うつ的であるために，息子が自立できず依存的になったり，親が子どもを十分しつけられないために娘が荒れる。
- **円環的因果律**：父親が仕事人間で帰宅が遅いので，母親が寂しくなる。18歳の息子を精神的な支えに使い，15歳の娘が疎外される。息子は母親の寂しさを感じ，傍にいるために大学に通わずひきこもる。母親は，不在の父親を責め，性的に満足せず，抑うつ的になる。娘は両親の冷めた関係からは得られない安らぎと暖かさを家庭外に求めて，多くの人と表面的な関係をもち，傷ついていく。
- **密接な関係**：あらゆる行動は，感情をもつ個人同士が相互に交流することの結果により決まる。このことを認識していないと，受診した患者さんの機能を回復する機会は失われ，不必要に病気と診断することになる。

家族療法で使われる用語

- **家族システム**：特定の家族ルールにより，決められた関係をもち，相互に影響しあう構成員からなる単位
- **サブ（下位）システム**：たとえば夫婦関係，母子関係，父子関係，親子関係，男女関係など。
- **家族ルール**：家族がひとつのまとまりとして機能するよう制御し，安定化させる。その多くは暗黙のルールである。たとえば「母に不満を言うと血圧が上がる」，「家の経済状況について話してはいけない」，「男は感情を表わさないものだ」などである。家族療法では，機能的でない家族ルールに注目し，もっと良いルールに変更できるよう支援する。
- **恒常性（ホメオスタシス）**：生理学から引用された家族の機能を表す言葉。家族内の信念や行動メカニズムは，関係性を一定の範囲内に収める法則がある。たとえば，子どもの行動が逸脱し，父親の権威が脅かされると，父親は子どもをしつけ，子どもは自分の行動を修正する。このようなフィードバックの規制メカニズムはその家族内に隠され，微妙で気づきにくい。家庭の状況が変わったり，家族ライフサイクル（次項参照）の節目など，家族が変化するさいには，それまで機能していた恒常性がうまく機能しなくなり，効果的でないパターンが際限なく繰り返される。そのことを認識すれば，家族が新しい健康的なコミュニケーションと行動のパターンを獲得するよう支援できる。
- **家族ライフサイクルの視点**：家族と個人の健康が，家族の成長に伴う変化によって左右されることを認識する方法である。家族のそれぞれの発達段階において，達成すべき課題が存在する。それが達成されず変化と適応に失敗すると，家族システムが機能しなくなり，家族のひとりまたは複数のメンバーに問題や症状が生じる。家族システムをうまく変化させるためには第一次変化（家族の構造が変更されない範囲での変化），もしくは第二次変化（家族システムの機能や構造が変更される根本からの変化）が必要となる。家族ライフサイクルの段階のいくつかを図37.1に示す。個人的，社会経済的，文化的多様性ばかりでなく，離婚，失業，重い病気などの例外的な出来事によっても，これらは変化する。

段階	課題
(1) 家からの自立	(a) 原家族から独立し，自己同一性を獲得する (b) 仲間との親密性を形成する (c) 職業的・経済的な独立
(2) ふたりの生活	(a) 結婚する (b) 拡大家族や友人との関係性を再調整する
(3) 小さな子どもがいる家族	(a) 夫婦システムから子どもを含むシステムへ (b) 子育て，経済的，家事などの協力 (c) 拡大家族との子育て，孫育て役割の再調整
(4) 青年期の子どもがいる家族	(a) 青年期の子どもが，必要に応じて家族システムと距離を置いたり近づけるよう関係を調整する (b) 中年期の夫婦関係と社会的役割の再調整 (c) 老親世代のケアを始める
(5) 子どもが自立した家族	(a) 夫婦ふたりの家族システムへの再検討 (b) 成長した子どもとの大人としての関係の樹立 (c) 義理関係と孫世代をシステムに受け入れる (d) 自分たちの能力の低下と親の死別を受容する
(6) 余生	(a) 生理的，経済的，職業的役割の減退に直面し，夫婦としての機能を調整する (b) 配偶者，きょうだい，友人の喪失を受け入れる (c) 子どもや社会からの支援を受け入れる

図 37.1 ライフサイクルの段階

多くの家族療法に共通した治療手段

- **できるだけ多くの家族メンバーと会う**：このことは，家族内のコミュニケーション・パターンや相互関係を知るために，非常に強く推奨されてきた。少なくとも一度は家族全員と会わないと，判断を間違えたり，重要な要因を見落とすことになる。しかし，最近の家族療法家は家族システムの重要性を念頭に置きながら，来れる人たちだけと会う傾向にある。そう考えれば，家族のひとりだけと会うシステムズ・アプローチも可能である。

- **家族ジェノグラム（家系図）の利用**：祖父母，おじ・おば，亡くなった人を含め，家族メンバー全員の影響を理解することができる。世代間の影響，家族の物語や期待が明らかになる。たとえば，「彼は家族の面汚しだ」，「私はパパっ子だ」，「男たちは皆，早死にするか，酒浸りだ」など。

- **複数の治療者による治療プロセスの観察**：マジックミラーを用いたりする。イヤフォンやインターフォンを用いたり，セッションの間に休憩をとり治療者同士が直接話し合ったりしながら，家族に起こっている過程を話し合ったり，介入のアドバイスを受ける。

家族療法の流派

　時代の流れのなかで，多く家族療法の流派が生まれ，相互に影響し合ってきた。**構造派**は，家族の誰が権力をもっているかということやコミュニケーションのパターンに注目して，家族の構造を明らかにする。実践的な策略を用いながら，家族構造の歪みを矯正する。**戦略派**は，実践的な戦略を用い，「正常な」構造を示唆することなく，家族が行動の悪循環を断ち切るよう支援する。**システム派**，あるいは**ミラノ派**は質問法を工夫してお互いの行動を縛る力や信念を明らかにし，家族がそれを変えていけるよう支援する。**解決志向療法**では，問題が**起きていない**例外的な状況を支えるさまざまな出来事や文脈に注目し，家族と協働して現状を変える。**社会構成主義的システム療法**と**ナラティヴ療法**では，客観的な現実は存在せず，現実はすべて構成されるものとする一般的現代的な考えに基づいている。この現実観によれば，家族や個人の機能によい変化をもたらすように出来事を再構成したり，その人の物語（ナラティヴ）を語り直すことができる。たとえば，ある女性がもつ「親から嫌われている犠牲者だ」というナラティヴは，「困難を生き延びたのみならず，逆境のなかで，いくつかの特筆すべき成功を収め，これから自分の翼を広げ大人として成功しようと羽ばたこうとしている女性」というナラティヴに書き直すことができる。

　これらの流派は，いずれも治療の困難さに対する新しい見方を提供する点では共通している。システム論と比較すると，医学モデルや精神力動的モデルは，病理の存在を個人内の生来的・病原的な性質に規定し，それらの原因は，個人が意図的にコントロールできる枠外とみなしている。治療は，個人の心の過程を変化させる精神療法や，化学的な過程を変化させる薬物療法など，もっぱら個人の病理を取り除くことに注がれた。

　1960年代中頃から1980年代中頃にかけて，システム論的な考え方が広まり，人びとの行動は周りの人との相互交流やコミュニケーション・パターンに強く影響されることが明らかになった。行動心理学は，刺激に対する反応として人の行動がいかに規定されるかを明らかにしたが，さらに家族システムの視点は，より複雑な環境要因にも注目できるようになった。この視点では，クライエント個人は基本的に健康であり，不合理な外的要因に反応して，うまく機能していないだけで，そのような不合理な状況に置かれれば，誰でもそう反応せざるをえないと考える。治療者は，クライエントへの家族の影響を変化させ，その結果，システムそのものが変化し，クライエント個人がもつ特徴や問題も変化する。治療は，「今，ここで」繰り広げられる現在の問題に対して行なわれる。問題の原因を過去に遡ることや，クライエントが問題だと感じていないことを治療者があえて問題にすることはない。意識をもつ個人が変化するのではなく，個人を取り巻く外的で偶然の出来事に焦点を当てる。

　個人の問題に対する考え方は，この10年間に，さらに発展した。人びとの生活に影響を与える文化的な文脈が注目され，人が何をできないかではなく，何ができるかに焦点づけられるようになった。意図的で意識的なプロセスが，その人の同一性感覚を強化する。クライエントが自分自身について構成したナラティヴが尊重され，治療のなかで取り上げられる。専門用語が与えられるのではなく，クライエント自身の言葉が使われる。人は多くの潜在力をもっているとみなされ，それを活性化して自分の外にある問題に取り組む。治療者は，クライエントがすでにもつレパートリーのなかから効果的な戦略を展開できるよう手助けする。それは，自分の人生の「脚本」を知り，生き

るためにより肯定的な物語に「書き換える」ことである。

　この他にも，人工頭脳的 cybernetic システム理論には由来しないものの，複雑な相互関係のなかにいる家族を支援する方法がいくつかある。それは，精神分析的家族療法と行動家族療法である。後者は親族からの批判的コメントを減らすことで統合失調症の予後が向上したという報告がある。また，子どもに対しては，行動療法に基づいたペアレントトレーニングが行為の問題の改善に有効である。

構造派家族療法

　サルバドール・ミニューチン Minuchin, S. が，米国の貧しい少数民族を治療するなかで，1960年代に生み出した。現在の「今，ここで」の出来事に焦点を当て操作する。したがって，過去の成育歴や非機能的な関係の起源などは探らない。洞察ではなく，行動によって変化が起こる。問題は，現在の日常生活で起きているのであり，過去の心的葛藤に由来するものではない。うまく機能している正常な家族モデルを想定しており，関係性は明確な境界線で区切られている。とくに，次のような境界が注目される。

(1) 夫婦サブシステム：夫婦間のプライバシーが守られている。
(2) きょうだいサブシステム：年齢やジェンダーによる役割や特権が異なる序列があり，それは家族の文化によって決まる。
(3) 核家族のまわりにある境界：これは外部としっかり区別されているが，その程度は文化によって大きく異なる。

　症状は，非機能的な家族システムの産物であり，家族がより正常，あるいは機能的になれば，症状は消失するというのが基本的原理である。症状の種類は非機能的な構造に特異的ではない。

用　語

- **序列**：行動の結果として現れる家族間相互の影響。これは，永続的，固定的な関係ではなく，特定の状況ごとに定義される必要がある。たとえば，親は責任と権威性を発揮する。家族内で親役割を担う「親と見なされた」子どもは，異常で非機能的である。
- **境界**：システム，サブシステムあるいは個人を周囲から区切る見えない区切り。特定の家族機能に，だれが参加しどのように実行するかという規則や，お互いにどのような役割を担うかによって形成される。境界によってシステム，もしくはサブシステムはまとまりを保ち，お互いに干渉されることなくその機能を果たすことができる。しかし，相互に助け合える程度には相互交流的であるべきである。境界は透過的なものから硬直したものまで連続線上にある。
  - **巻き込まれた関係** enmeshment は，未分化で透過的，流動的な境界である。この関係に巻き込まれた個人は，その関係性から自立することが困難である。

- ◦ **明確な境界**は，健康な関係性を促す。
- ◦ **解離した関係** disengagement は，固い，非透過的な境界の結果であり，家族間の相互交流やコミュニケーションが乏しい。
- **連帯** alignment：作業を実行するなかで，システムのメンバーが協力したり対立するなかで形成される。それらは，肯定的もしくは否定的な場合がある。例として，次のような構造がある。
  - ◦ **連合**とは，ふたりの家族メンバーが，第三のメンバーに対して結束することである。たとえば，母親に対する父と息子の連合がある。連合には安定している場合とそうでない場合がある。迂回による連合もある。たとえば，子どもに関心をよせることで夫婦間の問題を迂回して，一見うまくいっている夫婦などである。
  - ◦ **三角関係** triangulation は，相手との葛藤状態にある，おのおのの親が子どもに同盟を組むことを要求することである。
  - ◦ **同盟** alliance は，第三者には共有されず，二者間のみで共有される関係である。これは，他者に害を及ぼさない，健康的な構造である。
- **力** power とは，相対的な影響である。
- **患者とみなされる人**（IP）。ある個人が助けを求めにやってくるが，実際には，問題の原因は家族の相互交流パターンのなかにあり，すべてのメンバーになんらかの影響を与えている。治療の課題は，IPの症状が家族の機能維持にどう用いられ，いかに家族内の対人関係に通じているかを見抜くことである（図37.2）。

介入の技法

治療者は**能動的**かつ**指示的**である。家族交流のパターンに挑戦し，暗黙のルールを明らかにする。それは，家族システムへの**ジョイニング**（信頼関係の構築）を図り，**適合**し，共感することによって達成される。辛い状況を認め，個人をその責任から解放する。たとえば，「あなたは幼稚だが，他の人はどうやってあなたをそうさせたのですか？」というように質問を投げかける。症状を家族構造の一部として意味づけ，力強く共感的な彼らの人格の力を利用して変化を引き起こす。そのためにはシステムのバランスを崩し，機能していない部分を明らかにし，**不安定化**させることによって健康な構造が出てくることを促す。問題を診察室のなかで実際に**再現** enact し，何が生じているかを理解し，他の対処法を提示する。たとえば，もし娘が拒食していたら，家族で会食するなどの介入が考えられる。

戦略派家族療法

治療者はさまざまな戦略を用い，現れている症状を取り除く。構造派と異なり，戦略派の治療者は正なな家族構造をあらかじめ定めない。

このモデルの根底にある相互交流アプローチは，コミュニケーションは単独では成り立たず，他者との文脈のなかで発生するという見方である。たとえば，子どもたちがケンカしているとき，

> 　ジョーンズ氏は数学の教師で，ジョーンズ夫人は以前は看護師として働いていたが，今は3人の子どもたちの子育てに専念している。15歳の息子ロバートは原因不明の激しい腹痛を起こし，半年前から学校に行けなくなった。13歳の娘ジェーンは問題なく，勉強もよくできる。10歳の息子ジョンは母親の言うことをきかず，母親をののしっていた。
> 　話を聞いていくうちに，ロバートが夜中に腹痛の発作をたびたび起こすので，ジョーンズ夫人が面倒をみるために，両親の寝室で一緒に寝ていることが明らかになった。ジョーンズ氏は，夜中に何度も起こされ仕事に差し支えるようになり，他の部屋で寝るようになった。夜は書斎で生徒の答案の採点をして，週末には釣りにひとりで出かけた。彼は，ロバートが生まれつきひ弱な体質のところに，3年前の盲腸炎が重なって腹痛が起きると考えている。
> 　治療者は原因となりうる過去の出来事には注意を払わなかった。それよりも，現在，診察室のなかでジョーンズ氏とジェーンが一緒にすわり，ジョンが真ん中，そしてジョーンズ夫人が反対側でロバートのすぐ傍に座り，彼に小声でささやいていることに注目した。しばらく観察していると，ジョーンズ夫妻の境界線が硬直し，協力しておらず，ロバートと母親の間が近く，巻き込まれていることに気づいた。そこで，座っている順番を変えることにして，両親を近くに座らせ，子どもたちから離した。そして両親にロバートが毎日1時間だけ学校に行けるにはどうしたらよいか二つの具体的な方法を見出す作業を課した。一方，3人の兄弟は部屋の反対の角に座らせ，両親を楽しませるにはどうしたらよいか3人で話し合わせた。
> 　この介入は親の権限を促進し，夫婦サブシステムときょうだいサブシステムを強化させる意図があった。両親は週1回夕方ふたりで外出して，ロバートが学校に戻れる手段を二人で計画する宿題が出された。ジョーンズ氏は今までほとんどロバートに関わらなかったが，週末には彼を釣りに連れてゆくよう指示された。何回かのセッションの後で，だれがどこの部屋で寝ているかという話題が取り上げられ，母親はロバートがどうやって母親に彼を甘やかすよう仕向けているか，質問された。治療者は，彼の症状が病気ではなく，学校を休むための同情を得る手段だろうと意味づけを変えた。ジョーンズ夫人は，彼が母親に面倒をみさせていたことに気づき，怒って，彼を寝室から追い出し，夫を寝室に戻した。両親は，彼が学校に行きたくないといっても，それを受け入れず，一致団結して対応できるよう支持された。やがて，彼の腹痛の話題はセッションのなかであまり話されなくなり，だんだんと消えていった。

図37.2　ジョーンズ家が構造派家族療法家を訪ねた

「どちらが先にはじめたの？」と聞くのは不適切である。ふたりとも，「相手のやったことに応えただけ」と言うだろうから。したがって，全体のシステムを観察の単位として扱う必要がある。ヴァツラヴィック Watzlawick, P. は，「すべての行動はコミュニケーションである」と言った。行動しないことは不可能であるように，コミュニケーションをしないことは不可能である。たとえば，妻との「会話を拒否する」夫は，彼女に対する恨みや怒りと拒否を表していることになる。**逆説的なコミュニケーション**は人を混乱させる。その典型が**二重拘束**（ダブルバインド）とよばれ，2つの拘束から成る。第一の拘束がメッセージの内容と形式の矛盾であり，第二の拘束はその矛盾に気づいてはいけないという隠れたメッセージである。たとえば，母親が娘に「会いたかったわ」と言いながら，凍ったまなざしを向ける場合である。

　現在の問題を維持しているのは，コミュニケーションと行動のパターンであり，過去や原因は重要視されない。その結果，治療はとても楽観的となり，たとえば積年の恨みや落胆させるような解説には触れずに，今からどう異なるやり方でやるかということが注目される。

　戦略派家族療法を発展させたのは，ジェイ・ヘイリー Haley, J. と，その妻クロエ・マダネス Madanes, C. である。数多くの著作をもつヘイリーの代表作は『Problem-Solving Therapy（1976, 邦訳：家族療法―問題解決の戦略と実際, 1985）』である。症状は，コントロールできない行動ではなく，他の手段が失敗したときに関係性をコントロールするための戦略であると彼は論じた。そ

の例として，夫に毎晩帰ってくるよう説得する妻が引き起こすパニック発作をあげた。この症状を用いて，彼女は状況をコントロールすることができる。関係性をコントロールする直接的な方法がうまくいかないとき，症状が使われる。

戦略派では，家族間で繰り返される一連の相互作用と，日常のコミュニケーションのパターンに注目する。コミュニケーションが関係性を決定づけ，症状はその戦略として使われる。治療のゴールは，関係性を決定づける別の方法を導き，相手をコントロールするために症状を用いなくてもすむようにすることである。

技　法

治療者はそれぞれの問題に対する具体的で実際的な戦略を練り，変化を起こす責任をもつ。治療者は，その力を行使して，患者の「抵抗」を乗り越える。介入の理由を患者に隠すという意味で「操作的」である。

- **リラベリング（再呼称）**：肯定的側面を強調する戦略。明らかに非機能的な行動を，道理に適っているものだと肯定する。たとえば，「夫が斧を持って妻を追いかけた」ことを，「彼が妻に近づこうとしている」とヘイリーは説明した。コミュニケーションの両面に注目し，明らかになっていない側面をあぶりだす。それは「隠れたメッセージを引き出す」とよばれる。この例では，「夫は死にもの狂いで妻を大切に思っている」と，とれる。このようにリラベリングは関係性の文脈を変え，改善に導く。
- **指示**：セッションの後で家族が行なう宿題のことである。たとえば，母親は，父親と子どもが話し合っているとき横から割り込むのを止めるよう指示される。しかし，家族が抵抗を示し現状を保とうとすると，この指示はうまく入らない。
- **症状の処方**：これは，ある種の**逆説的介入**といえる。患者は治療のきっかけとなった問題行動を止めるのではなく，あえてやり続けるように勧められる。そう言われると，患者は抵抗を感じ出すもので，以前より少ししかできなかったというかもしれない。逆に，症状を続けることができたら，患者はその行動を自分の意志でコントロールできていることを理解し，その不合理さや他人への影響について直面させられることになる。たとえば，支配的な母親は家族生活の細かいことまですべて徹底的に管理し，誰にも何も言わせないよう指示される。不登校の子どもは，家から一歩も出ず本も読んではいけないと指示される。すると，患者は症状を任されてしまうので，問題は症状をコントロールできるかどうかに置き換わる。支配的な妻は治療者が言ったように，家のなかのすべてのことを把握しきれなくなり，指示に抵抗した結果，支配的でなくなる。つまりこの介入は，症状が患者にとって好都合なことであるなら，それが不都合になった瞬間に症状が解消されるという前提の上に成り立っている（**図 37.3** を参照）。
- **ユーモアと比喩**：これらは家族の明るい側面に入り込み，プレッシャーを解放し，理屈で考えることを避けるために用いられる。型にはまったパターンから家族が抜け出すためには，直接的には関係ない，間接的な「珍しい解決策」が効果を奏す。
- **選択肢の提示**：問題行動の代わりに他の活動を勧める。

> 図37.2と同じ家族が，戦略派家族療法家を訪ねると，今回は面接室での席順は変えられなかった。ロバートの腹痛の面倒をみるため母親はずっと家にいて看護の仕事に戻れないでいる，また母親は仕事に戻りたいと言いつつ，本当はあまり戻りたくない様子であることに治療者は注目した。そこで治療者は家族に対し，状況はとても深刻だからジョーンズ夫人はロバートの監視を増やし，今後2週間，1時間ごとに腹痛の程度をチェックし，家のなかで徹底して付き添っているよう伝えた。またロバートは，わずかな痛みでも放っておくと悪くなるので，ちゃんと報告し，母親の犠牲はかえりみずに，いつもそばにいてくれと頼むように指示された。
>
> その後の2週間，家族はロバートの腹痛に家族がどれほど振り回されているか気づき始めた。ジョーンズ夫人は忠実に彼を待っていることに疲れてきた。ロバート自身もいつも病気のことを報告しなければならず，夕方に友達に会うことが許されないことを窮屈に感じ始めた。そのうち，態度が変化して，ジョーンズ夫人はロバートの腹痛に前ほど真剣に反応しなくなった。彼も腹痛のことをあまり言わなくなり，外に出かけるようになり，学校にも行くようになった。

図37.3　ジョーンズ家が戦略派家族療法家を訪ねた

- **問題の外在化**：この技法は，家族が気軽に症状に対して団結する方法を与えるもので，マイケル・ホワイト White, M. によって考案された。これは，失敗に注目せず，症状にまつわる葛藤を軽減し，行動の新しい可能性を開き，家族の明るい側面を引き出す（悲観から楽観へ）。たとえば，子どもの便もらしを責めるのではなく，おもらしを「卑劣なプー」のせいにして，それを打ち負かす手段について考える。想像豊かな表が描かれ進歩を示される。壮大なゲームが作られ，子どもと協働して勝利をもたらす創造的な戦略を考えだす。

短期解決志向療法

これは，戦略派のなかの技法のひとつで，スティーヴ・ドゥ・シェイザー Steve de Shazer らにより発展した。このアプローチは成功体験に注目し，5回から10回のセッションで終える。例外を強調する質問，たとえばいつ症状がなくなるか？　そのとき，あなたは何をしているか？　それをもっと増やせないか？　などを用いる。症状が重いときと軽いときの差に気づき，そのとき何が起きているかに注目する。物事がうまくいっていないときに注目するのではなく，物事がうまく進んでいるときに何が起きているかに注目する。この技法は，人はすでに問題解決の手段を知っているという仮説に基づいている。治療者の役目はそのことに気づかせ，脱出するための家族らしい創造的な解決策を見出すことを手伝うだけである。解決策が問題と直接関連しているとは限らず，まったく違った事柄から成り立っていることもある。ドゥ・シェイザーは，満足できる生活に進むのを邪魔しているカギのかかったドアのたとえを用いる。なぜドアがそこにあり，誰がカギを閉めたのかを探し出すのに長い時間苦闘するよりは，障害となっているすべてのドアを開けられる「マスター・キー」を家族が見つけることが必要であると説く。

技　法
- **問題の明確な記述**が求められる：もし彼女のうつが改善したら，私はそれをどうやって知るだろうか？　私は何を見出すだろう？　限定されていても，達成可能な目標が設定され，

症状の明確な記述に注目することで，小さくても改善していることがわかるようになる。そのことが家族にやる気を起こし，今までと違った方法をやり続け，さらなる変化へと導かれる。

- **魔法の質問**：もし明日の朝起きたとき，問題が消失していたら，それはどのようにみえますか？ 細かい点では何が違うでしょう？
- **魔法の介入**：Aさんは明日，問題がなくなったかのようにふるまう。Bさんは，暗黙のうちにそれを了解し，態度で示す。Aさんは，それを暗黙のうちに受けとめるが，そのことを話し合ってはいけない。
- **成功に焦点を当てる**：問題がない状況に注目する。その時，なにが起きているのか？ 成功に注目し，いったいどうやってその症状を出さないですんだのか？ 今はどうやってそれをせずにいられるのか？ 衝動をコントロールできたのだから，「衝動の波乗り」を発展させよう。もし戦略がうまくいったら，それを続ける。もしうまくいかなかったら，違うことを試す。

ミラノ派システミック家族療法

イタリアのミラノの4人（セルヴィニ・パラッツォーリ Palazzoli, S., プラタ Prata, G., ボスコロ Boscolo, L., チキン Cecchin, G.）が，慢性的で難しいケースの経験から考案したこの技法は，家族の行動を束縛する隠れた信念や意味づけに注目する。信念を見出し挑戦して再検討することで，より正しく現状に合うように変化させれば，新しい信念や優先度に調和するように行動も変化する。これは，信念を変えることなく直接行動を変えようとする構造派家族療法と逆の立場である。ミラノ派システミック療法では，ひとつの行動についていくつかの矛盾した信念があると考える。たとえば，夜出歩く娘について，親は誘惑が多く危険だから早く帰るべきと考える一方で，もししつけを厳しくしすぎると，姉のように家出するかもしれないと考える。治療者はそれらを明らかにし，他の家族メンバーの意見を聞いたりしながら検証し，その結果に合わせて新しい信念を発展させる。家族療法の他の技法と同様に，ミラノ派システミック療法も時とともに変化し，信念を形作るうえでの言葉の役割に重きを置くようになった。

そのおもな技法は円環的質問法である。これによって信念がどう行動に関連しているかを解き明かす。質問の答えから，それに続く質問が次つぎと考えられ，システムにおける他の信念に対して質問の答えがもつ意味づけと関連性が明らかとなる。直線的質問法はある特定の心理状態や行動の詳細について深めるのに対し，円環的質問法は他の信念や他の家族メンバーとのつながりを広げる特徴がある。体験の詳細を見出すのではなく，体験がどう信念体系と関連しているかを明らかにする。

たとえば，ある人がセッション中，繰り返し怒りを表明したら，治療者は，その感情を詮索するのではなく，その感情を取り去ることが何を意味するのかを見出そうとする。その結果，その人が自分に価値がなく，無能で，犠牲者であると信じていて，それが不快であるがゆえに怒り続けていることが明らかになるかもしれない。

技法

仮説を立てる
- 家族がどう問題を見立てているかを，聴取するセッションの前に行なう。
- 仮説から質問が導き出され，情報が集められ，さらに新たな仮説が立てられる。
- 仮説は，症状が家族メンバーそれぞれに与えるメリット・デメリットや，変化しようとする家族にとって症状が果たす役割を明らかにする。
- 慢性的な問題を抱える家族は，新しい状況を望みながらも，変化した後の状況を元に戻そうと願い，今までのパターンに固執し，変化を拒絶する。ただし，変化への「抵抗」という理解はシステミック療法の初期のものである。最近では家族が本当は変化を望んでいるという見方に変わってきている。

中立性
- 治療者は家族システムに巻き込まれず，誰かの味方にならないように留意する。マジックミラーの背後にいる治療チームが治療者の独立性を援助する。
- クライアントの言及は評価されたり同意されたりしない。それは理解され共感されるが，どの家族メンバーの価値観も正しいか否かなどの絶対的な判断はされない。
- 治療者は家族メンバー全員と同盟し続ける。
- 治療者は家族を理解するが，こうあるべきという処方はしない。家族が自分の解決策を導き出す。

円環的質問
- ひとつの質問が次の別の方向へ導く。現象の意味づけに直接向かうことはない。
- 問題について感情レベルではなく行動レベルで尋ねる。
- 症状が関係に与える影響について尋ねる。たとえば，「その反応として，誰が何をするか？ 誰が一番影響されるか？ 誰が最初に気づくか？ 誰が一番心配するか？」など。
- 人による見方の違いが検討される。「ルーシーが食事をしないと，誰が一番心配するか？」
- 症状が関係性に与える影響について，仮説的なシナリオが検討される。「もしジムに問題がなかったら，誰が彼と一番近くなるか？」
- 時間軸に沿った探求がなされる。「その"問題"が起こる前と後で，関係はどう変わったか？」未来について考える。「もし良くならなかったら，何が起こるか？」
- 三者関係について質問する。つまり，第三者にふたりの関係を尋ねる：「弟のかんしゃくが，お母さんにどう影響するか？」
- 新たな選択肢が提案される：「ジムの問題行動を止めるには，何が起こらなければならないか？」。意味づけと行動は区別される。
- しゃべらない，あるいは「いかれた」家族メンバーへの円環的質問がなされる：「もし彼がしゃべったら，何と言うだろうか？」
- 感情は記述的に扱われ，同情されない：「どの子どもがあなたのうつを一番よく理解している

図37.2と同じ家族がミラノ派システミック家族療法家に面接にきた。今回は，治療者が家族メンバーの違いを導く質問をたくさんする。まず，娘のジェーンに「ロバートが学校に行かないことで，だれが一番心を乱しているか」と尋ねた。彼女は父親と答えた。ジョーンズ夫人は，「もし夫が毅然とロバートに学校に行くよう強要したらどうなるか」と尋ねられた。するとジョーンズ氏が，自分はそうした権威主義的行動は絶対しないだろうと口を挟んだ。なぜなら，ジョーンズ氏の父親はしつけがとても厳しく，自分はとても傷ついたので，決して息子たちには決してそうしないと，彼は言う。ジェーンは，「もしロバートが学校に行き始めたらだれが心を乱すか」と尋ねられた。彼女は，「お母さんが寂しくなるだろう」と答えた。ジョーンズ夫人は，「再び夫が毅然とロバートに学校に行くよう強要したら何が起こるか」と尋ねられた。ジョーンズ夫人は，「ロバートは繊細だから，ジョーンズ氏が15歳の時そうだったように，精神的に参ってしまわないかと心配している」と答えた。弟のジョンは，「ロバートが学校に行くようになったら何が起きるか」と尋ねられた。すると彼は，「ジェーンが勝つだろう，なぜなら彼女は頭がよく，ロバートはその年の始めの模擬試験で落ちたので，頭が悪いことがわかってしまうだろう」と答えた。ジョンは，「家族みんなが学校の成績がどれほど大切か叩き込まれている」と言った。彼らの父親はゴミ収集人の息子だったが，成績が良かったので中流階級である教師になれたのだから。
　治療者はいったん休憩にして，ワンウェイミラーの背後の同僚チームの意見を求めた。家族はふたつの不安に満ちた葛藤に身動きが取れなくなっていることが指摘された。もし，ちゃんと勉強しないと落第してしまう，もし勉強しすぎると精神的に参ってしまう。治療者は，家族の各メンバーが2年後の未来をどう予想しているか尋ねるよう勧められた。治療者は面接室に戻ると，家族にそのことを尋ねた。ロバートは，自分は痛みから解放され，サッカーをして，そのころには数学はもうやらなくてよいだろうと笑った。ジョンは，中学に進み学校のサッカーチームに入りたいと言った。また，父親とロバートと自分の3人で以前やっていたようにサッカーを一緒にやりたい，お父さんが大学のチームに入っていたことを誇りに思っていると付け加えた。母親は，看護師の仕事に戻っているだろうと答え，ジェーンはもしお母さんがそうしたら感心するだろうと言った。父親は，みんなが言ったことで十分だ，でも，2年も待たずに息子たちとサッカーをやりたいと答えた。「今晩やろうか？」という父親の提案に息子たちはとても喜んだ。
　治療者はこの様子を見て，家族が協力して問題を解決する姿に感銘したと伝えた。ジョーンズ氏が精神的に参り，その後，立ち直った経験がロバートに役に立つだろうと治療者は伝えた。ジョーンズ氏は，ロバートの数学の勉強をみてあげられるだろうと言った。今まで彼は息子にプレッシャーをかけないようにと必死になっていたが，これほど長い間休んでいたので，ロバートはどこから始めたらよいか戸惑っていることに気づいたのだ。それを聞いて，ロバートは安心した様子だった。家族は，2年後にやりたいことのために，今何ができるか話し合いを続けた。2週間後のフォローアップの面接では，ロバートの痛みはかなり和らぎ，徐々に学校に戻っていった。

図コラム 37.4　ジョーンズ家がミラノ派システミック家族療法家を訪ねた

か？」，「あなたのうつを軽減するために何が変わらないといけないか？」
- ひとつの情報は，家族のメンバーによってそれぞれ異なる意味をもつ。そこから，家族関係が見えてくる。

肯定的暗示

- これは，リフレーミングやリラベリングよりも意味が深い。個人の行動ではなく，家族全体の「ゲーム」のルールを取り扱おうとするからである。
- 症状として表れる行動はシステムのバランスを保ち，家族の団結と幸せをもたらすという意味で良いものとしてリフレーミングされる。意思による選択が原因とされ，症状は否定的なものではなく家族を助けているとみなされる。
- 肯定的に暗示された事柄は推定される意思であり，行動自体ではない。たとえば，「兄の悪行をめぐって家族が争うことを，拒食することで防いでくれてありがとう」などである。初期の

システミック療法では，肯定的暗示は家族を是認するので，それに逆らえないとされた。最近では，治療がうまくいかないとき，家族が抵抗しているのは変化そのものではなく，家族の信念に合わない治療方法とされている。治療を30～40分したらシステムに基づく治療者は10分ほどマジックミラーの背後の治療チームと相談する。そして，家族の治療室に戻り，「メッセージ」を伝え，家族に課題を与える。

逆説と対抗逆説

- **逆説**は，治療者の肯定的暗示を家族が受け入れることで始まる。なぜ，家族が団結するという，よいことのためにある家族メンバーが症状をもつのか？　治療者は家族のジレンマを読み取る必要がある。
- **対抗逆説**は，家族が解決策をみつけるために，治療者から投げかけられる。症状をもつ患者が変わるべきであり，他の家族は変わらなくていいというかわりに，対抗逆説は非機能的で逆説的なパターンを打ち破るようデザインされる。たとえば何も変わらないよう指示することによって，家族はセッションの後，自分たちで逆説的な不条理を解決することになる。

不変 invariane の処方

これは，4人のミラノ派のうちの2人，セルヴィーニ・パラッツォーリとプラタにより考案された。子どもの症状を維持するような家族による「ゲーム」と，親子の共謀したパターンを崩すことが目的である。それは，しばしば子どもが「弱い」親に味方し，病気によって「強い」ほうを打ち負かしているようなパターンとして表れる。親は夕食前に子どもにはあらかじめ何も伝えず「今晩帰らないよ」と書き置きだけを残し，2～3回ふたりで外出するよう処方される。帰ってきても子どもには何も説明せず，「これは2人だけのことだから」と伝える。その後に起こった言語的・非言語的な行動を，両親は別々にノートに記録する。これは，親子の連合を崩し，両親の同盟を強め，異常行動を維持させていた「ゲーム」を阻止することが目的である。

ナラティヴ・アプローチ

この治療技法は最近発展してきたもので，戦略派とシステミック療法の治療者が採用している。これは，自分の人生を導いて来た物語に注目する。ジョン・ビン・ホール Byng-Hall, J. は，さまざまな家族療法について書かれた1995年の著書『Rewriting Family Scripts（家族台本の再著述）』で，この考え方と従来のアタッチメント理論を結合させた。大人も子どもも安心できる状況にいると，過去の拘束や期待から自由になり，新しい将来像を築き，その物語を生きることができる。デイビッド・エプストン Epston, D. は，1990年のマイケル・ホワイトとの共著『Narrative Means to Therapeutic Ends（邦訳：物語としての家族，1992）』のなかで手紙を書くことを活用している。悲惨な人生の物語や問題が，その人の言葉を用いながら，信じがたい試練を勇気をもって乗り越えてきた物語に書き換えられる。問題に打ち負かされていないときに注目し，クライエントは，それまでの面接のなかで語られた強く有能な人として将来について考えるよう励まされる。自分を受け入れてくれる社会の集団を身近に見出すよう勧められ，新たな物語とアイデンティティの

もとに生きるようになる。

家族療法の評価

批判

　家族療法家のなかには，児童青年期の疾患に関する知識をもっていないものがいる。すべての問題は異常な関係性のパターンに由来するものとみなすために，たとえばアスペルガー症候群やADHDなどの先天的な障害の影響を見過ごす。家族療法的アプローチでは，心理社会的な要因が大きい素行障害の約1/3のケースの背後にある読字障害を見過ごし，その影響を取り扱わない。
　家族療法家のなかには，めったに子どもをひとりだけで診察しないものがいる。子どもの問診は，うつ，いじめ，虐待などの診断に不可欠である。子どもは家族の前では，恐れや恥や，その他の理由のために言いたいことを言うことができない。
　家族は，子どもの症状を直接治してもらうことを期待している。しかし，それとは関係ない家族関係を詮索されたと受け止め，治療意欲がそがれるかもしれない。ミラノ派システミック療法などでは，治療者を観察する第二の治療チームを使うので，治療費がかさむ。虐待から子どもを守るなど，治療者に法的な義務が課せられている場合，ミラノ派のように中立性を保つことは困難である。なぜそのような質問をするか説明しなかったり，混乱するような介入についていけず，途中で治療を中断する家族もいる。

批判への返答

　これらの問題の多くは，柔軟に対応することで解決できる。たとえば，家族療法に入る前に多職種の専門家チームにより初期のアセスメントを行なうことは可能である。けれども，実際には多くの家族療法家はそのようなやり方をしない。家族と信頼関係を築くことは，治療者が最も気を使うところである。経験のある家族療法家はいきなり詮索して，治療を中断させたりせず，どの程度まで家族が耐えられるか細心の注意を図る。家族療法の素養をもつ一番の利点は，家族内の関係が行動にどう影響するか理解し，取り扱える点である。これは通常の直線的な「診断的」アプローチでは困難である。

予後研究

　家族療法の予後を厳密に検討した予後研究や事例研究は少ない。しかし，無作為化比較試験で，神経性無食欲症に有効であることや，少年非行に対して，機能的家族療法と呼ばれる変法（行動的な要素が強い方法）が有効であることは実証されている。これらは非常に治療困難な問題であるので，0.4〜0.7の標準偏差で効果がみられた結果は特筆すべきである。

参考文献

Jacobs, B.W. and Pearse, J. (2002) Family therapy. *In*: Rutter, M. and Taylor, E. (eds) *Child and Adolescent Psychiatry*. 4th edition. Blackwell Science, Oxford, pp. 968-982.

さらに理解を深めるための文献

Alexander, J.F. and Sexton, T.L. (2002) Functional family therapy: a model for high risk, acting-out youth. *In*: Kaslaw, F.W. (ed.) *Comprehensive Handbook of Psychotherapy. volume 4*. John Wiley, New York, pp. 111-132.

Byng-Hall, J. (1995) *Rewriting Family Scripts*. Guilford, London.

Cottrell, D. and Boston, P. (2002) Practitioner review: the effectiveness of systemic family therapy for children and adolescents. *Journal of Child Psychology and Psychiatry*, 43, 573-586.

Haley, J. (1976) *Problem-Solving Therapy*. Jossey-Bass, San Francisco.

Minuchin, S. (1974) *Families and Family Therapy*. Harvard University Press, Cambridge, Mass.

White, M. (1995) *Re-authoring Lives*. Dulwich Centre, Adelaide, Australia.

第38章

里親養育と養子縁組
fostering and adoption

　親が子どもの世話をすることができないとき，その子どもには他の家族による里親養育または養子縁組が必要かもしれない。里親養育や養子縁組は施設入所よりも望ましい選択であることを示すエビデンスがある。身体的ケアが十分で適度な刺激がある施設でさえも，スタッフの人数やスタッフの入れ替わりの速さのため，子どもがとくに親密な関係をもつ1人か2人の人との間に安定したアタッチメントを形成することが困難となる。このため里親養育と養子縁組が，再び新たに重要視されるようになったが，とくに破壊的な行動をとる十代の若者にはそれがいつも可能というわけではないだろう。施設入所の事例では，若者が彼らを助けるはずのスタッフから虐待されていることが発覚したりするが，これでは彼らのアタッチメント形成の支援にはならないのである。

里親養育

　英国では約60,000人の子どもが一度は里親養育を受ける。これは国民のおよそ1,000人に1人，18歳未満の子どもの250人に1人である。すなわち住民250,000人の典型的な地区では，300人の子どもが里親養育を受けるか，または地方自治体から社会的養護を受けるだろう。もっと恵まれない地区ではこの数はしばしば2倍になる。英国で地方自治体のケアを受ける子どものための法的枠組みは，「児童法 The Children's Act（1989）」に規定されている。地方自治体から「社会的養護を受ける looked after」という用語は，自治体が親権を得ることを意味し，一方，親が自発的に子どもの世話をあきらめる場合に用いられる用語は「宿泊処遇を受ける accommodated」である。地方自治体が親権を得る場合，これは自治体に支配力を与える一方，実の親も依然としていくらか子どもの責任をもつと考えられる――複雑な状況である。

　里親養育の半数以上は6カ月未満で，その後に子どもは両親のもとに戻る。たとえば，ひとり親で深刻な身体障害または精神障害をもっており，それが改善したためなどの理由である。地方自治体を通じた公的な里親手配に加え，他人に子どもを育てるように私的に里親手配する人もいるだろう。これはいくつかの文化，たとえば西アフリカの国ぐにでは一般的である。近年では適当な里親の安定的供給を欠いているため，拡大家族会議を行なうことの重要性が増している。その会議では多くの拡大家族のメンバーが集まり，実の親が子どもの世話をすることができない場合に彼らがその子どもを世話することができるかどうかを考える，いわゆる「親族」里親である。この方法は，

子どものアイデンティティを家族内に保持する利点があり，子どもは世話をする親族からより個人的な関わりが得られる。しかし，もしその親族が，たとえば彼らのきょうだいである，虐待的または精神障害をもつ実の親の接近を阻止できない場合は不利益となるであろう。また親族里親は，通常明らかに挑戦的な子どもを世話するさいに，普通の里親ほどは社会福祉サービス部門からのサポートが得られないと感じるし，実際そうである。たとえば，仕事を辞めたり寝室を明けわたしたりせざるを得ないかもしれない。

養子縁組

　40年前まで，英国や米国で養子となる子どもの多くは白人で，健康なシングルマザーのもとに生まれ，発達の遅れや精神健康上の問題なく育っていた。養子を望む人びとの需要を満たす十分な数の赤ちゃんや幼児がいた。多くは生後2年以内に，結婚した白人の養親のもとに置かれ，その養親は実の家族についてほとんど何も伝えられず接触することもなかった。それに比べて，現在は需要を満たす十分な数の幼児がいない。子どもは民族的に多様な背景をもち，年長で，多くの場合，重大な精神医学的問題や発達の遅れをもっている。多くの子どもは，養親らの欲求を満たすには不適切な養育をされてきており，しかもその内容はしばしば込み入っている。しかし里子とは違って，養子縁組の過程がいったん完了すると地方自治体はその子どもの親権をもたず，子どもの養育は完全に新しい親の責任となる。このため，ときには法的義務が完了すると，支援やサービスが撤回されることにもなるだろう。

　今日では，養子をとる親は，一般にできるだけ民族的適合が近く，配偶者はいることもあれば，いないこともあるだろう。現在，結婚していないカップルや同性のカップルに養子をとることを許可するために法律制定が進められている。定型発達の幼少の子どもが足りないため，開発途上国から先進国への他国間の養子縁組が多く行なわれている。とくに，ルーマニアの孤児院の悲惨な状態のため，これらの子どもたちの多くは，英国と米国で養子となった。そして，これは初期の深刻な剥奪の後に，ほどよい環境を提供した場合の影響を調査する機会となった——英国のルーマニア養子縁組研究はきわめて有益である。その研究から，知的なキャッチアップは良好であるが，しばしばソーシャルスキルの発達はかなり障害されることがわかった。子どもは社会的状況ではかなり奇異で，友達を作ることができないようにみえた。社会的養護を受けるか養子となるかもしれない，その他の範疇の子どもには，養育者のいない難民がいる。彼らはしばしば中央アフリカ，バルカン諸国，中東のような戦争で荒れた国ぐにからやって来る。

精神症状

　里親養育や養子縁組を検討される多くの子どもは，ネグレクトや，スケープゴート（いけにえ）にされることを含む情緒的虐待を受けるだろう。実の親や家族内の他のメンバーから深刻な身体的，性的虐待を受ける子どももいるだろう。実の親は，あらゆる精神障害をもつ例が多いようで，その障害のために適切な養育ができなくなる。関連する問題には主要な精神病，うつ病，薬物乱用，パーソナリティ障害，知的障害が含まれる。これは，その子どもが遺伝的要因と環境的要因の両方と

その2つの相互作用から情緒障害，行動障害，精神障害の危険に瀕していることを意味している。里子や養子の候補になる特定の子どもは，彼らの同胞よりも難しい気質や多くの問題をもっているということがしばしばある——他の同胞が家族内に留まることがあるが，対象となる子どもは両親との関係がとくに悪く，完全に拒絶される。これは純粋にその子どもが生まれたときの環境的要因のためかもしれず，そのため親が子どもにうまく対処することができなかったり子どもをスケープゴートにしたりするのかもしれない。しかし親と別の観察者の両者が，その子どもが初めから難しい気質をもっていたと述べることもしばしばある。

　遺伝と環境はたぶん相互に影響し合うだろう。そのため過敏な気質と遺伝的なリスクファクターをもつ子どもは逆境の影響をより受けやすいかもしれない（図29.2参照）。この図式は比較的希望の持てるメッセージにつながり，遺伝的リスクをもつ子どもは脆弱であるにもかかわらず，もし適切に早い段階で養育環境を良好なものにすることができれば，子どもと青年の転帰を改善するのに非常に有益な効果をもたらすだろう。

　地方自治体から社会的養護を受けた子どもでは精神障害の有病率は非常に高い。英国の最近の全国的研究で，全人口の10％と比較して，すべての社会的養護（短期間の里親を含む）を受けている子どものうち50％が精神障害をもっていることがわかった（図3.1参照）。すべての精神障害で頻度が高かった。とくに注目すべきは自閉症スペクトラム障害とADHD様の症候群の有病率が高いことで，深刻な剥奪があった場合には，とくに高かった。愛着障害はまれではなく，一般的なアタッチメント関係の障害と他のアタッチメントの問題もよく起こる。

　精神障害の存在と心理社会的機能の両面から，長期的な転帰は不良である。英国では国民全体の45％が，英国の一般中等教育終了試験 General Certificate of Secondary Education：GCSE で5個以上のA～Cを取得するのと比較して，地方自治体から社会的養護を受けている子どもでは，わずか6％と低く，犯罪率は5～10倍と高い。それと比べて，早期に養子となった子どもの研究は，精神障害がほんのわずか増加するにすぎず，長期の心理社会的転帰が良好であることを示している。

アセスメント

　精神保健のアセスメントは包括的でなければならない。たとえば現在の里親だけでなく，数人の情報提供者に情報を求めるべきである。実の両親についての記録の原文と，できる限りの医学的情報を得ることが重要で，これには精神医学的病歴，犯罪記録，知的到達と教育レベル，薬物やアルコール歴が含まれる。徹底的な身体検査が不可欠である。というのは，これまでに発見されていなかった視力障害や聴力障害がしばしばあり，醜形症候群もまれではないからである。特異的学習障害や知的障害がよくあるため，徹底的な心理検査が不可欠である。子どもや青年は単独で面接を受ける必要があり，それは彼らの精神状態，自身の出来事についての理解，実の親と里親や将来の養親との関係やその理解を知るためである。地方自治体から社会的養護を受けている子どもでは，ソーシャルワーカーが，もし可能であれば上司も確実にアセスメントに同席することが重要であり，そうすればそのアセスメントは，どのようにマネージメントするのかよく理解されたうえで，また実際の資源運用も踏まえて，実行に移すことができるであろう。

子どもの処遇先を決めるさいの問題

実の親と住むことができない子どもにとって最もよいのは，子どものニーズによく気づき，子どもの成長を促すような養育を提供し，彼らを本当に特別な存在として扱うことによって，その子どもの欲求を満たす，愛すべき親像との安定した場所を処遇先として定めることである。これに基づいて以下が続く。

(1) とくにやっかいな子どもに後の恒久的な居場所を「準備する」ための施設入所は，よい考えではないが，現在でも時どき行なわれる。これは単に子どもや青年にとって疑心暗鬼の期間を引き延ばすだけで，彼らが安定した信頼できる関係を築き始めるのを妨げる。
(2) 一緒に住めたらどんなにすばらしいだろう，と非現実的な約束をする実の親，性的犯罪者や非常に虐待的な実の親との頻繁な接触は賢明ではなく，子どもや青年の動揺を持続させるだろう。
(3) 里親養育の破綻の後に，よい支援システムをもつベテランの里親ではなく，経験とスキルが同レベルの他の里親のもとに子どもを置くことはさらなる破綻を引き起こしやすい。
(4) 子どもの欲求を満たすに足りるほど改善する可能性がほとんどない，非常に虐待的な親によりよい養育者になるための治療を提供しようとする努力は，子どもへのストレスとあいまいな状況を長引かせるだろう。そして，子どもにとって健康に発達するために安心と愛を一貫して経験する必要があるきわめて重要な時期を失うかもしれない。
(5) 子どもを違う地域に移すのではなく，可能であればいつでも学校と好ましい仲間関係を続けるようにするべきである。
(6) きょうだいが一緒にいられるようとの配慮のもと，子どもを問題の多いきょうだいと一緒に配置することは，もし彼らの関係が不良であれば必要ない。そのような処遇はさらなる破綻を引き起こす可能性が高い。というのは，どの親にとっても問題の多い子どもを同時に3～4人引き受けることは非常に困難なためである。
(7) 同年代の子どもが2～3人いる家族に子どもを入れると嫉妬を引き起こしやすく，新しくやってきた子どもに向けられるはずの関心が減じるだろう。それに比べて，適応のよい年上の子どものいる家族に子どもを入れると，とくにその年上の子どもが新しい子どもにケアと関心を示し，よい役割モデルとなれれば，うまくいくであろう。

青年のための特有な問題

精神障害に必要なあらゆる治療に加えて，以下のような多くの問題を取り扱う必要があるかもしれない。もし他の同胞が依然として親と一緒に住んでいる場合，なぜ親はその青年を家に置いておくことができなかったのかを理解する援助が必要である。親との接触が彼らを傷つけ苦痛である場合に，どのくらいの接触が許可されるべきか，里親と実の親の両方を愛することが許されるべきかどうかについて，分裂した忠誠心（実際にはこれはまったく可能であるが，たとえば母の日のカードを2つ作ることを意味しているかもしれない）などを理解することである。青年が自分のアイ

デンティティを理解できるように援助するためには，どの身体的，人格的特徴を実の親から受け継いだかを彼らに知ってもらうこともある。実の親が非常に虐待的であった場合でさえ，彼らの写真をもつことや十代後半になって一度彼らと会うことは，青年がどこで身体的容貌やさまざまな癖を身につけたのかを理解するのに役立つであろう。

里親と養子縁組をした親に関する問題と治療的取り組み

　社会的養護を受ける子どもについては，専門家や里親からみて，教育が子どものニーズを満たしていないといった問題をめぐって対立が生じるかもしれない。しかし法的な親は地方自治体であり，子どもにとって親代わりであるソーシャルワーカーは，まさに地方自治体に雇われているため，その地方自治体に圧力をかけたり訴えたりはなかなかできないものである。そのため，子どもの精神保健チームは，地域の教育部門が適切なアセスメントを行ない，さらに特別なニーズに応じた適切な教育を提供するように懸命に働きかける必要があるかもしれない。

　里親が親として，または専門家とともに働くスタッフとして扱われるべきかどうかはあいまいなことがあり，彼らにどのような事実を伝えるかが問題となるかもしれない。養子縁組をした親は「愛がすべてを克服する」と信じているかもしれないが，遺伝性の障害や長期にわたる虐待の根深い傷跡のために子どもが改善しないとき，それが真実ではないことが明らかになっていくだろう。これは，養子縁組をした親が子どもの背景の本当の重大さを知らされていないことや，子どもを授かって喜ぶべきだと信じさせられていることでさらにこじれるだろう。また，子どもの精神障害と起こりうる長期的な予後をよく把握していないソーシャルワーカーが割り当てられることで，さらにこじれるかもしれない。養子縁組をした親は，その子どもを愛することや絆を結ぶことが難しいと感じるかもしれないため，これらを育むには長い時間かかることを理解できるように援助する作業が必要だろう。里親や養子縁組をした親が，若者に事実を年齢にふさわしい言葉で説明したり，若者に自分のアイデンティティを理解できるように物語の本を作ったりするように，指導が必要かもしれない。

　遅い養子縁組（たとえば子どもが5歳を過ぎて家族に加わる）の約10％，そして遅い里親養育の場合は，里親や養子縁組をした親がその子どもの世話を続けることができないと感じるようになり「破綻する」率が高くなる。破綻を決定する重要な3つの要因が調査により示されている。それは，①世話をする親が子どもとどう接したらいいか自信がないこと，②重大な行動上の問題があること，③世話をする親が子どもに「フィーリングが合う」程度，すなわち新しい親がその子どもが自分たちによく合っていてかわいいと感じる程度，である。実の家族内で他のきょうだいよりもスケープゴートにされていた子どもは，とくに養子縁組や里親養育が破綻する傾向がある。ペアレントトレーニングプログラムは，里親と養子縁組をした親を援助するための論理的な方法を提供する。それは，そのプログラムが破綻の2つの要因，すなわち，①子どもに接することについての親の自信と，②子どもの行動上の問題の程度を改善すること，が示されているからである。

特殊な介入

　行動療法に基づいた里親トレーニングによって，里親や養子縁組をした親は子どもと接するスキルを向上させることができ，生活場所の安定性が増すため，さらに大きな満足を得ることができる。これらの訓練が有効だというエビデンスがいくつかある。それに加え，子どもが適切な教育を確実に受けられるようにすることが，とくに重要である。社会的養護を受けている子どものうち，かなり高率の子どもが学校に行っておらず，全日制の学校教育を受けていない。子どもが通学している場合は，その学校に「彼らを多くの子どものなかで受け入れるように」というプレッシャーがかかると，彼らが必要とする特別支援教育が提供されず，大きなクラスに入れられることになるかもしれない。結果として彼らの自己評価は傷つく。子どもが苦手なことやできないところを扱うだけでなく，彼らの得意とする強みを伸ばすことが重要である。たとえばサッカーのようなスポーツでの優れた能力，動物への興味，歌その他何でも趣味を発展させることである。このような強みは，個人的背景や子どもの関係に安定性が乏しいときに，とくに重要になるだろう。

　里親が彼らを挑戦的過ぎると思うために，里親養育の破綻を繰り返している子どもや青年には，専門里親養育が必要となるかもしれない。さまざまな種類の治療的里親養育があるが，最もよく知られているものの1つ，「多次元治療里親制度 Multidimensional Treatment Foster Care：MTFC」は，フルタイムの仕事としてただ1人の子どもを引き受ける里親に十分な給料を払うことを意味する。里親は厳重に子どもを監督し，子どもが薬物使用や避妊せずにセックスをするというような有害または反社会的行動に関わる機会がないようにする。彼らは，どのようなものでも達成することができたら，そのすべてについて青年をたゆまず激励し，きちんと反応する——これは，彼らがほとんどの場合に体験してきたネガティブフィードバックや批判とはきわめて対照的であろう。しかし，これらの青年は，社会的に承認されるだけではあまり有効ではないことがよくある（彼らには大人を信用できないあらゆる理由がある）ため，ポイントの形で実用的な報酬も与えられる。これらは，もっとテレビを見るとか友達に電話するとか，その子どもを動機づける他のご褒美のような特権と毎日交換される。里親は，他の里親や専門家との毎日の電話や毎週のミーティングで支援を受ける。青年のための治療者，実の家族と面接する治療者（家に戻る見込みがまったくない場合でさえも，実の親と子の訪問による接触のために起こったことなど解決するべき問題が必ずある），青年が地域に出たときに適切に振る舞うスキルを教えるトレーナーというように，別々の独立した治療者がいる。米国では，退院した精神科の入院患者や反社会的な青年にこの方法が効果的であることが証明されている。英国ではこの方法は里親養育を受ける青年に導入されており，その有効性を評価するための試みが進行中である。

養子縁組をする親を選択するさいの問題

　養子縁組をする親を選択することは，里親を選択するよりも難しいだろう。というのは多くの場合，養子縁組をする親はこれまで子どもをもつことができなかったため，彼らの子育てのスキルを予測する根拠がないからである。近年の研究では，もし彼らの，自分自身と他人との関係が未解決または非現実的なものであれば（アダルト・アタッチメント・インタビュー adult attachment interview に規定されたとおり，**第28章**参照），子どもが彼らの養子となったときにうまくやっていけないことが示されており，実際，破綻の可能性が増すであろう。同様に養子縁組をした親が利用できる支援システムの範囲や信頼できる関係を定めておくことが重要であるが，それは彼らのもとに処遇され生活することが必然的にかなり緊張を要するものになるためである。通常の生物学的親でさえ，子どもを1人もつことがストレスだと思うが，養子縁組をした親は「子育て中」を学ぶ機会がなく，ともすれば小児期中期の年頃の子どもを2人も養子にもつかもしれず，その子どもたちには多くの行動上の問題があるかもしれない。独身の親はよい里親，養子縁組の親になりうるが，十分なきめの細かい支援を受けることが不可欠である。というのは，子育てはとても骨が折れる仕事だからである。

参考文献

Rushton, A. and Minnis, H. (2002) Residential and foster family care. *In*: Rutter, M. and Taylor, E. (eds) *Child and Adolescent Psychiatry*. 4th edition. Blackwell Science, Oxford, pp. 359-372.

Scott, S. and Lindsey, C. (2003) Therapeutic approaches in adoption. *In*: Argent, H. (ed.) *Models of Adoption Support*. British Association for Adoption and Fostering, London, pp. 209-240.

さらに理解を深めるための文献

Department of Health (2001) *The Children Act Now: Messages from Research--Studies Evaluating the Children Act 1989*. Her Majesty's Stationery Office, London.

Hill, M. (1999) *Signposts in Fostering: Policy, Practice and Research Issues*. British Association for Adoption and Fostering, London.

Meltzer, H. *et al.* (2003) *The Mental Health of Young People Looked After by Local Authorities in England*. Office of National Statistics, London.

第 39 章

各種サービスの構成
organisation of services

あなたが，地域の児童青年精神保健サービス Child and Adolescent Mental Health Service：CAMHS を構成していくことを想像してほしい。あなたの母国によっても異なるが，その活動が政府によるものか，世界保健機関（WHO）などの健康管理組織によるものか，国際連合児童基金（UNICEF）などの国際的な慈善団体によるものかにより考え方は異なってくる。あなただったらどうするか。その地域によって必要とされる事柄は異なるため，本章では最優先するべき事項を明確に述べているわけではない。その代りに，地域で子どもたちを支えていくためのキーポイントが述べられている。

なぜ計画性が必要なのか

安易な計画よりは，よく練られた計画のほうが優れているのは明らかであるが，サービスの開発を市場経済に任せてしまうのはよいことなのだろうか。消費者の視点に立って考えることは大切であり，少なくとも品質や選択性においては，計画市場を自由市場が上回る傾向が強い。このような自由市場における「神の見えざる手 invisible hand」は，児童精神保健サービスにもうまく当てはまるのだろうか。一部の健康で学識のある家族にとっては，自由市場はよいサービスかもしれない。しかし，社会全体にとって，政府が計画に関与していない児童精神保健サービスを自由市場で提供することは最良の方法ではない。以下にいくつかの例を示す。

(1) 家族は自分たちが何を欲しいのか，何を買わなくてはならないのか判断することができるため，買い物へ行ってリンゴや靴を買うことができる。一方で，十代の青年が抑うつ状態に陥ったとき，その家族は精神療法，認知行動療法，ハーブ治療，個人精神療法，薬物療法，家族療法などの各種治療をどのように求めていけばよいのか，知る術は十分ではない。仮にその方法を知っていたとしても，どのようにして適切な治療者であると判断するのか。情報が十分に伝わらないことは，市場経済力を有用に操作するには大きな障害になる。たとえば，低額で外来治療を行なうことができたとしても，個人病院ではより収益の上がる入院治療を勧めることもあるだろう。

(2) 大都市には該当しないが，その地域で活動する専門家の数が限られていることもある。そ

の場合，限られた専門家に依頼が殺到し，自由市場の効率を下げてしまうこともあると考えられる。

(3) 民間のサービスは国内に均一に普及していないことが多く，とくに大都市の裕福な地域に集中している。富裕層に依存する自由市場では，サービスがまったく受けられなくなる地域が生じることもある。

(4) 所得の低い家族にとっては，治療の遷延や入院加療による治療費の上昇は大きな負担であり，短期外来コンサルテーションですらも，高額で利用できないこともあるだろう。多くの国において，貧困は子どもの精神障害の大きなリスクファクターであり，自由市場によるサービスの独占によって最も弱い立場の子どもが，必要としているものを得られなくなることがある。

(5) 民間のサービスを依頼することができる程度に裕福な家庭であっても，それ以外のことに対して金銭を浪費するような問題を抱えていることがある。こうした家庭の場合，養育に無関心だったり，子どもに対して暴言を吐いていることもあり，保護者が治療に意欲的ではないことがある。

(6) 精神保健は個人の問題ばかりではない。反社会的な行動の既往があったとしても，家族の協力や複数の治療法を組み合わせることによって，強盗や強姦の被害を防ぐことができるかもしれない。精神保健はそれを享受する個人が利益を得るだけではなく，その人が生活する社会全体の利益を提供するため，経済学者は精神保健を「価値財 merit good」と表現するのである。価値財は自由市場では供給不足になるという特徴があり，予防に関しては，しばしばこの傾向がさらに強くなる。

(7) 健康・社会福祉サービスと教育が連携して活動することは，精神保健や社会・学習面の問題が複雑に絡み合っている子どものマネージメントにおいては重要である。自由市場においては，お互いに協力し合うことよりも個人個人や組織のなかでの競争が促進されがちである。

これらの理由によって，児童精神保健を提供する自由市場の「神の見えざる手」を無闇に信用するべきではない。適切な児童精神保健を提供するためには，自由市場の原理をそのまま適用することはできず，補足もしくは置き換えられる必要がある。しかし，十分に練られた計画のもとに介入がなされれば，問題点は改善していくことができるだろう。

包括的なサービス

児童精神保健においては「個人を中心とした対策 patient-centred」と「集団を中心とした対策 population-centred」を区別することが有益なことがある。多くの臨床家は「個人を中心とした対策」を用いており，彼らの外来を受診する個人の健康を改善することに集中する。一方で，「集団を中心とした対策」では，病院を受診しない人たちにも配慮した，いわば公衆衛生学的な観点から計画を立てる方法である。たとえば，CAMHS は，注意欠如・多動（性）障害（ADHD）の子どもたちに優れた治療を提供し，家族に満足してもらえることを誇っている。しかしながら，疫学的研究では，CAMHS が管轄する地域には，1,000 人の ADHD の子どもが生活していると推測されており，「集団を中心とした」視点からみると，このうち 100 名の ADHD の子どもしか CAMHS の恩恵にあずかっていないことが理解される。それでは残りの 900 名はどうしているの

か。そのうちの 600 名は家庭医や小児科医によって治療を受けており，300 名は治療を受けずに家庭内で望ましい対応をされていると考えられる。しかし，同様のことが全世界では当てはまるわけではなく，ADHD を見落とされている子どもは，怠けている，おかしい，乱暴者，とみなされているだろう。仮に保護者や教師が ADHD を疑っていたとしても，専門家へ相談する適切な方法を知らないこともある。近年，英国では大規模なサンプルを対象とした子どもの精神障害の統計結果を報告した（**図 3.1** 参照）。その結果では，精神障害に罹患している子どものうち 1 ／ 4 は 3 年間のうちに精神保健の専門家に相談をしていた。残る子どもたちのなかには，教育的，社会的，小児科的なサービスを訪れた子どももいたが，結局 3 年間でいずれかのサービスを受けていたのは，障害をもつ子どもの半分でしかなかった。これはあまりに低い数字である。治療可能であるにもかかわらず，子どもの現在と未来の QOL を深刻に，徐々に蝕むような慢性障害をもつ子どものニーズを無視していることを正当化することはできない。

　サービスの計画を立てるときには，現在の利用の有無にかかわらず，管轄する地域の子ども全員に対する配慮を行い，包括的に対応していく必要がある。彼らは性別，人種，社会的階級，身体的障害，学習能力によって差別されることがあってはならない。あらゆる子どもに対して均等にサービスを提供するためにはさまざまな障壁が存在する。必要なときにサービスを受けるためには，子どもの家族や親戚が，どこでどのようなサービスが受けられるのかを事前に知っている必要がある。また，サービスを提供する側は，家族がアクセスしやすい場所にあり，必要時にすぐに提供できるような準備も必要である。相談窓口は朝 9 時から夕方 5 時まで開けておき，きょうだいを保育所に預けている時間帯に訪れることができるような配慮が必要である。相談までの待機期間は短く，緊急時に速やかに対応できるような体制作りが要求される。相談を受けるサイクルを早くして，すべてのケースに対して初期対応することを目的としているサービスもある。この場合，急を要しない治療については待機者が出てしまう。家族が相談をしやすい環境を作るためには，相談を受ける職員の接する態度やサービス機関の建物自体にも配慮が必要である。

境界を明確にする

　多くのサービスは担当する地域を明確にしている。その地域内で，どのような障害が精神保健サービスを受けていくべきなのか判断することが大切である。たとえば，必ずしも CAMHS のようなサービスが，吃音，肥満，夜尿，ディスレキシアに対応していかなくてはならないわけではない。しかし，軽度の障害に対応するような相談機関がない地域では，大きな組織が対応を迫られることもあるだろう。この代償としてサービスは，神経性無食欲症や強迫性障害のような「中核的」な精神保健の問題に対するアセスメントや治療にかける手間や時間を切り詰めなければならなくなる。また，反抗挑戦性障害や素行障害を精神保健サービスがどの程度まで扱うのかは，さまざまな議論がある。これらの障害は決して珍しいものではなく，社会に対して深刻かつコスト上の影響があり，さらにエビデンスに基づいた治療が確立されている（**第 6 章**参照）。正確な判別と治療が必要であるが，問題は，保健，教育，社会福祉サービス，ボランティア活動，あるいはそれらのうちのいくつかが協働して，それを担うかどうかである。実際に，多くの CAMHS の活動の半分以上が反抗挑戦性障害や素行障害への対応である。このことによる利点は，これらの子どもたちが CAHMS

でしか受けられない支援を受けることができるようになることである。一方で、不利な点は、精神保健サービスを必要とし、教育や社会福祉サービスでは代わりの利かない他の精神障害への対応がおろそかになってしまうことである。運営が切迫しているCAMHSでは、反抗挑戦性障害や素行障害への対応を止め、「中核的」な精神保健の問題にその資源を集中させているところもある。

　年齢の境界も重要ではあるが、厳格にサービス内容を区切ることは難しい。どこかの時点で子どもは児童青年期を対象としたサービスから成人対象のサービスに移行する（スムーズな移行の仕組みがあることが望ましい）。14歳，16歳もしくは18歳，いずれの年齢で切り替えるべきなのだろうか。あるいは臨床的判断によるべきだろうか！　たとえば、自立しておらず、学校を未だ卒業していない17歳であれば青年期のサービスのほうがよいだろうし、逆に16歳であっても、学校を卒業して、自立しているのであれば成人のサービスのほうがよいだろう。一方で、年齢制限を厳格に定めないと両サービス間の運営コストを計上することが難しくなる。年少の子どもよりも、十代後半では病状が深刻なことが多く、治療も長期間にわたり、入院を繰り返すこともある。0～15歳の子どもと16～18歳の青年で比較すると、支援に要する費用は倍になる。そのさい、特別な予算が得られるなら素晴らしいことだが、16歳以下のサービスの予算から流用されるのであれば、それは不幸なことである。

公平に予算を分配する

　全世界で共通していることだが、精神保健サービスの領域では、100万人当たりの費用は成人のほうが児童青年期よりも多い。英国では、成人1人当たりのコストは子どもの5倍を超えている。これは子どもの精神保健の問題が少ないからではない。**第3章**他でも指摘しているが、子どもの精神保健の問題は非常に一般的で、現在から未来にかけて多大な影響を及ぼす。短期的には、子ども自身はその症状に蝕まれ、親やきょうだい、教師やクラスメイトは疲弊することになる。長期的には、早期介入と早期治療ができなかった場合、犯罪や物質乱用、成人の精神障害が増加し、学業を途中で断念し、職に就くことができず、養育能力も乏しい成人になる。子どもはいずれ大人になるため、修復できないような精神保健問題に至る前に予算を投入していかなくてはならない。児童青年精神保健において、現在の予算の少なさを解消すべきという主張も確かに存在する。

　同時に、投資をすればするほど健康状態が改善するわけではないことも念頭に置く必要がある。不必要な投資は何の助けにもならない。フォートブラッグ計画 Fort Bragg project では、5年間の運営で8億ドルの資金を投入した。この計画では多くの資金が投入され、児童青年期の専門機関に相談をしやすくなり、臨床家は、資金のことを念頭に置かずに自分たちの考える最良の策を講じればよかった。その結果、一症例あたりの費用は倍になり、子どもたちの家族はより満足するに至ったが、計画的介入の結果や予後に大きな改善はみられなかった。この研究チームは、こうした計画が効果的に運営されるためには、どのように組織として初期対応をするかを明らかにし、目的に沿って投資をする視点が必要と結論づけている。

高い質のサービスを供給すること

　サービスの質を高めるのは，正確なアセスメントとエビデンスに基づいた治療である。これらについては本章以外の部分で詳しく述べられている。ここで追記するのは，何が有効な治療であるかを示すエビデンスが増えつつあるということだけである。CAMHSはこうした方法を取り入れるのは非常に遅かった経緯がある。ある治療法が実行可能であるとしても，効果が不十分だったり，適切に評価されていない治療法であれば徒労に終わる可能性がある。こうした方法は無駄ではないが，非効率的であり，子どもは不必要な苦しみを長い期間，耐えなくてはならなくなる。有効であると証明されていない治療は採用せず，根拠のある治療に資金を投入していくことができるような社会の仕組みが必要である。

価値あるものに投資する

　児童精神保健の領域は限りなく広いが，予算的には限られていることが多い。予算の分配は公平であるべきだが，実際にはすべてに均一に振り分けることは難しい。しかし，サービスの質を低下させずに，低コストで運営していくことも難しくはない。以下に実例を示す。

(1) **無料**もしくは低額負担で受けられる**サービスがある**。軽度な問題であるならば，自助的な読み物やウェブサイトなどで適切な情報を提供することで家族が対応できる場合もある（たとえば，http://www.youthinmind.net などが設置されている）。電話相談，親の会，その他の慈善団体の活動も有用である。無作為化比較試験では親に対する読み物やマニュアルが有効であると示唆されている。

(2) **提供するサービスは費用対効果が最大になるように設定する**。子どもの精神保健を改善するサービスは，外部の専門家によって適切かつ効率的に提供することができる。たとえば，家庭医や小児科医が，込み入っていたり，治療抵抗性でない，多くのADHDの子どもに対して中枢神経刺激薬を適切に使用することができれば，家族にとっては治療費も安く便利である。また最近では，いじめが原因でストレス関連障害に陥り，紆余曲折の末に精神保健サービスに繋がることがある。この場合，最も費用がかからず効率的な対策は，学校内のいじめ対策を拡充していくことに他ならない。子どもの精神保健の専門家は，教師，小児科医，ソーシャルワーカーなどの職種に対して心理教育する機会をもつことが大切である。ときには，学校や小児科診療所，養護施設などの現場で寄り添って対策を練ることも大切である。しかし，一定の治療効果を得るためには，技術があり熟練した治療者が重要であると説く書物が増えているので，注意すべきである。技術を広めるための革新的な計画は多いが，広く採用される前に費用と効果についての評価が必要である。

(3) **専門技術を複合することにより効率化する**。専門化して，役割分担をすることで効率を向上させるという考え方は，精神保健チームの大きさに依拠している。専門化のためには，チームはより小さく，担当する役割はより少なくする。もしチームが十分専門化できる規模になった場合，それを実行しないのはもはや無駄である。仮にチーム構成員がすべて児童精神科医で

あった場合，児童精神科医と臨床心理士との混合チームよりも費用がかかり，効果的な治療が提供できるかどうかは定かではない。通常，医師は最も人件費が高い構成員であるため，少ない人数で，効率良く，医学的アセスメント，薬物療法，あるいは薬物療法と精神療法の統合をしていかなくてはならない。他の医療資源が不足している場合に，医師が直接精神療法を行なうことも効率的とはいえない。臨床心理士，看護師，家族療法士も含めて，他職種にも同様のことが当てはまる。それぞれ独自の技能は適切に使うことができているだろうか。専門的な仕事内容を，それ以外の職種が，より低額で同じように（あるいはよりよく）行なうことができないだろうか。高い技術をもつスタッフに単純な仕事を充てることは，子どもたちを助けることに繋がるお金を無駄にすることである。同様に，技術の低いスタッフを使えば，費用を抑えることはできるが効率は悪い。質の低い治療で効果も乏しいのであれば，子どもたちにとってはむしろ有害である。集中的なトレーニングを受けておらず，人件費も安いスタッフが簡単なケースに関わるという考え方もあるが，この場合は，熟練したスタッフのスーパーバイズが不可欠となる。

(4) **段階的なアプローチを行なう**。軽度の問題を抱える子どもであれば，長期間にわたる複雑なアセスメントや治療を要さず，簡単な介入で十分なことがある。一方で，複雑で難しい問題を抱え，包括的なアセスメントを要する子どもに対しては，簡単な介入を試みている時間は徒労に終わることになる。どのようなケースでも対応できるような対策よりも，柔軟に必要な選択を行なっていくほうが有効である。すなわち，サービスに関してはある種の階層があったほうがよい。

 (a) 子どもの抱えている問題が軽度である場合，子どもの精神保健に精通した職員がいる学校や保健センターで初期対応をしたほうがよいことが多い。こうした施設で働く専門職は，幅広い問題に対する簡単な介入の方法を訓練している必要がある。

 (b) 簡単な介入によって改善しない場合，地域の CAMHS の専門家に助言を仰ぐことになる。深刻な問題を抱えている子どもは，直接 CAMHS に相談に来ることがある。CAMHS では多職種で対応するため，複数の専門技術を複合させた対応が可能である。

 (c) 数としては少ないが，地域や政府による，より専門的なサービスを利用することになり，集中的な入院加療を要することもある。

　トリプル P：前向き子育てプログラム Triple P parenting programme は，こうした段階的なアプローチを用いている好例である。レベル1では，テレビやラジオでプログラムの情報を提供する。レベル2では，行動の問題以外の事柄をプライマリケア専門の職員が2回，20分間の相談に応じる。レベル3では，4回40分の幅広い問題に対応するためのセッションが含まれ，訓練を受けた職員が指導を行なう。レベル4は，週に2時間，計10週間のプログラムであり，より高度な訓練を積んだ職員が指導を行なう。レベル5では，さらに8週間延長して集中的な家族訓練を行なうことになる。

(5) **予防か，治療か**。治療よりも予防のほうが必要とする予算は少ないため，魅力的な対策と感じられるかもしれないが，実際にはそうではない。予防的な対策のなかでも効果的ではないものも存在する（**第33章**参照）。予防のほうが費用対効果がよいこともあれば，早期発見・早期治療のほうが効率的なこともある。

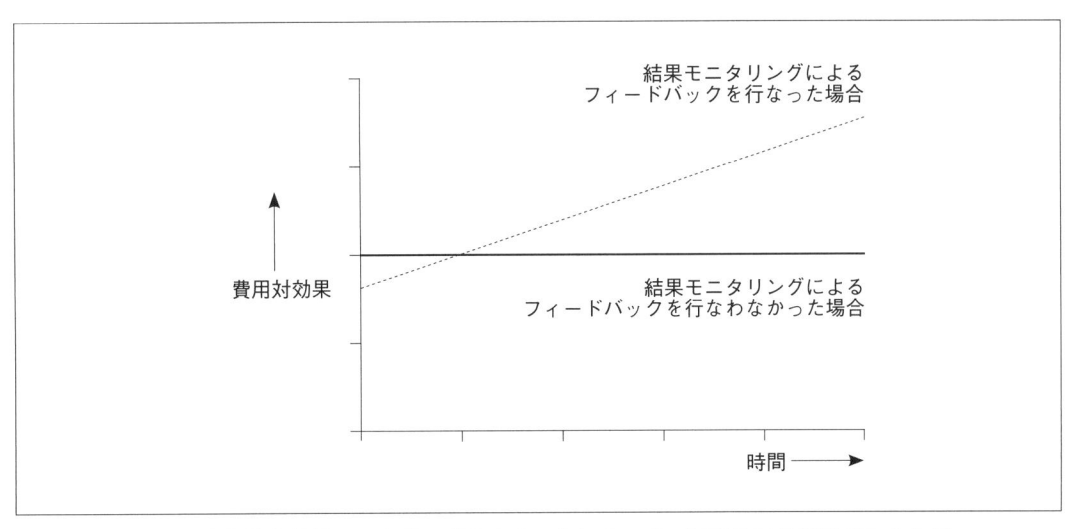

図 39.1 定期的な結果モニタリングをすることによって，短期的には費用がかさむが，長期的には費用対効果を改善していくことができる

(6) **電子機器の開発によりさまざまな労力が軽減されている**。精神保健領域におけるアセスメントや治療は，多大な労力を要する。しかし，コンピューターの開発が進み，アセスメントや治療を改善させるような方法が増えてきている。コンピューターの役割は繰り返しの単純作業を代理するものであり，その分専門家は刷新的な試みに専念することができる。たとえば，コンピューターを利用した面接は，お決まりの質問をする手間を省くことができ，さらなる専門家による詳細なアセスメントが必要であるか判別することができる（たとえば，http://www.bawba.com/f1.html など）。従来であればジュニアスタッフが担っていた単調な作業を代理してくれて，より安価である。

(7) **最も費用対効果が優れた戦略を選択する**。上記のような対策を十分に練ったとしても，すべての児童精神保健のニーズに適応できる予算がないならば，限られた予算は分配されなければならない。ヘルスケアのすべての分野で予算の分配が必要であることはますます認識されている。ニーズや欲求がそれらに見合うサービスをしのぐことは避けられない，ということは，広く知られた（しかし全員ではない）合意事項であるから，もし分配が必要なら最も費用対効果が優れた治療法に多く配分することが解決法のひとつとなる。そうすれば，予算に対する恩恵が最大になる。

　しかし，これが最良の分配ではないという議論もある。なぜなら（その障害は費用対効果が低い治療法しかないために）罹患している子どもがまったく治療を受けられない，ということや，軽症で治療が容易な子どもは，重症で治療が困難な子どもより多くの治療を受けられる，ということが生じてしまうからである。

望ましいサービスのあり方 built-in improvement

サービスは日々，改良ができるように構成されることが必要である。2つのキーワードがあり，

①専門的に発展し続けることと，②講じた対策の結果をモニタリングすること，である。すべての専門家は生涯学ぶことに身を捧げなくてはならず，サービス機関はこれを促していくようにしなくてはならない。同時にサービス機関は，サービスを提供することによってどの程度，子どもが改善したのかを把握しておく必要がある。これには両親，教師，青年本人に対して聞き取りを行なえばよく，費用はそうかからないはずである。これらの「顧客」の情報により臨床家は改善度を測ることができるし，間違いなくバイアスはかかりにくい。結果をモニタリングし続けることにより，サービス機関は誰が利益を得て，誰が損をしているのかを知ることができる。こうした手順により，自分たちが今後何をすべきなのか知ることができ，過去の対策では十分な効果が得られなかった問題に対して新たなアプローチを試みることができる。こうした試行錯誤を繰り返していくことによって初めて，年々サービスの質は向上していくことができる。図 39.1 はモニタリングすることによる費用対効果について示した図である。モニタリングの経費を削減すると，その分，多くの子どもを診ることができるが，長期的にはサービスの質を改善する機会を失っていることになる。

さらに理解を深めるための文献

Audit Commission (1999) *Children in Mind: Child and adolescent mental health services.* Audit Commission, London.

Bickman, L.A. (1996) Continuum of care: more is not always better. *American Psychologist*, **51**, 689-701.

Goodman, R. (1997) Child mental health: who is responsible? An overextended remit. *British Medical Journal*, **314**, 813-814.

Goodman, R. (1997) Who needs child psychiatrists? *Child Psychology and Psychiatry Review*, **2**, 15-19.

Sanders, M.W. *et al.* (2003) The triple P-positive parenting program: a universal population level approach to the prevention of child abuse. *Child Abuse Review*, **12**, 155-171.

監訳者あとがき

　本書『必携 児童精神医学——はじめて学ぶ子どものこころの診療ハンドブック』は，私がロンドン王立大学精神医学研究所（Institute of Psychiatry：IOP）に短期留学した際お世話になった，Stephan Scott 教授と Robert Goodman 教授の書かれた名著です。IOP は，元々は Maudsley 医学校の研究所であり，その一部門として Michel Rutter Centre，すなわち児童思春期精神医学の Special Clinic があります。そこには，Diploma course という海外の児童青年精神医学を目指す医師の留学を受け入れるコースがあり，監訳者である氏家武先生，吉田敬子先生をはじめとして，現在の日本の児童青年精神医学を支えている第一線の専門家の多くが児童青年精神医学を学んでこられました。残念ながら私が訪れた年を最後に Diploma course は閉鎖されてしまいました。イギリスの経済状況が他国の精神医学の面倒を観るには余裕がなくなってしまったからだと彼の地で聞きました。

　その Diploma course で使われていたテキストが本書です。この本を Scott 教授から最初に見せてもらったときには，その内容のコンパクトさと，それに反比例する内容の濃さに驚かされました。そして，その場で翻訳することを決意しました。それは，もう Maudsley 病院で研修ができなくなった日本の若い児童精神科医や小児科医に世界のトップレベルの児童青年精神医学を伝えたいという思いからでした。

　本書は Michel Rutter 教授と Eric Taylor 教授が書かれた大著『児童青年精神医学』（明石書店）と対をなす存在です。本書はあくまでも初学者向けの教科書であり，読みやすさと必要最小限に絞った厳選された内容が特徴です。それに対して『児童青年精神医学』は，更に学びたい方がより知識を深めるのに適しています。上手に使い分けていただけたらと思います。だからといって本書が中堅以降の児童精神科医や小児科医には意味をなさないかというとそんなことはありません。現に私自身も本書を翻訳していてあらためて認識したことが数多くあったくらいです。

　私は，児童青年精神医学を研修するシステムが確立されていない日本において，苦労して児童青年精神医学を研修しました。それが世界に通用するのかという不安を抱きながら訪れた IOP でしたが，私の学んできたものが世界の第一線の医学に引けをとらないものであることを確認できました。しかし，本書があれば，日本にいながらにして誰でもその作業が可能になるのです。この分野を目指す若い先生方にはぜひ本書をかたわらに置き，繰り返し通読することをお勧めしたいと思います。

　本書のもう一つの特徴は，専門家を目指すわけではない一般の小児科医や精神科医，心理士，教育関係者にも十分わかりやすい内容になっていることです。近年，発達障害をはじめとして我が国における子どものこころの診療のニーズは高まるばかりです。一方で，日本における児童青年精神

医学の専門家は諸外国に比べて極端に少ないことは周知の事実です。この矛盾を解消するためには，一般の小児科医や精神科医，心理士，教育関係者が，正しい知識を学び，こころの問題を抱える子どもたちに正しく対応することが必要不可欠だと思います。本書が1冊あればそのニーズの全てを満たすことを私は確信しています。ぜひ，一般の小児科医や精神科医，心理士，教育関係者の方も本書をかたわらに置き，子どもたちの笑顔を取り戻す作業に加わっていただければ，これにまさる喜びはありません。

　本書を世に送り出すには岩崎学術出版の清水太郎氏に大変尽力していただきました。この場をお借りしてあつくお礼を申し上げます。最後になりましたが，国立国際医療研究センターの齊藤万比古先生，信州大学医学部の天野直二先生をはじめ，これまで私を，応援し，導いて下さった全ての方がたと，支えてくれた家族に感謝の意を表し，あとがきとしたいと思います。

　「ありがとうございました」

監訳者を代表して　　原田　謙
信州大学医学部附属病院 子どものこころ診療部

索　引

あ

愛着障害　115-119
　　アセスメントにおける考慮　117
　　診断分類および鑑別診断　115, 117
　　――死別反応　101
　　マネジメント　119
　　予後と持続性　118
　　類型　115
アイデンティティ　152
悪夢　134
　　PTSD　99
アスペルガー症候群　44
　　知的障害　43
アセスメント　3-20
　　「原因」　8
　　――家族の説明モデル　11
　　――家族の信念　241
　　尺度　16, 32
　　症状　4
　　方法　12
　　――多職種連携　16
　　――観察　6, 14
　　――身体的検査　17
　　――身体的特徴　162
　　――病歴を聴取する　12
　　――フォーミュレーション　19
　　――面接　12, 14, 16
遊び（とマルトリートメントの影響）　169
アタッチメント理論　205
アダルト・アタッチメント・インタビュー（AAI）
　　　209, 211
アルコール乱用
　　子どもの自傷　92
　　青年期の飲酒　153

い

怒り（とアタッチメント理論）　207

異型の障害　35
いじめ　234, 235
一次予防　248
遺伝的要因　219, 220
　　アセスメントにおける考慮　9
　　環境の影響　222
　　強迫性障害　105
　　自閉症　46
　　少年非行　69
　　神経性無食欲症　157
　　素行障害　62
　　多動　53
　　統合失調症　155
　　トゥレット症候群とチック障害　109
　　→生まれと育ち，も参照
遺伝率　217
意図的な自傷　91-96
　　アセスメントと特徴　94
　　治療　186
　　発症と有病率　36, 92
　　病因とリスクファクター　92, 93
　　――動機と促進因子　93, 94
　　予後と持続性　95
遺尿症　120-125
　　アセスメントにおける考慮　5, 123
　　診断分類　120
　　治療　123
　　発症と有病率　36, 121
　　病因とリスクファクター　121
　　予後と持続性　123
イミプラミン　55, 110, 125, 257
意味論的−語用論的言語障害　194
因果関係　216
因子分析　23

う

ヴァインランド・テスト　182
ウェクスラー式児童知能検査（WISC）　182

内気　*83*
 選択性緘黙　*112*
うつ病　**85-90**
 関連した特徴　*85, 86, 87*
  ――と強迫性障害　*104*
  ――と自傷　*92, 93*
  ――と不登校　*75, 77*
 治療　*88, 272*
  ――対人関係療法　*275*
 発症と有病率　*32, 33, 34, 36, 87*
 病因とリスクファクター　*88*
 併存症と等価症状　*35, 86*
  ――と素行障害　*60*
  ――と不安障害　*80, 83*
 予後と持続性　*89*
 予防プログラム　*253*
生まれと育ち　**215-224**
 遺伝的な影響　*218, 219*
 遺伝と環境の相互作用　*222*
 共有環境および非共有環境　*217, 218*
 相関と因果　*216, 220*
運動スキルの発達（アセスメントにおける）　*5*
運動性チック→チック障害，を参照

え

影響　*6*
英国式能力尺度（BAS-II）　*182*
永続因子　*8*
エインズワース，M.D.S.　*117*
疫学　*29-38*
エンドルフィン（と神経性無食欲症）　*157*

お

オキシブチニン　*125*
オペラント行動療法
 遺尿症　*124*
 随伴性マネジメント　*81*
 不安障害　*82*
親
 共同治療者として　*81*
 里親養育と養子縁組　*298*
 精神健康上の問題　*228*
 治療に対する態度　*10, 241, 242*
 離婚　*227*
 →ペアレンティング，も参照
オランザピン　*156*

か

解決志向療法　*287*
概日睡眠覚醒リズムの障害　*133*
介入の原則　**241-247**
 家族と繋がり合う　*241*
 結果により治療を調整すること　*246*
 治療アプローチを選ぶこと　*244*
  ――と効果研究　*245*
 複雑な問題　*243*
回避性障害　*83*
 →社交不安障害，も参照
カウンセリング　*276*
学業成績　*5*
 言語障害　*196*
 素行障害　*60*
学習障害→知的障害，を参照
過剰修正　*267*
家族と学校の連携プロジェクト（FASTrack）　*253*
家族の説明モデル　*11*
家族の背景　*279*
 アセスメントにおける考慮
  ――信念と価値観　*11, 241*
  ――面接と観察　*12, 15, 281*
 介入　*241*
 家族数　*229*
 離婚　*227*
家族療法　**279-293**
 概略　*282*
 条件
  ――自傷　*95*
  ――少年非行　*72*
  ――神経性無食欲症　*158, 292*
  ――心身症　*142, 143*
  ――素行障害　*65*
  ――統合失調症　*156*
 背景　*279*
 評価　*292*
 流派　*282*
  ――構造派家族療法　*283*
  ――戦略派家族療法　*284*
  ――ミラノ派システミック家族療法　*288*
学校との連携　*16, 88*
学校の影響　**234-238**
 →仲間内の関係，も参照
活動性（アセスメントにおける）　*51*
悲しみ　*85, 88*

カルバマゼピン　　89, 90
眼球運動による脱感作と再処理（EMDR）　　100
環境的要因　　9, 217, 231
　　→生まれと育ち，社会経済的地位，も参照
観察の方法　　6, 14, 15

き

擬似自殺→意図的な自傷，自殺，を参照
気質
　　選択性緘黙　　113
　　不安障害　　80
揮発性有機溶剤乱用（VSA）　　154
気分変調症　　87
　　予後と持続性　　89
虐待→マルトリートメント，を参照
逆境　　225-233
　　一般的なストレス要因　　225
　　――家庭内の不和　　228
　　――死別　　227
　　――入院　　226
　　――分離と喪失　　226
　　――離婚　　227
　　コーピングとレジリエンス　　230
　　臨床的な意味　　232
急性ストレス障害　　101
教育プログラム
　　虐待の予防　　254
　　子どもマネージメント　　253
　　少年非行　　72
　　多動　　54
　　不登校　　77
教師からの情報　　6, 16, 98
共同治療者　　81
強迫観念　　103
強迫行為　　103
強迫性障害　　103-106
　　治療　　105
　　特徴　　103
　　――とトゥレット症候群　　108
　　発症と有病率　　4, 103
　　病因とリスクファクター　　105
　　予後と持続性　　106
恐怖→不安障害，恐怖症，を参照
恐怖症　　80
　　自閉症における　　43
　　治療　　81
　　特徴　　80

　　――社会恐怖　　84
　　――不登校　　77
　　発症と有病率　　36, 81
　　予後と持続性　　81

く

クラーマン, G.　　275
クライン, M.　　277
クラインフェルター症候群　　182
クライン・レヴィン症候群　　135
クラスター分析　　24
クロザピン　　156, 259
クロニジン　　55, 109, 257
クロミプラミン　　106, 109, 258
クロルプロマジン　　156
精神外科　　261

け

血液脳関門　　255
血漿交換療法　　106
結節性硬化症　　19
幻覚　　90
研究
　　疫学的研究　　29
　　――主要な段階　　30
　　――地理的位置　　31
　　――利点と欠点　　29, 30
　　効果研究　　244, 245, 253
言語　　194
言語基礎能力臨床評価（CELF）　　195
言語障害　　193-197
　　アセスメントにおける考慮　　5, 195
　　精神医学的およびパーソナリティの問題
　　――自閉症　　42, 44, 48, 195, 196
　　――選択性緘黙　　111
　　治療　　195
　　予後　　195
言語療法　　113, 195
ケンブリッジ追跡研究　　67, 69

こ

行為障害→素行障害，を参照
効果研究　　244, 245, 246
攻撃性　　5
　　愛着理論　　213
　　自閉症における　　43
　　仲間の拒絶　　236

認知療法　273
　　→素行障害，も参照
抗コリン薬治療　125
向精神薬療法（と自閉症）　47
構造派家族療法　283, 285
抗てんかん薬物療法　191, 260
行動　263
　　脳障害　189
　　→行動理論を用いた治療，も参照
行動遺伝学　217, 219, 220
　　→遺伝的要因，生まれと育ち，も参照
行動理論を用いた治療　263-270
　　アセスメント　264
　　介入とテクニック　81, 266
　　実施方法　268
　　条件
　　　――遺尿症　123
　　　――素行障害　64
　　　――自閉症　47
　　　――神経性無食欲症　158
　　　――睡眠妨害　132
　　　――選択性緘黙　113
　　　――多動　54
　　　――不登校　77
　　　――便もらし　127
　　背景となる理論　263
　　評価　269
　　目標の設定　265
広汎性発達障害　41, 43
　　→自閉症スペクトラム障害，も参照
コーピング　230
　　→レジリエンス，も参照
国際間比較（有病率の）　31, 34
心の理論（自閉症における）　46, 47
古典的条件づけ　80, 263

さ

サービス　301-308
　　境界を明確にする　303
　　供給の不足　34
　　計画性　301
　　評価　307, 308
　　包括的なサービス　302
　　予算分配と費用対効果　304, 305, 307
里親養育　294-300
　　→社会的養護を受けている子ども，も参照
三環系抗うつ薬　258

遺尿症　125
　　うつ病　89, 244
　　チック障害とトゥレット症候群　110
　　多動　55
　　不安障害　82

し

ジェンダー（と有病率）　36
刺激の変化　266
自殺　91-96
　　病因とリスクファクター　86, 92
　　有病率　36, 91
　　予防的介入　95
　　→意図的な自傷，も参照
自傷行為
　　自閉症　43
　　知的障害　185
　　治療　186
　　→意図的な自傷，も参照
ジスキネジア
　　多動　53
　　チック障害　108
　　リチウムの使用　259
システミック療法
　　少年非行　72
　　→家族療法，も参照
持続性　35
疾患別医療費　252
シデナム舞踏病　189
　　強迫性障害　105
児童青年精神保健サービス→サービス，を参照
自閉症スペクトラム障害　41-49
　　疫学と病因　46
　　　――先天風疹　185
　　治療　47
　　特徴と関連した問題　41, 48, 53, 195, 196
　　　――愛着障害　116
　　　――強迫性障害　104
　　　――ステレオタイプ　108
　　　――統合失調症　156
　　発症と有病率　36, 37, 41
　　予後と持続性　48
死別　101, 226
社会化型素行障害　6
　　→素行障害，も参照
社会恐怖　84
　　選択性緘黙　111

社会経済的地位
　　自閉症　　41
　　多動　　50
　　脳障害　　188
　　→生まれと育ち，も参照
社会性の障害
　　影響の尺度　　7
　　自閉症　　41
　　適応障害　　101
社会的関係の問題
　　アセスメントにおける考慮　　5
　　素行障害　　60
　　多動　　52
社会的養護を受けている子ども　　33, 294
　　愛着障害　　116, 118, 119
　　アセスメントにおける考慮　　296
　　里親と養子縁組をした親を援助する　　298
　　自傷　　93
　　処遇先を決めるさいの問題　　297
　　精神症状　　295
　　治療　　298
社交不安障害　　83
　　選択性緘黙　　112
就学前から就学後／裁判所までの追跡調査　　148, 149
就学前に起こる問題　　**147-150**
　　治療　　149
　　予後と持続性　　147, 149
　　→遺尿症，便もらし，睡眠関連障害，も参照
集団療法（と神経性無食欲症）　　158
出産順位　　229
消去　　266
状況依存性の障害　　23
症状の犠牲になる　　242
症状の「身体化」　　4
　　うつ病　　86
　　不安障害　　82, 83, 84
　　不登校　　76
　　→心身症，も参照
情緒障害　　4
　　強迫性障害　　104
　　診断分類と併存症　　26, 60
　　多動　　52
　　発症と持続性　　33, 35
　　マルトリートメント　　169
衝動性
　　素行障害における　　61

　　多動における　　50, 52, 61
少年非行　　**67-73**
　　アセスメント　　71
　　特徴と関連する問題　　67, 69
　　発症と有病率　　36, 67
　　病因とリスクファクター　　70, 71
　　──家族の要因　　69
　　マネジメント　　72
　　──機能的家族療法　　72
　　──多次元治療里親制度（MTFC）　　72
　　──マルチシステミック療法（MST）　　72
　　予後と持続性　　71, 72
食事療法　　260
　　素行障害　　65
　　多動　　55, 260
書字能力　　200
　　アセスメントにおける考慮　　5
自立　　151
神経遮断薬（抗精神病薬）　　259
　　自閉症　　48
　　チック障害とトゥレット症候群　　109
　　知的障害　　186
　　統合失調症　　156
神経性大食症　　158
神経生物学的研究
　　うつ病　　87
　　強迫性障害　　105
　　自閉症　　46
　　少年非行　　70
　　多動　　53
　　統合失調症　　155
　　トゥレット症候群　　109
　　→脳障害，も参照
神経性無食欲症　　156
　　診断基準　　156
　　──強迫性障害　　104
　　治療　　157, 292
　　発症と有病率　　36, 156
　　病因とリスクファクター　　157
　　予後と持続性　　158
神経線維腫Ⅰ型　　19
進行性認知症を伴う神経変性性障害　　45
心身症　　**137-146**
　　病因と一般的原則　　138
　　──外部ストレス因子　　141
　　──家族の要因　　141
　　──「仮面」症状　　139

──気質　141
　　──健康と病気　140
　　──精神医学的併存症　141
　　マネジメントと治療　142
　　→慢性疲労症候群，転換性障害，反復性腹痛，
　　　症状の「身体化」，も参照
新生児突然死症候群（SIDS）　162
身体的検査　9, 17
　　虐待の疑い　162
診断分類　**21-28**
　　影響　7
　　個人か家族か　24
　　次元かカテゴリーか　22
　　診断グループ　26
　　──ICD-10診断基準　7, 25, 26, 27
　　──下位分類　26
　　──多軸診断　24, 27
　　──併存症と連続体　22, 32
　　──DSM-IV診断基準　7, 25, 26, 27
　　──併存症　35
　　──臨床上の有用性　21
　　目的　21
　　ラベリングの問題　57, 241
心的外傷後ストレス障害（PTSD）　80, 98
　　治療　100
　　予防　100
信念（親の）　241
心理検査　9
　　知的障害　182
心理社会的機能の測定　252
心理的虐待　165

す

随伴性マネジメント　81
睡眠関連障害　**130-136**
　　診断分類と特徴　131
　　──概日睡眠覚醒リズムの障害　133
　　──クライン・レヴィン症候群　135
　　──ナルコレプシー　135
　　──閉塞性睡眠時無呼吸　133
　　──夜驚　134
　　──律動性運動異常症　135
　　正常睡眠　130, 131
　　治療
　　──行動の修正　132
　　──行動療法プログラム　133
　　──薬物療法　135

　　有病率　131
　　睡眠剤　53, 82, 135
　　睡眠時遊行　134
スクリーニング　249, 250
　　素行障害　252
　　評価尺度　16, 30, 249
スタージ・ウェーバー症候群　19
ストレス障害　**97-102**
　　死別反応　101
　　心的外傷後ストレス障害（PTSD）　79, 80, 98
ストレンジ・シチュエーション法（SSP）　117, 208, 210
スルピリド　109

せ

生活の質（QOL）　252
脆弱X染色体症候群　18, 45
精神症状
　　意図的な自傷　93
　　自殺　92
精神病質　70
精神病（と不登校）　77
精神保健サービス→サービス，を参照
精神力動的アプローチ　277
　　不安障害　80
精神療法　276
　　素行障害　64
精神療法（の効果研究）　244, 245, 246
成績表　16
性染色体異常　182
成長不全→非器質性成長不全症候群，を参照
成長不全（とマルトリートメント）　163
性的虐待　166
　　影響　170
　　自傷　93
　　神経性無食欲症　157
　　素行障害　63
　　リスクファクター　166, 168
青年期　**151-159**
　　精神障害　153
　　──神経性大食症　158
　　──神経性無食欲症　156
　　──統合失調症　155
　　──物質乱用　153
　　特徴　151
正の強化　266

セロトニン再取り込み阻害薬→選択的セロニトン再取り込み阻害薬，を参照
選択性緘黙　**111-114**
　　診断分類と鑑別診断　*111, 112*
　　言語障害　*195*
　　治療　*113*
　　発症と有病率　*36, 111*
　　病因とリスクファクター　*113*
　　予後と持続性　*113*
選択的セロニトン再取り込み阻害薬（SSRIs）　*47, 244, 258*
　　うつ病　*78, 89*
　　強迫性障害　*106*
　　自傷　*95*
　　神経性大食症　*158*
　　選択性緘黙　*113*
　　不安障害　*82, 83*
先天的な症候群
　　脆弱X染色体症候群　*18, 45*
　　ソトス症候群　*18*
　　胎児アルコール症候群　*18, 185*
　　他の精神医学的障害　*37*
前頭葉てんかん　*191*
全般性不安障害　*82*
　→不安障害，も参照
全般的予防プログラム　*249*
戦略派家族療法　*284, 287*
　　解決志向療法　*287*
　　技法　*286*

そ

素因　*8*
「相関」　*216*
双極性障害　*89, 90*
双生児研究　*31, 37, 217, 218, 219, 220*
　　神経性無食欲症　*157*
　　選択性緘黙　*113*
　　素行障害　*62*
　　多動　*53, 220*
　　不安障害　*79*
躁病と軽躁病　*90*
ソーシャルスキルトレーニング　*244, 245, 273*
　　うつ病　*88*
側頭葉　*190*
素行障害　**57-66**
　　アセスメントと診断　*4, 6, 7, 57, 58, 59, 60, 61, 63, 64*
　　病因　*61*
　　——遺伝　*62*
　　——環境　*63*
　　——心理学的なプロセス　*62*
　　——体質上の特徴　*62*
　　——マルトリートメント　*169*
　　——養育の欠如　*63*
　　介入の評価研究　*253*
　　関連した特徴　*58, 59*
　　——と自傷　*92, 93*
　　サービス提供の問題　*58*
　　治療　*64*
　　発症と有病率　*32, 33, 34, 35, 36, 37, 38, 61, 62, 65*
　　併存症　*52, 60, 61*
　　予後と持続性　*33, 35, 65*
　　予防　*252, 253*
ソトス症候群　*18*

た

ターナー症候群　*182*
怠学　*76*
　→不登校，も参照
体験を語る　*100*
胎児アルコール症候群　*9*
　　多動　*185*
体重測定　*17*
大食を伴う低身長　*163*
対人関係の認知的問題解決療法（ICPS）　*274*
対人関係療法（IPT）　*88, 275*
タイムアウト（TO）　*267*
代理ミュンヒハウゼン症候群　*163*
ダウン症候群　*181*
多次元治療里親制度（MTFC）　*72*
脱感作法　*81, 267*
脱抑制性愛着障害　*6*
多動　**50-56**
　　アセスメント　*51*
　　診断分類とその問題　*16, 26, 34, 50, 52*
　　——自閉症　*43, 53*
　　——素行障害　*59, 61*
　　——トゥレット症候群　*108*
　　治療　*54*
　　——教育　*54*
　　——食事　*55, 260*
　　——心理学的治療　*54*
　　——薬物療法　*54, 257*

特徴と関連する症状　50, 52
　　　発症と有病率　32, 34, 36, 37, 50, 147, 148
　　　病因とリスクファクター　53, 221, 260
　　　予後と持続性　55
多動性障害　34, 50
　　　愛着障害　117, 118
　　　躁病　90
ダニーディン研究　31, 35, 61, 62
段階的曝露　100
短期解決志向療法　287

ち

地域社会に焦点を当てる　65
チック障害　**107-110**
　　　強迫性障害　105, 108
　　　薬物療法　257
　　　→トゥレット症候群，も参照
知的障害　**179-187**
　　　診断分類　180, 182
　　　精神医学的障害　37, 184
　　　――自傷　185
　　　――自閉症　43, 46, 47, 184
　　　――多動　53, 184
　　　――プラダー・ウィリ症候群　185
　　　――レッシュ・ナイハン症候群　185
　　　治療　186
　　　病因とリスクファクター　26, 27, 181, 185
　　　有病率　179
　　　予防　183
知能指数（IQ）の水準
　　　自閉症　43
　　　少年非行　69
　　　選択性緘黙　112
　　　素行障害　60
　　　知的障害　179
　　　読字能力　199
　　　不登校　76
注意　50, 51
注意障害　5
　　　就学前の子ども　148
　　　→多動，多動性障害，も参照
注意欠如・多動（性）障害（ADHD）　50
　　　→多動，多動性障害，も参照
中枢神経刺激薬　257
　　　素行障害　65
　　　多動　55, 186
　　　知的障害　186

聴覚障害　45
長所と短所評価尺度（SDQ）　16, 98, 249
挑戦的な行動　5, 57, 59
　　　→反抗挑戦性障害，も参照
治療→介入の原則，を参照

つ

罪の意識　10
　　　性的虐待　170
　　　マルトリートメント　173

て

デイケア（と不安定型のアタッチメント）　210
ディスレキシア→読字障害，を参照
低出生体重　167, 230
適応群予防プログラム　249
適応障害　60, 87, 97, 101
　　　予後と持続性　89
　　　→うつ病，も参照
デキサンフェタミン　54
デスモプレシン　124, 258
てんかん　189
　　　遺尿症　122
　　　自閉症　43, 46, 48
　　　多動　53
　　　治療　260
てんかん性失語症　194
転換性障害　144
電気けいれん療法（ECT）　89, 261

と

トイレットトレーニング　121, 127
動機
　　　意図的な自傷　94
　　　自殺　92
　　　少年非行　70
同型の障害　35
統合失調症　155
　　　診断分類　90
　　　――とうつ病　86
　　　――と強迫性障害　104
　　　――と自閉症　156
　　　治療と予後　156
　　　発症と有病率　155
　　　病因（遺伝的および環境的要因）　221
頭部外傷　190, 191
動物恐怖　80

トゥレット症候群　**107-110**
　　アセスメントにおける考慮　9
　　治療　109, 257
　　特徴と診断　108
　　——と強迫性障害　105, 108, 109
　　病因　109
　　予後と持続性　110
ドーパミン系（と多動）　54, 257
読字障害　198-204
　　疫学と原因　200, 202
　　介入　202
　　関連する特徴　200
　　——読字の遅れ　201
　　——発達性ディスレキシア　201
　　精神医学的問題　60, 203
　　背景と診断分類　198, 199
　　予後　203
特定の恐怖症→恐怖症，を参照

な

仲間内の関係　**234-238**
　　アセスメントにおける考慮　6, 16
　　アタッチメント理論　213
　　うつ病　87
　　自傷　93
　　少年非行　70
　　素行障害　60
　　多動　52
　　マルトリートメント　169
鉛への曝露（と多動）　53
ナルコレプシー　135

に

二重うつ病　89
二次予防　248
入院　226
尿路感染症（UTIs）　121
認知行動療法（CBT）　54, 276
　　うつ病　88, 89
　　強迫性障害　105
　　心的外傷後ストレス障害　100
認知症　191
認知療法　**271-278**
　　うつ病　272
　　攻撃性　273
　　神経性無食欲症　157
　　注意欠如・多動（性）障害　273

不安障害　81, 82, 83, 272

ね

ネグレクト　164

の

脳障害　**188-192**
　　治療　191
　　脳と行動のつながり　190
　　有病率と関連する疾患　189
　　予後　190
脳性巨人症　18
脳性麻痺→脳障害，を参照
ノルアドレナリン系（と多動）　53, 257

は

パーソナリティ障害（と少年非行）　70
破壊的な行動障害（と診断グループ）　26
剥奪（と自閉症状）　45, 46
曝露療法→段階的曝露，を参照
発達障害　26
　　→知的障害，も参照
発達とウェルビーイングについての評価　32
発達の遅れ　5
　　マルトリートメント　169
バッテン病　45
発話の問題→言語障害，選択性緘黙，を参照
パニック障害　84
バルビツレート（と多動）　53
バルプロ酸ナトリウム　89, 90
ハロペリドール　109, 156
反抗挑戦性障害（ODD）　59
犯罪　69
　　遺伝的要因と環境的要因　70, 222, 223
　　レジリエンス　251, 252
反社会的行動　5, 52, 69
ハンター症候群　181
ハンチントン病　45
反応コスト　267
反復思考　105
反復性腹痛（RAP）　142

ひ

悲哀　275
「被害者」の特徴　235
非器質性成長不全症候群（NOFT）　163
ピモザイド　109

評価
　　家族療法　　292
　　行動療法プログラム　　269
　　疾患別医療費　　252
標的予防プログラム　　249
病歴を聴取する　　12
広場恐怖　　36

ふ

ファインゴールド食事療法　　260
不安障害　　**79-84**
　　アセスメント　　4, 6, 8, 10, 16
　　種類　　80
　　――身体症状　　138, 139
　　――全般性不安障害　　80, 82, 83
　　――特定の恐怖症　　35, 36, 43, 77, 80, 81, 83
　　――分離不安　　36, 77, 80, 81, 82
　　治療
　　――認知療法　　81, 82, 83, 272
　　――薬物療法　　82
　　病因とリスクファクター　　79, 80
　　併存症　　35
　　有病率　　31, 32, 35, 79
　　予後　　80
　　予防プログラム　　253
不安定なアタッチメント　　**205-214**
　　愛着障害との関係　　117
　　予後と持続性　　211
フォートブラッグ計画　　304
フォーミュレーション　　19
　　ラベル　　57
　　――親の反応　　241
　　→診断分類，も参照
副腎白質ジストロフィー　　45
物質乱用　　153
　　自殺と自傷　　92
不登校　　**74-78**
　　治療　　77
　　発症と有病率　　36, 74
　　特徴および関連した特徴　　74, 75
　　病因と潜在する問題　　77
　　予後と持続性　　78
負の強化　　266
ブプロプリオン　　55
プラダー・ウィリ症候群　　185
フルオキセチン　　89, 158, 258
フロイト，A.　　101, 277

文化　　37
　　アタッチメント　　210
　　素行障害　　63
分化強化　　266
分子遺伝学的研究（と素行障害）　　62
分離と喪失　　206, 207, 211, 226
分離不安　　81
　　特徴　　81, 82
　　――不登校　　77
　　発症と有病率　　36, 82
　　病因　　81
　　予後と持続性　　82

へ

ペアレンティング（養育）
　　愛着障害　　116, 118, 232
　　教育プログラム
　　――子どもマネージメント　　253
　　――少年非行　　72
　　――不登校　　77
　　――マルトリートメントの予防　　254
　　自傷　　92, 93
　　自閉症　　46
　　少年非行　　69
　　心身症　　141
　　素行障害　　63
　　不安障害　　79
　　不登校　　75
　　分離不安障害　　81
閉塞性睡眠時無呼吸　　133
併存症　　35
ヘラー症候群　　45
ヘンゲラー，S.　　72
偏食と自閉症　　43
ベンゾジアゼピン　　260
　　睡眠関連障害　　134
　　多動　　53
　　不安障害　　82
便もらし　　**126-129**
　　関連する障害　　128
　　診断分類　　126
　　――溢流性の失禁を伴う便秘　　127
　　――ストレス性の排便障害　　128
　　――挑発性の便もらし　　128
　　――トイレ恐怖　　127
　　――トイレットトレーニングの失敗　　127
　　予後と持続性　　128

ほ

ポイント表　　82
崩壊家庭（と自傷）　　92, 93
崩壊性障害　　45
膀胱のコントロール→遺尿症，を参照
報酬　　267
法律的な配慮
　　学習障害と教育　　184
　　マルトリートメント　　173
ボウルビィ, J.　　205
保護因子　　8, 230
発作→てんかん，を参照
ホメオスタシス　　280

ま

マルチシステミック療法（MST）　　72
マルトリートメント　　160-176
　　明らかにすることの問題　　15
　　アセスメント　　171
　　影響　　168
　　疫学　　161
　　介入　　172
　　世代間伝達　　170
　　法律的な配慮　　173
　　予防プログラム　　254
　　リスクファクター　　168
　　臨床像　　162
　　　――愛着障害　　116
　　　――身体的虐待　　162
　　　――心理的虐待　　165
　　　――ネグレクト　　164
慢性疲労症候群（CFS）　　144

み

みじめさ　　85, 88
ミニューチン, S.　　283
ミラノ派システミック家族療法　　288
　　　――とナラティヴ・アプローチ　　291

む

無作為化比較試験（素行障害についての）　　253

め

メチルフェニデート　　54
メラトニン　　136

面接技術
　　親と　　12
　　教師と　　16
　　子どもと　　14, 241
　　→病歴を聴取する，も参照

も

妄想　　90
モデリング
　　自傷　　92, 93
　　不安障害　　79
モノアミン酸化酵素阻害薬（MAOIs）　　258
問題解決的なアプローチ　　233, 274
　　素行障害　　64

や

夜驚　　134
薬物動態学　　255, 256
薬物乱用　　36, 91, 153
　　予防プログラム　　253
薬物療法　　255-262
　　条件
　　　――遺尿症　　124
　　　――うつ病　　89
　　　――強迫性障害　　106
　　　――自閉症　　47
　　　――選択性緘黙　　113
　　　――躁病　　90
　　　――素行障害　　65
　　　――多動　　54, 257
　　　――知的障害　　186
　　　――統合失調症　　156
　　　――トゥレット症候群　　109
　　　――不安障害　　82, 83
　　　――不登校　　78
　　薬物の種類
　　　――クロニジン　　55, 109, 257
　　　――抗てんかん薬　　89, 90, 260
　　　――三環系抗うつ薬　　55, 82, 89, 110, 125, 244, 258
　　　――神経遮断薬　　48, 109, 156, 186, 259
　　　――選択的セロトニン再取り込み阻害薬（SSRI）　　47, 78, 82, 83, 89, 95, 106, 109, 158, 244, 258
　　　――中枢神経刺激薬　　54, 65, 186, 257
　　　――ベンゾジアゼピンと抗不安薬　　53, 82, 136, 260

——モノアミン酸化酵素阻害薬　258
　　　——リチウム　65, 89, 90, 259
薬力学　256

ゆ

有機溶剤乱用　153, 154
遊戯療法　277
誘発因子　8
有病率の調査　31, 32, 34
　　　異文化間の相違　37
　　　国際間比較　31, 34
　　　性比　36
　　　歴史的な観点　38

よ

養子縁組　294-300
　　　→社会的養護を受けている子ども，も参照
養子研究　222
溶連菌感染症関連小児自己免疫神経精神障害（PANDAS）　105, 109
溶連菌感染症と強迫性障害　105, 109
予後研究　253, 269
　　　家族療法　292
　　　サービスの提供　307, 308
　　　社会的問題解決技術プログラム　275
予防　248-254
　　　健康面での利益　253
　　　実行可能性　249
　　　リスクファクターと保護因子　8, 223, 230, 250, 251
　　　——レジリエンス　99, 170, 230, 251

ら

ライフイベント　79, 141, 157, 225
　　　遺尿症　121
　　　→逆境，も参照
ラター, M.　31
ラベル　57
　　　親の反応　241
ランドー・クレフナー症候群　194

り

リウマチ熱（と強迫性障害）　105
離婚　226, 276
リスクファクター　177-238
　　　アセスメント　8
　　　予後と遺伝的要因　222
　　　累積するリスク　230
　　　→生まれと育ち，も参照
リスペリドン　48, 109, 156
リチウム　259
　　　双極性障害　89, 90
　　　素行障害　65
律動性運動異常症　135
リラクゼーション療法
　　　うつ病　88
　　　心的外傷後ストレス障害　100

れ

レジリエンス　230, 251, 252
　　　心的外傷後ストレス障害　99
　　　マルトリートメント　170
レッシュ・ナイハン症候群　8, 181, 185
レット症候群　45

わ

ワイト島研究　31, 37, 61, 68, 74, 87, 121, 188, 189, 201
　　　追跡調査　153, 154

A-Z

ABC分析　264
ABC分類　208, 213
ABCD分類　209, 210, 212
DSM-III診断基準　7, 34
DSM-IV診断基準　25, 27
　　　疫学研究　34
HIV脳症　191
ICD-10診断基準　25
REM睡眠　131

監訳者略歴

氏家　武（うじいえ・たけし）
1980年　札幌医科大学医学部を卒業
　　　　札幌医科大学附属病院小児科，東海大学医学部附属病院精神科，ロンドン大学附属精神医学研究所児童精神医学部門，北海道立札幌肢体不自由児総合療育センターなどを経て
現　職　北海道こども心療内科氏家医院 院長
著訳書　『こどものうつハンドブック（共著，診断と治療社，2007）』，『子どもの心の診療医になるために（共著，南山堂，2009）』，M.ラター他著『児童青年精神医学（長尾圭造ほか監訳，分担訳，明石書店，2007）』など

原田　謙（はらだ・ゆずる）
1987年　信州大学医学部卒業
　　　　神奈川県立子ども医療センター精神科，信州大学医学部助手，国立精神神経センター国府台病院児童精神科を経て
現　職　信州大学医学部附属病院子どものこころ診療部 准教授，医学博士
著訳書　『こどものうつハンドブック（共著，診断と治療社，2007）』，『注意欠陥多動性障害の診断治療ガイドライン（齊藤万比古ほか編，分担執筆，じほう，2008）』『子どもの心の診療入門―子どもの心の診療シリーズ1（齊藤万比古編，分担執筆，中山書店，2009）』

吉田　敬子（よしだ・けいこ）
1979年　九州大学医学部卒業
　　　　九州大学医学部小児科および精神科，モーズレイ病院小児精神医学部門，ロンドン大学精神医学研究所周産期部門研究員，九州大学医学部精神科講師を経て
現　職　九州大学病院子どものこころの診療部 特任教授，医学博士
著訳書　『母子と家族への援助―妊娠と出産の精神医学（編著，金剛出版，2000）』，『育児支援のチームアプローチ（編著，金剛出版，2006）』など

訳者一覧（五十音順）

遠藤　明代	（えんどう・あきよ）	多摩北部医療センター小児科
笠原　麻里	（かさはら・まり）	国立成育医療研究センター病院こころの診療部
国重　美紀	（くにしげ・みき）	札幌医科大学小児科学講座／北海道こども心療内科氏家医院
篠山　大明	（ささやま・だいめい）	信州大学医学部附属病院子どものこころ診療部
館農　勝	（たての・まさる）	札幌医科大学神経精神医学講座
田村　毅	（たむら・たけし）	東京学芸大学生活科学学科
内藤亜由美	（ないとう・あゆみ）	ロンドン・ジャパングリーンメディカルセンター
福地　成	（ふくち・なる）	東北福祉大学せんだんホスピタル
細金　奈奈	（ほそがね・なな）	国立成育医療研究センター病院こころの診療部
前垣よし乃	（まえがき・よしの）	札幌医科大学小児科学講座
益谷　幸里	（ますたに・さり）	信州大学医学部附属病院子どものこころ診療部
森　享子	（もり・きょうこ）	大泉生協病院小児科
森山　民絵	（もりやま・たみえ）	九州大学病院精神科児童精神医学研究室
山下　洋	（やました・ひろし）	九州大学病院精神科児童精神医学研究室

必携 児童精神医学
はじめて学ぶ子どものこころの診療ハンドブック

ISBN 978-4-7533-1007-4

氏家　武・原田　謙・吉田敬子 監訳

2010 年 10 月 15 日　初版第 1 刷発行
2024 年　3 月　9 日　初版第 4 刷発行

印刷 日本ハイコム㈱　／　製本 ㈱若林製本工場
発行 ㈱岩崎学術出版社　〒101-0062 東京都千代田区神田駿河台 3-6-1
発行者　杉田　啓三
電話 03(5577)6817　FAX 03(5577)6837
Ⓒ2010　岩崎学術出版社
乱丁・落丁本はお取替えいたします　検印省略

子どもの精神医学入門セミナー
傳田健三・氏家武・齋藤卓弥 編著
最新の情報を取り入れつつ平易でわかりやすい入門書　●A5判・240頁

子どもの精神科症例集——予防医学と母子デイケア
小倉清 著
乳幼児精神医学の視点から自らの症例を振り返る　●A5判・192頁

子どもの危機にどう応えるか——時代性と精神科臨床
小倉清 著
日々の臨床体験から生まれた近年の発表論文を中心に12編を収める　●四六判・192頁

子どもの臨床アセスメント——1回の面接からわかること
グリーンスパン S.I. 他著　濱田庸子 訳
臨床面接のエッセンスを凝縮した格好の入門書　●A5判・344頁

実践満載 発達に課題のある子の保育の手だて
佐藤曉 著
子どもの「困り感」に寄り添うための具体的なヒント集　●A5変・120頁

発達障害のある子の保育の手だて
佐藤曉・小西淳子 著
子どもが抱く「困り感」を軽減し穏やかな園生活を保障する　●A5判・168頁

新装版 CARS——小児自閉症評定尺度
E・ショプラー・他著　佐々木正美監訳
日本の記述例6例を追加した新装版　●B5判・104頁

自閉症の親として——アスペルガー症候群と重度自閉症の子育てのレッスン
A・パーマー・他著　梅永雄二訳
全米自閉症協会2007年"ベストブック・オブ・ザ・イヤー"　●A5判・216頁

認知行動療法による子どもの強迫性障害治療プログラム
J・S・マーチ／K・ミュール 著　原井宏明・岡嶋美代 訳
児童思春期における強迫性障害の治療マニュアルの決定版　●A5判・352頁

乳幼児精神保健の基礎と実践——アセスメントと支援のためのガイドブック
青木豊・松本英夫 編著
乳幼児のこころの健康を支える仕事に関わる人のための手引き　●B5判・280頁

乳幼児虐待のアセスメントと支援
青木豊 編著
虐待臨床領域において知識と技能を共有するために　●A5判・216頁